编 者 （按姓氏笔画排序）

王　伟　青岛大学附属医院

王　嵘　中国人民解放军总医院第六医学中心

王　强　南京大学医学院附属鼓楼医院

王　巍　扬州大学附属医院

王清江　青岛大学附属医院

尤　斌　首都医科大学附属北京安贞医院

毛庆祥　陆军军医大学大坪医院

曲　政　首都医科大学附属北京安贞医院

刘　冰　中国人民解放军总医院第六医学中心

刘喜旺　浙江大学医学院附属儿童医院

孙家琪　陆军军医大学新桥医院

李福平　重庆医科大学附属第三医院

杨　明　中国人民解放军总医院第六医学中心

杨苏民　青岛大学附属医院

何孝军　上海交通大学医学院附属瑞金医院

应力阳　浙江大学医学院附属儿童医院

张　转　扬州大学附属医院

张成鑫　安徽医科大学第一附属医院

张芳莉　陆军军医大学大坪医院

钟前进　重庆康华众联心血管病医院

祝　幸　陆军军医大学大坪医院

胥英杰　陆军军医大学大坪医院

舒　强　浙江大学医学院附属儿童医院

富　智　扬州大学附属医院

谢镒鞠　陆军军医大学大坪医院

湖北省公益学术著作出版专项资金资助项目

医 学 机 器 人 手 术 学 丛 书

总顾问　陈孝平

心血管外科机器人手术学

XINXUEGUAN WAIKE JIQIREN SHOUSHUXUE

主　编◆钟前进　王　嵘

副主编◆杨苏民　尤　斌　毛庆祥

张成鑫　应力阳　王　强

华中科技大学出版社
http://press.hust.edu.cn
中国·武汉

内 容 简 介

本书是"医学机器人手术学丛书"之一。

本书系统、全面地介绍了机器人心血管手术的发展历史，病例选择和术前准备，术前评估和麻醉管理，体外循环技术，设备、器械准备和手术配合，经食管超声心动图的运用，术后管理，团队建立、岗位要求及技能培训，以及机器人房间隔缺损修补术、室间隔缺损修补术、房室隔缺损矫治术、肺静脉异位连接矫治术、动脉导管结扎手术、二尖瓣手术、主动脉瓣手术、三尖瓣手术、冠状动脉旁路移植术、心脏肿瘤手术、房颤手术、肥厚型梗阻性心肌病手术等手术。

本书由开展机器人心血管手术的专家编写，将对我国机器人心血管手术的发展产生积极的作用和意义。

图书在版编目（CIP）数据

心血管外科机器人手术学 / 钟前进，王嵘主编. -- 武汉 ：华中科技大学出版社，2024. 6. -- （医学机器人手术学丛书）. -- ISBN 978-7-5680-5778-3

Ⅰ. R654-39

中国国家版本馆 CIP 数据核字第 2024AW8483 号

心血管外科机器人手术学　　　　　钟前进　王　嵘　主　编
Xinxueguan Waike Jiqiren Shoushuxue

总 策 划：车　巍

策划编辑：周　琳

责任编辑：丁　平

封面设计：原色设计

责任校对：刘小雨

责任监印：周治超

出版发行：华中科技大学出版社（中国·武汉）　　　电　话：(027)81321913

　　　　　武汉市东湖新技术开发区华工科技园　　　邮　编：430223

录　　排：华中科技大学惠友文印中心

印　　刷：湖北新华印务有限公司

开　　本：787mm×1092mm　1/16

印　　张：16.25

字　　数：415千字

版　　次：2024 年 6 月第 1 版第 1 次印刷

定　　价：198.00 元

钟前进

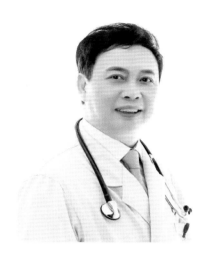

主任医师、教授、医学博士、博士研究生导师。重庆康华众联心血管病医院副院长、大外科主任,原第三军医大学大坪医院心血管外科主任。

执业经历:从事心血管外科专业 30 余年,曾在第三军医大学新桥医院(现为陆军军医大学新桥医院)心血管外科工作 21 年,任科室副主任;曾在第三军医大学大坪医院心血管外科工作 12 年,任科室主任;曾在美国哈佛大学医学院麻省总医院、布列根和妇女医院以及德国柏林心脏中心学习深造。

专业特长:具有系统的心血管外科理论知识。在新生儿、婴幼儿心脏病和复杂先天性心脏病、重症瓣膜病、冠心病和大血管疾病的外科治疗等方面积累了丰富的经验。在微创心脏外科、一站式心血管杂交手术、Ebstein 畸形右心室减荷术、窄小主动脉根部加宽的双瓣膜置换等方面技术高超。在微创心脏外科方面已形成优势和特色,特别是在机器人心血管手术方面做出了突出成绩,开展了国际上几乎所有的机器人心血管手术术式,还首次开展了全机器人肺动脉瓣下室间隔缺损修补术、全机器人上腔型肺静脉异位引流矫治术、全机器人室间隔缺损修补术和经皮动脉导管未闭封堵的杂交手术,以及全机器人冠状动脉瘘矫治术等。

学术任职:先后担任国际微创心脏外科学会会员、中国医师协会医学机器人医师分会副会长、中华医学会胸心血管外科学分会委员、亚洲心脏瓣膜病学会中国分会常委、中国研究型医院学会心脏瓣膜病学专业委员会常委和心房颤动专业委员会常委、中国医师协会心血管外科医师分会委员、中国医师协会心血管外科医师分会腔镜学术委员会副主任委员、中国医师协会心血管外科医师分会公益志愿者工作委员会副主任委员、中央军委保健委员会会诊专家、国家心血管病专家委员会血管外科专业委员会委员、中国医药生物技术协会心血管外科技术与工程分会常委兼秘书长、中国非公立医疗机构协会医生集团分会常委、中国民族医药学会外科分会常委、中国心脏外科规范化建设系统工程项目技术指导专家、欧美同学会医师协会大血管疾病分会委员、国家放射与治疗临床医学研究中心重庆市心脏瓣膜病介入中心联盟常委、全军胸心血管外科专业委员会常委、重庆市医学会胸心外科学专业委员会副主任委员、重庆市医师协会心血管外科医师分会副会长、重庆市社会医疗机构协会介入学分会主任委员,《创伤外科杂志》《重庆医学》《心血管外科杂志》《Innovations》《中国体外循环杂志》和《机器人外科学杂志》编委,《中华医学杂志》《中华创伤杂志》审稿人。

学术成果:致力于心肌缺血再灌注损伤、左向右分流肺动脉高压和微创心血管外科技术的研究。主持国家自然科学基金、国家重点研发计划(分题)、军队医药课题、重庆市自然科学基金和陆军军医大学课题等多层次的研究课题共 14 项,参与国家重点研发计划项目 1 项,参与"十二五"国家科技支撑计划项目 2 项。获得重庆市科学技术进步奖一等奖 1 项、全军医疗成果二等奖 2 项、辽宁省科学技术进步奖二等奖 1 项、全军科学技术进步奖三等奖 1 项、全军医疗成果三等奖 1 项、陆军军医大学新技术奖 5 项。获评陆军军医大学教学明星。发表 SCI 论文近 40 篇,国内论文 100 余篇。

获得荣誉: 第五届重庆市人大代表,2013 年感动重庆十大人物,2014 年中国医师协会心血管外科医师分会"金刀奖",2014 年度腾讯健康慈善人物,2014 年中国红十字会"人道救助杰出贡献奖",2016 年度中国医师协会住院医师心中好老师,2017 年中国达芬奇机器人年度人物奖,2017 年中国达芬奇手术十万例里程碑杰出贡献奖,2019 年"中国好医生",2023 年重庆市"金口碑医生"奖,2023 年"重庆名医"。

公益事业: 自 2010 年以来,持续投身慈善工作。与中国红十字基金会和重庆儿童救助基金会等慈善机构合作,成立了儿童先天性心脏病慈善救助项目——"爱助童心"和"爱助心康"。辗转重庆、贵州、四川、云南、西藏等 8 省区市 10 市 43 县 180 个乡镇,行程 20 万千米,先后为汉族、藏族、回族、白族、彝族、苗族、土家族和布朗族等各民族共 17000 余名儿童提供免费筛查诊疗服务,完成 3000 余名先天性心脏病患儿的公益手术。10 次进藏筛查和随访藏族先天性心脏病儿童。救治先天性心脏病儿童的事迹引起了社会各界和媒体广泛关注,得到广泛赞誉。中央电视台(新闻联播)、中央人民广播电台、新华社、人民日报、光明日报和解放军报等主要媒体,以及地方媒体进行了广泛报道,在全国产生了很大反响。

王 嵘

主任医师,教授,博士研究生导师,中国人民解放军总医院第六医学中心心血管病医学部成人心脏外科主任。从事心血管外科工作 27 年,2003—2005 年在澳大利亚悉尼 St. Vincent 医院心胸外科及心肺移植中心接受临床培训。擅长成人心脏大血管疾病的外科治疗,主刀完成机器人冠状动脉旁路移植、瓣膜修复或置换、房颤射频消融、主动脉全弓置换以及左心室流出道疏通等各类手术 3000 余例。主要研究方向:国产机器人心血管手术系统研发与临床应用;缺血性心脏病的基础与临床研究。近 5 年主持"十四五"及"十三五"国家重点研发计划、军内课题及北京市科技计划项目(课题)6 项,总经费 2700 余万元,以第一完成人获全

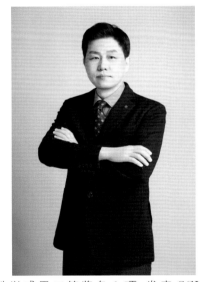

军科学技术进步奖二等奖以及中国人民解放军总医院教学成果二等奖各 1 项,发表 SCI 以及核心期刊论文 30 余篇。担任中国医师协会医学机器人医师分会副会长,中华医学会胸心血管外科学分会委员,北京医学会心外科学分会副主任委员,中国医师协会心血管外科医师分会委员,国家心血管病专家委员会微创心血管外科专业委员会常委,《机器人外科学杂志》学科主编,《中国体外循环杂志》常务编委,《中国胸心血管外科临床杂志》编委,《中国心血管病研究》杂志编委,《北京医学》杂志编委等职务。

丛书序

21世纪初,人工控制机械臂手术辅助系统,又称机器人手术系统开始逐步进入临床实践,标志着微创外科正式进入机器人时代。机器人手术系统以其独特的优势,突破了传统手术和腹腔镜手术的局限,将手术精度提升到了前所未有的高度。目前,该系统已广泛应用于泌尿外科、心血管外科、胸外科、胃肠外科、妇产科等多个学科领域。与传统手术相比,机器人手术在手术精度和细致度方面表现出显著优势,同时在缩短手术时间、住院时间,减少手术失血量,降低并发症发生率以及促进术后恢复等方面也具有明显优势。

机器人手术系统的革新,将传统手术由定性操作提升至标准化定量的层面,为手术领域的数字化与智能化革新奠定了基础。尽管我国引入机器人手术系统的时间相对较晚,但其发展势头迅猛,不仅在手术数量与难度突破上取得了显著进步,更在临床研究方面展现出卓越成就。特别是在泌尿外科、肝脏外科、胃肠外科、胸外科、妇产科及心血管外科等领域,我国机器人手术已跻身国际先进行列,充分展现了机器人手术系统的巨大潜力和广阔前景。

"医学机器人手术学丛书"是国内首套全面阐述医学外科机器人手术技术的学术著作。该丛书的各分册均由国内各外科机器人手术领域的开创者和领军人物倾力编写,他们丰富的临床实践经验与深刻的见解贯穿全书,展现了国内外相关领域的研究精粹与前瞻性思考。该丛书具有高度的原创性,为我国机器人外科的学科建设和人才培养指明了方向,既有理论指导,也有经验分享。因此,我非常乐意向全国外科同仁推荐该丛书。最后,热烈祝贺"医学机器人手术学丛书"的出版!

中国科学院院士

华中科技大学同济医学院附属同济医院外科学系主任

陈孝平

2024年5月

前　言

　　微创外科技术已经成为外科的主流技术。随着对微创技术的不断探索,各种微创技术和方法层出不穷、日新月异。大量持续改进的微创理论、技术和方法为广大患者提供着前所未有的诊疗服务,呈现出一派欣欣向荣的美好景象。

　　微创技术在心脏大血管外科的应用和发展,同样蒸蒸日上,各种介入技术、小切口技术、腔镜技术、杂交技术和机器人手术技术,在心脏大血管外科领域均有广泛的应用,病种覆盖了先天性心脏病、瓣膜性心脏病、冠心病、大血管疾病、心律失常和心脏肿瘤等。微创技术取得了良好的治疗效果和社会效应。

　　机器人手术的开展也如火如荼,就达芬奇机器人手术系统而言,截至 2023 年 9 月,已在70 个国家安装了 8285 台,累计完成的达芬奇机器人手术已超过 1300 万例,年手术量已超过180 万例,平均每 16.8 s 就有 1 例患者接受达芬奇机器人手术。我国共有 294 家医院安装了共 368 台达芬奇机器人手术系统,累计完成达芬奇机器人手术 50.8 万例(截至 2023 年 12月 31 日),年手术量超过 10 万例。总的发展势头良好。

　　在当前的可视技术,包括腔镜技术和机器人手术技术出现之前,人们一直在进行各种探索。1922 年, Duff Allen 和 Evarts Graham 进行了心脏镜的动物实验。1943 年, Harken 试验了心内可视技术。1958 年, Sakakibara 通过内镜观察主动脉瓣和间隔,预示着在心脏镜的视野下可以实施瓣膜手术。1995 年, Kaneko 通过胸骨切口、利用视频辅助二尖瓣和交界修复。1996 年 2 月, Carpentier 实施了第一例微创可视镜下的二尖瓣修复术。同样在 1996年, Chitwood 利用 2D 镜实施了第一例微创二尖瓣置换术。Chitwood、Mohr 和 Vanermen的系列工作证实利用 2D 镜和长柄器械实施二尖瓣修复是安全有效和可行的。手术机器人的研发始于 20 世纪 90 年代早期,美国国防部高级研究计划局(Defense Advanced Research Projects Agency ,DARPA) 与斯坦福研究所(Stanford Research Institute)合作,制造出了现代机器人平台的先驱机,即 Aesop 3000——一种声音激活机器人成像定位的设备。该设备成为美国 FDA 批准的第一台机器人手术设备,也是 Computer Motion 公司的创始手术机器人设备。1997 年, Computer Motion 公司研发出 Zeus 机器人手术系统。1997 年伊始, Chitwood 研发出 da Vinci System(达芬奇机器人手术系统)的原型机。1998 年 5 月 7 日, Carpentier 利用达芬奇机器人手术系统的原型机实施了全球首例机器人手术,此例手术也是首例机器人心血管手术。1998 年, Carpentier 和 Mohr 运用达芬奇机器人早期设备机实施了达芬奇机器人二尖瓣修复术。1999 年,达芬奇机器人手术系统在欧洲获得商业化临床运用。2000 年, Chitwood 团队利用第一台商业化的达芬奇机器人手术系统实施了第一例美国FDA 批准的临床试验手术——全机器人二尖瓣手术。2002 年,多中心的临床试验促成美国FDA 批准达芬奇机器人手术系统在心内手术(二尖瓣手术)中的应用。2007 年 1 月 15 日,中国人民解放军总医院高长青教授首先运用达芬奇机器人手术系统实施了国内第一例机器人心血管手术，这也是中国大陆第一例机器人外科手术。当前，国内外机器人手术系统的研发和应用十分活跃，前景光明。

机器人心血管手术目前在国内外广泛开展，其应用范围和适应证在不断扩大，特别是在二尖瓣手术（修复和置换）、三尖瓣手术、乳内动脉获取、左心肿瘤和部分先天性心脏病的矫治等方面展现出了独有的优势，如创伤更小、皮肤切口更美观、操作更精准、住院时间更短、患者恢复更快等。但与其他外科机器人手术相比，由于机器人手术系统本身的局限性和心血管手术的特殊性，当前机器人心血管手术仍然面临诸多困难，例如：手术所覆盖的病种有限，手术术式有待拓展；体外循环时间和主动脉阻断时间较长；费用较高，社会和行业认可度有待提高；需要多中心、大样本的随机对照试验促进临床和研究的进步；机器人心血管专科手术系统和相应的手术器械有待研发。

路虽远，行则将至；事虽难，做则必成。在过去 10 余年里，机器人心血管手术的发展在艰难中前行，我国一群热衷于机器人心血管手术的专家及其团队，创造条件开展和拓展机器人心血管手术。特别是中国人民解放军总医院高长青教授不仅首先在国内开展了达芬奇机器人手术和机器人心血管手术，而且在国际上首先开展了一些新的机器人心血管手术术式，其创新精神和颠覆式技术的开展，为后来者树立了榜样，打下了基础。相信随着机器人手术系统的进步、应用技术的提高和各种配套政策的优化，机器人心血管手术微创和精准，乃至自动化和智能化的优势将会充分展现，我国机器人心血管手术的发展将迎来一个美好的未来。我们一直致力于打造一个既能拿手术刀，又能拿导管；既能低头做手术，又能抬头做手术；既能靠近手术床做手术，又能远离手术床做手术；既能治疗疾病，又能研究疾病的复合型技术和人才团队。任何临床新技术的应用，都需要提高认识、反复实践。机器人心血管手术也是如此，需要心血管外科医生及其团队提高对机器人心血管手术的认识，并不断实践和磨合。因此，机器人心血管手术需要有更多的相应专著进行规范和引导。

本书正是基于上述背景而生。本书由我国致力于开展机器人心血管手术的主要专家和相关学科的专家参与编写，凝集了大家的智慧，将对我国机器人心血管手术的发展产生积极的作用和意义。受理论和实践水平所限，本书难免存在一些不足，诚望各位读者斧正。

He who is fixed to a star does not change his mind.

——Leonardo da Vinci

机器人心血管手术的未来可期，大有可为，大有作为。

2024 年 1 月

目　录

第一章　机器人心血管手术的发展历史

机器人手术是一种新兴的微创手术方式,它给患者带来的益处在于更小的创口、更少的疼痛、更短的住院时间、更快的恢复速度和更好的美容效果。目前,机器人心血管手术已经广泛应用于各类心脏病的治疗,包括先天性心脏病、心脏瓣膜病、冠心病和心脏肿瘤等,机器人在心血管手术领域已取得了长足的发展,但其临床应用落后于其他外科手术,在未来仍有较大的发展空间。

一、全球首例机器人心血管手术

在当前的可视技术,包括腔镜技术和机器人手术技术出现之前,人们一直在进行各种探索[1]。1922 年,Duff Allen 和 Evarts Graham 进行了心脏镜的动物实验。1943 年,Harken 试验了心内可视技术。1958 年,Sakakibara 通过内镜观察主动脉瓣和间隔,预示着在心脏镜的视野下可以实施瓣膜手术。1995 年,Kaneko 通过胸骨切口、利用视频辅助二尖瓣和交界修复。1996 年 2 月,Carpentier 实施了第一例微创可视镜下的二尖瓣修复术。同样在 1996 年,Chitwood 利用 2D 镜实施了第一例微创二尖瓣置换术。Chitwood、Mohr 和 Vanermen 的系列工作证实利用 2D 镜和长柄器械实施二尖瓣修复是安全有效和可行的。手术机器人的研发始于 20 世纪 90 年代早期,美国国防部高级研究计划局(Defense Advanced Research Projects Agency,DARPA)与斯坦福研究所(Stanford Research Institute)合作,制造出了现代机器人平台的先驱机,即 Aesop 3000——一种声音激活机器人成像定位的设备。该设备成为美国 FDA 批准的第一台机器人手术设备,也是 Computer Motion 公司的创始手术机器人设备。1997 年,Computer Motion 公司研发出 Zeus 机器人手术系统。1997 年伊始,Chitwood 研发出达芬奇机器人手术系统的原型机。

1998 年 5 月 7 日,全球首例机器人手术,也是首例机器人心血管手术由 Carpentier 实施[2]。该手术采用的是达芬奇机器人手术系统的原型机。Carpentier 于 1997 年 8 月—1998 年 4 月利用动物和人类尸体进行了必要的实验和培训,并且通过了伦理委员会批准。该手术目的为切除房间隔膨出瘤和用自体心包补片修补缺损的房间隔。患者女,52 岁,入院前 2 个月因卒中接受检查,诊断为房间隔缺损(3 cm×2 cm)和房间隔膨出瘤(最大径 1 cm)。手术采用右乳房下小切口和部分右胸骨切开方式,胸部切口大小为 6 cm×4 cm,3 个机械臂经该切口入胸,进入手术部位(心包和右心房)。该手术中房间隔缺损修补时长为 2 h,主动脉阻断时长为 3 h,总时长为 8 h,失血量为 480 ml。患者于术后 8 d 顺利出院。

二、各地区机器人心血管手术的起步

1. 北美机器人心血管手术的起步　北美第一例达芬奇机器人二尖瓣成形术于 2000 年 5 月由 Chitwood 团队成功实施[3]。该团队之后陆续开展了 20 例达芬奇机器人二尖瓣成形术,手术预后较好。该研究也成为美国 FDA Ⅰ 期临床试验的一部分,推动了 Ⅱ 期临床试验的开展。Ⅱ 期临床试验包含 10 个中心 112 例患者,通过达芬奇机器人手术系统完成了不同类型的二尖瓣成形术,无患者死亡。随访结果显示,术后 1 个月,轻度或轻度以上反流患者占 8%,其中仅有 6 例患者因为反流问题需要再次手术,而无反流或轻微反流患者占 92%[4]。

根据以上临床试验结果,美国 FDA 于 2002 年批准达芬奇机器人手术系统用于二尖瓣成形术,自此,机器人心血管手术在北美得以推广应用。

2. 亚洲机器人心血管手术的起步 2005 年 7 月,韩国卫生福利部批准达芬奇机器人手术系统为医疗器械,韩国延世大学 Severance 医院开始在韩国开展机器人手术[5]。2007 年 1 月 15 日,中国大陆首例全机器人房间隔缺损修补术在中国人民解放军总医院完成[6]。2009 年 11 月,达芬奇机器人手术系统获得日本厚生劳动省(Ministry of Health,Labor and Welfare,MHLW)批准应用于临床[7]。

三、不同疾病机器人心血管手术的开展

1. 二尖瓣修复术 2006 年美国宾夕法尼亚大学对 39 例患者进行了单中心非随机临床试验,结果表明机器人手术相比于传统开胸术式具有更短的住院时间(7.1 d vs 10.6 d,$P=0.04$)[8]。2008 年,美国 Chitwood 等[9] 报道了共计 300 例患者的单中心非随机临床试验结果,修复后即刻超声心动图显示无或轻微反流者 292 例(97.3%),轻度反流者 5 例(1.7%),中度反流者 3 例(1.0%),无重度反流者;住院时间为(5.2±4.2) d,累计有 16 例(5.3%)患者需要再次手术。Mihaljevic 等[10] 比较了机器人二尖瓣修复术(261 例)与经全胸骨切开(114 例)、部分胸骨切开(270 例)和右前外侧小切口开胸(114 例)进行的二尖瓣修复术。在体外循环时间上,机器人手术组比全胸骨切开手术组长 42 min,比部分胸骨切开手术组长 39 min,比右前外侧小切口开胸手术组长 11 min($P<0.0001$)。在住院时间上,机器人手术组的住院时间最短,中位数为 4.2 d,比另外三种开胸手术组分别缩短 1.0 d、1.6 d 和 0.9 d。每种手术方式均无院内死亡。机器人手术组心房颤动(简称房颤)和胸腔积液发生率最低。

2018 年,Hawkins 等[11] 进行了一项二尖瓣手术的多中心研究(2300 例),该研究将患者分为机器人手术组($n=372$)、微创手术组($n=576$)和常规胸骨切开手术组($n=1352$)。结果表明,机器人手术组和微创手术组的二尖瓣修复率较高(91%),常规胸骨切开手术组较低(76%,$P<0.0001$)。常规胸骨切开手术组手术时间为 168 min,微创手术组为 180 min,机器人手术组为 224 min($P<0.0001$)。平均住院时间方面,机器人手术组比常规胸骨切开手术组缩短约 1 d。然而,相对于微创手术组,机器人手术组具有更高的输血率(15% vs 5%,$P<0.0001$)、房颤率(26% vs 18%,$P=0.01$),平均住院时间延长 1 d($P=0.02$)。总体来说,机器人二尖瓣修复术与其他手术途径的手术效果相似,目前认为,机器人二尖瓣修复术可作为二尖瓣修复的"银标准"术式。

2. 先天性心脏病 2001 年,Torracca 等[12] 报道了 6 例机器人房间隔缺损修补术,体外循环时间为(106±22) min,主动脉阻断时间为(67±13) min。2003 年,Argenziano 等[13] 报道了 17 例机器人心血管手术,包括 12 例房间隔缺损修补术和 5 例动脉导管未闭封堵术,其主动脉阻断时间中位数为 32 min,体外循环时间中位数为 122 min,住 ICU 时间中位数为 20 h。2005 年,波士顿儿童医院[14] 报道了从 2002—2004 年使用达芬奇机器人手术系统进行的

9 例动脉导管结扎手术患者。所有患者于手术室内成功拔管,动脉导管未闭和血管环患者平均术后住院时间分别为 1 d 和 2.2 d。2010 年,高长青等[15]首次报道了 24 例不停搏全机器人房间隔缺损修补术,其体外循环时间为(65.6±17.7) min,手术时间为(98.5±19.3) min,手术全部取得成功,且无患者需要输红细胞,住 ICU 时间为 0.5～1 d,住院时间为 4～5 d。2012 年,高长青等[16]报道了 20 例全机器人室间隔缺损修补术,体外循环时间为(94.3±26.3) min,主动脉阻断时间为(39.1±12.9) min,手术时间为(225.0±34.8) min。

3. 冠状动脉旁路移植术　1999 年,Loulmet 等[17]首次报道了使用第一代达芬奇机器人手术系统实施冠状动脉旁路移植术(也称冠状动脉搭桥术,CABG)的研究,其中包括 2 例机器人获取乳内动脉和 2 例全机器人冠状动脉旁路移植术(TECAB)。2006 年,Srivastava 等[18]报道的 150 例机器人冠状动脉旁路移植术病例中,无心肌梗死、卒中、切口感染等病例,无死亡病例,4 例因出血行开胸手术,平均住院时间为 3.6 d。术后 3 个月对 55 例病例行 CTA 检查,未见桥血管狭窄。2006 年,Argenziano 等[19]报道了一项多中心临床试验,共有 13 个中心 98 例前降支冠状动脉旁路移植术患者入选,85 例患者成功接受手术,5 例患者术中改为正中开胸。患者体外循环时间为(117±44) min,主动脉阻断时间为(71±26) min,住院时间为(5.1±3.4) d,3 个月时无须再血管化治疗的比例为 91%,该结果同时为美国 FDA 批准达芬奇机器人手术系统应用于冠状动脉旁路移植术提供了重要依据。2013 年,Bonaros 等[20]报道了 2 个中心 500 例机器人冠状动脉旁路移植术(包括 334 例单支、150 例双支、15 例三支以及 1 例四支),平均手术时间为 305 min,平均体外循环时间为 98 min,平均主动脉阻断时间为 73 min。其中 80% 的患者手术取得成功,无须再次手术或者术中转换为大切口。Lee 等[21]报道的 2 个中心 541 例全机器人冠状动脉搭桥术(TECAB)患者中,住院时间的中位数为 6 d(2～54 d),平均 7.35 d。2011 年,高长青等[22]报道了 12 例应用达芬奇机器人手术系统行非体外循环冠状动脉旁路移植与支架置入"杂交"手术治疗多支冠状动脉病变的病例,所有病例无死亡和并发症发生。平均住 ICU 时间为 42 h,未发生心血管事件。平均引流量为 80 ml。平均术后第 2 天即可下床活动。支架置入术后 3～5 d 出院。

4. 心脏肿瘤　2005 年,Murphy 等[23]报道了 3 例机器人左心房肿瘤切除术,术中经右心房-房间隔途径进入左心房或直接经左心房切口进入左心房,肿瘤切除后利用自体心包补片修补缺损的房间隔。Hassan 等[24]于 2012 年第一次报道了机器人切除左心室黏液瘤术,证实了机器人手术切除是治疗左心室黏液瘤的一种可行的手术方式。同年,Schilling 等[25]报道了 17 例机器人辅助和 40 例非机器人辅助左心房黏液瘤切除术,结果表明机器人辅助手术的手术时间明显短于非机器人辅助手术的手术时间(2.7 h vs 3.5 h),由此认为机器人手术系统用于心脏肿瘤的切除是安全的,可能在特定的患者人群中是替代传统术式的一种可行方法。

5. 其他手术类型　2004 年,Derose 等[26]报道了 13 例机器人心室电极植入术,其中有 6 例曾接受过冠状动脉旁路移植术,所有患者无并发症发生,无手术失败者。同年,Gerosa 等[27]率先报道了机器人辅助下治疗心房颤动的病例。患者为 64 岁男性,阵发性房颤,采取了三个 1 cm 大小的孔洞进行手术,术后随访 3 个月均为窦性心律,未发生心律失常。2012 年,Nifong 等[28]报道了 86 例患者在接受二尖瓣修复术的同时行冷冻迷宫术,83 例患者无房颤发生,该研究结果表明,机器人辅助的手术方式可能是一种理想的房颤微创治疗手术方法。

四、机器人心血管手术的现状

据统计,截至 2023 年 9 月,达芬奇机器人手术系统已在 70 个国家安装 8285 台,累计完成达芬奇机器人(后文简称机器人)手术已超过 1300 万例,年手术量已超过 180 万例,平均每 16.8 s 就有 1 例患者接受机器人手术。我国共有 294 家医院安装了共 368 台机器人手术系统,累计完成机器人手术 50.8 万例(截至 2023 年 12 月 31 日),年手术量超过 10 万例。其中,机器人心血管手术共计 4434 例(截至 2023 年 12 月 31 日),仅占全国所有机器人手术的 0.87%。虽然机器人心血管手术的数量在增长,但其在国内所有机器人手术中的占比逐渐下降,且开展的心血管手术种类有限。

这是由许多因素造成的,主要包括以下因素。

(1)心血管手术的特殊性:①心脏是中心器官,手术风险大;②心血管手术操作要求高,多为重建或修复手术;③机器人心血管手术团队涉及多学科,如心血管外科、麻醉科、体外循环科、重症医学科、超声科,团队配合需要磨合;④手术准备复杂且耗时;⑤外周体外循环的要求:患者体重>30 kg、身高>130 cm,虽然此标准可稍微放宽,但对机器人心血管手术的应用也有一定限制。

(2)机器人手术系统本身也存在一定的局限性:①虽然设计巧妙,利用胸壁孔洞进入体腔内实施手术,十分微创,但该系统在胸壁外的部分庞大,在胸腔内也需要有一定的操作空间。同传统手术、普通微创手术和普通腔镜手术相比,机器人手术局限于胸腔内操作,胸壁外空间利用有限。②手与器械分离,改变了传统手术、普通微创手术和普通腔镜手术中外科医生用手直接操作器械实施手术的习惯。a.传统手术(普通微创手术):术野—外科医生的手(器械)—手术目标;b.普通腔镜手术:显示屏视野—外科医生的手(器械)—手术目标;c.机器人手术:3D 视野—操作手柄—机器人机械臂(专用器械)—手术目标。进行这样的改变,需要学习和训练。③局部视野清晰,但整体视野欠佳。④机械臂活动与胸壁范围的矛盾,限制了其在低龄、低体重患者中的应用。⑤器械更换频繁,影响手术速度。⑥器械相对短缺,不能满足心血管手术的需要。⑦镜头起雾、污染,影响操作。⑧单侧胸腔入路限制了手术拓展。⑨细微、精细操作(缝合)需要更长时间学习和培训。

(3)心血管外科医生自身需加强对机器人心血管手术的认识和实践。外科手术经历了手术床旁低头手术(传统手术、小切口手术)→手术床旁低头抬头手术(腔镜辅助手术)→手术床旁抬头手术(全腔镜手术)→远离手术床手术(机器人手术)的变化,这些手术姿势的改变,也蕴含着技术的创新和进步,需要外科医生提高认识和加强培训,以更好地运用机器人手术系统开展相关手术。

(4)机器人手术面临着诸多困境,比如手术所覆盖的病种有限,手术术式有待拓展,体外循环时间和主动脉阻断时间较长,费用较高,社会和行业认可度有待提高,规模尚需扩大,有待多中心、大样本的随机对照研究进一步证实。

尽管如此,机器人心血管手术仍然在快速进步和发展。特别是在二尖瓣手术(修复和置换)、三尖瓣手术、乳内动脉获取、左心肿瘤和部分先天性心脏病的矫治等方面,机器人手术系统展现出了独有的优势,得到医疗行业和患者的认可和称赞。

五、机器人手术的发展趋势

在设备的更新和进步上,Intuitive Surgical 公司于 2014 年发布了机器人手术系统第四代产品——da Vinci Xi。新一代产品大幅改进了驱动结构,使得机械臂移动更灵活、范围更精准,可覆盖更广的手术部位;与以往的 12 mm 内镜不同,采用了全新的 8 mm 内镜,数字内镜更加轻巧,使用激光定位并可自动计算机械臂的最佳手术姿态,画面成像更清晰,3D 立体感更准确。缺乏触觉反馈是目前机器人手术系统普遍面临的问题,可能会导致术者手术操作的不适应。澳大利亚的 Herosurg 通过在机械臂上增加传感系统产生触觉反馈,并将触感反馈到医生的手上,从而解决了这一问题。未来更新版本机器人手术系统的研发,也将为机器人心血管手术带来全新的体验。

华为联合中国联通福建分公司、福建医科大学孟超肝胆医院、中国人民解放军总医院、苏州康多机器人有限公司等成功实施了 5G 远程外科手术的动物实验,这也是世界首例 5G 远程外科手术。在未来,随着 5G 网络的普及,远程医疗或许能实现,这也是机器人手术的发展方向之一。

人工智能(artificial intelligence,AI)是未来的科技发展方向,未来或许会出现 AI 操控机械臂进行自主手术,真正解放医生的双手。

六、总结

目前的机器人手术系统基本为美国生产,售价较高,患者和医院的负担较重,同时其维护费用也较为高昂。中国自主研发的机器人手术系统或可改变这一现状。2014 年 4 月,中南大学湘雅三医院顺利完成了 3 例国产机器人手术,这是我国自主研制的机器人手术系统首次运用于临床。2021 年 5 月,北京大学第一医院[29]报道了国产"康多"手术机器人在 26 例肾部分切除术中的初步临床应用,证明该国产机器人手术系统在肾切除术中安全、有效。国内外机器人手术系统的研发目前进入新的阶段,多款机器人手术系统陆续获准进入临床应用,但目前获准应用于心血管手术的机器人手术系统仍有限,相信未来会取得长足的进步,更多的机器人手术系统,甚至机器人心血管专科手术系统将应用于心血管手术,从而推动机器人心血管手术的进步和发展。

机器人手术对于医生的操作技能有更高的要求,一个成熟的团队对于手术的整体成功率和效率具有至关重要的作用。未来,机器人手术培训体系应更加成熟,机器人操作团队也应更加专业化,机器人专科手术系统将会出现。机器人心血管手术的适应证范围会更广,对胸壁的打孔数量也可以适当减少,同时对更多的低身高、低体重、低龄的患者也可实施手术,或者可通过不同入路进行手术(例如左侧入路手术),远程手术将会越来越成熟。机器人心血管手术微创和精准,乃至自动化和智能化的优势将会充分展现。

综上所述,机器人心血管手术具有显著的临床应用需求和价值,具有较大的发展空间,也必将迎来美好的发展前景。

(钟前进　孙家琪)

参 考 文 献

[1]　CHITWOOD W R,Jr. Robotic mitral valve surgery:overview,methodology,results,

and perspective[J]. Ann Cardiothorac Surg,2016,5(6):544-555.

[2] CARPENTIER A, LOULMET D, AUPÈCLE B, et al. Chirurgie à coeur ouvert assistée par ordinateur. Premier cas opéré avec succès [J]. C R Acad Sci Ⅲ,1998,321(5):437-442.

[3] CHITWOOD W R,Jr, NIFONG L W, ELBEERY J E, et al. Robotic mitral valve repair: trapezoidal resection and prosthetic annuloplasty with the da Vinci surgical system[J]. J Thorac Cardiovasc Surg,2000,120(6):1171-1172.

[4] NIFONG L W,CHITWOOD W R,PAPPAS P S,et al. Robotic mitral valve surgery: a United States multicenter trial[J]. J Thorac Cardiovasc Surg,2005,129(6):1395-1404.

[5] KOH D H,JANG W S,PARK J W, et al. Efficacy and safety of robotic procedures performed using the da Vinci robotic surgical system at a single institute in Korea: experience with 10000 cases[J]. Yonsei Med J,2018,59(8):975-981.

[6] 高长青,杨明,王刚,等. 全机器人不开胸心脏手术 4 例[J]. 中华胸心血管外科杂志,2007,23(1):19-21.

[7] ISHIKAWA N, WATANABE G, TOMITA S, et al. Japan's first robot-assisted totally endoscopic mitral valve repair with a novel atrial retractor[J]. Artif Organs,2009,33(10):864-866.

[8] WOO Y J, NACKE E A. Robotic minimally invasive mitral valve reconstruction yields less blood product transfusion and shorter length of stay[J]. Surgery,2006,140(2):263-267.

[9] CHITWOOD W R,Jr, RODRIGUEZ E,CHU M W A,et al. Robotic mitral valve repairs in 300 patients: a single-center experience[J]. J Thorac Cardiovasc Surg,2008,136(2):436-441.

[10] MIHALJEVIC T, JARRETT C M, GILLINOV A M, et al. Robotic repair of posterior mitral valve prolapse versus conventional approaches: potential realized [J]. J Thorac Cardiovasc Surg,2011,141(1):72-80. e4.

[11] HAWKINS R B,MEHAFFEY J H,MULLEN M G,et al. A propensity matched analysis of robotic, minimally invasive, and conventional mitral valve surgery[J]. Heart,2018,104(23):1970-1975.

[12] TORRACCA L,ISMENO G,ALFIERI O. Totally endoscopic computer-enhanced atrial septal defect closure in six patients[J]. Ann Thorac Surg,2001,72(4):1354-1357.

[13] ARGENZIANO M,OZ M C,KOHMOTO T,et al. Totally endoscopic atrial septal defect repair with robotic assistance[J]. Circulation,2003,108 Suppl 1:Ⅱ-191-Ⅱ-194.

[14] SUEMATSU Y, MORA B N, MIHALJEVIC T,et al. Totally endoscopic robotic-assisted repair of patent ductus arteriosus and vascular ring in children[J]. Ann Thorac Surg,2005,80(6):2309-2313.

［15］GAO C Q，YANG M，WANG G，et al. Totally endoscopic robotic atrial septal defect repair on the beating heart［J］. Heart Surg Forum，2010，13（3）：E155-E158.

［16］GAO C Q，YANG M，WANG G，et al. Totally endoscopic robotic ventricular septal defect repair in the adult［J］. J Thorac Cardiovasc Surg，2012，144（6）：1404-1407.

［17］LOULMET D，CARPENTIER A，D'ATTELLIS N，et al. Endoscopic coronary artery bypass grafting with the aid of robotic assisted instruments［J］. J Thorac Cardiovasc Surg，1999，118（1）：4-10.

［18］SRIVASTAVA S，GADASALLI S，AGUSALA M，et al. Use of bilateral internal thoracic arteries in CABG through lateral thoracotomy with robotic assistance in 150 patients［J］. Ann Thorac Surg，2006，81（3）：800-806.

［19］ARGENZIANO M，KATZ M，BONATTI J，et al. Results of the prospective multicenter trial of robotically assisted totally endoscopic coronary artery bypass grafting［J］. Ann Thorac Surg，2006，81（5）：1666-1675.

［20］BONAROS N，SCHACHNER T，LEHR E，et al. Five hundred cases of robotic totally endoscopic coronary artery bypass grafting：predictors of success and safety ［J］. Ann Thorac Surg，2013，95（3）：803-812.

［21］LEE J D，BONAROS N，HONG P T，et al. Factors influencing hospital length of stay after robotic totally endoscopic coronary artery bypass grafting［J］. Ann Thorac Surg，2013，95（3）：813-819.

［22］高长青，杨明，吴扬，等. 机器人非体外循环冠状动脉旁路移植与支架置入"杂交"手术治疗多支冠状动脉病变［J］. 中华胸心血管外科杂志，2011，27（7）：398-400.

［23］MURPHY D A，MILLER J S，LANGFORD D A. Robot-assisted endoscopic excision of left atrial myxomas［J］. J Thorac Cardiovasc Surg，2005，130（2）：596-597.

［24］HASSAN M，SMITH J M. Robotic assisted excision of a left ventricular myxoma ［J］. Interact Cardiovasc Thorac Surg，2012，14（1）：113-114.

［25］SCHILLING J，ENGEL A M，HASSAN M，et al. Robotic excision of atrial myxoma ［J］. J Card Surg，2012，27（4）：423-426.

［26］DEROSE J J，Jr，BELSLEY S，SWISTEL D G，et al. Robotically assisted left ventricular epicardial lead implantation for biventricular pacing：the posterior approach［J］. Ann Thorac Surg，2004，77（4）：1472-1474.

［27］GEROSA G，BIANCO R，BUJA G，et al. Totally endoscopic robotic-guided pulmonary veins ablation：an alternative method for the treatment of atrial fibrillation［J］. Eur J Cardiothorac Surg，2004，26（2）：450-452.

［28］NIFONG L W，RODRIGUEZ E，CHITWOOD W R，Jr. 540 consecutive robotic mitral valve repairs including concomitant atrial fibrillation cryoablation［J］. Ann Thorac Surg，2012，94（1）：38-43.

［29］李学松，樊书菠，熊盛炜，等. 国产内窥镜手术机器人系统在肾部分切除术中的初步临床应用［J］. 中华泌尿外科杂志，2021，42（5）：375-380.

第二章　机器人心血管手术的病例选择和术前准备

第一节　机器人心血管手术的病例选择

随着机器人心血管手术技术的发展,其应用越来越普及。外科医生能在有限的手术空间内不断提高操作的灵活性,并且进行精准的手术操作,完成多种机器人心血管手术。

一、机器人冠状动脉旁路移植术

在 20 世纪 90 年代中期,心血管外科开始探索用于冠状动脉旁路移植术(coronary artery bypass grafting,CABG)的微创方法。当时关于"微创"的定义包括两个方面:一是较小的胸部手术切口,二是减少体外循环的使用。时至今日,机器人冠状动脉旁路移植术创伤极大降低,安全性显著提高,主要包括以下两种手术方案[1-2]。

(一)机器人辅助小切口冠状动脉旁路移植术

机器人辅助小切口冠状动脉旁路移植术也称机器人辅助直视下冠状动脉旁路移植术或者机器人辅助微创直视下冠状动脉旁路移植术。该方案通过机器人获取乳内动脉,再通过左胸小切口进行冠状动脉移植,即微创直视下冠状动脉旁路移植术。该方案可用于不适合经皮冠状动脉介入治疗(percutaneous coronary intervention,PCI)的冠状动脉单一左前降支(习惯缩写为 LAD)病变的患者,也可用于非 LAD 病变的两支血管或三支血管病变的患者[3]。乳内动脉的血管质量影响后续手术方案的实施,因此术前应常规行乳内动脉的三维(3D)CT 评估[4]。

(二)全机器人冠状动脉旁路移植术

全机器人冠状动脉旁路移植术(TECAB)指所有手术过程,包括乳内动脉获取、心包切开、吻合口缝合均通过机器人完成。主要针对杂交血运重建的候选患者依据冠状动脉解剖情况选取相应方式,即左冠状动脉病变适合单侧或双侧乳内动脉移植、右冠状动脉和远端回旋支病变适合 PCI。SYNTAX 评分高者更适合传统的冠状动脉旁路移植术。唯一的绝对排除标准是既往手术引发左侧胸膜粘连[5]。

二、机器人房室瓣手术

机器人心血管手术在解决二尖瓣和三尖瓣问题方面是一个高度发展的领域,相比于传统的正中开胸手术方法,它在降低术后并发症发生率、提高瓣膜修复率、缩短住院时间和快速恢复功能方面具有优势。立体视野和机械臂的高精准度使机器人手术成为一种极具吸引力的微创手术方法,可用于修复最复杂的瓣膜病变。选择合适的患者和手术方案对于优化治疗结果至关重要。对于机器人手术经验丰富的团队，房室瓣修复或置换手术具有较高的安全性，可以应用于更广泛的群体，例如患有重大伴随疾病、重度心室功能障碍和二次手术的患者[6]。

该类手术的适应证和禁忌证如下。

（一）适应证

（1）单纯瓣膜疾病（无其他心脏问题）；

（2）易于修复的瓣膜病变；

（3）胸腔空间宽敞；

（4）既往无右侧胸部创伤或手术操作；

（5）无明显心室功能障碍；

（6）无严重合并症；

（7）无外周血管病变或股动脉操作史。

（二）绝对禁忌证

（1）右侧胸部手术（如肺叶切除术、同侧肺切除术、胸膜剥离/剥脱术）史；

（2）对侧肺切除术史；

（3）同侧胸膜固定术史；

（4）重度二尖瓣瓣环钙化；

（5）同时存在需要额外手术干预的其他病理问题；

（6）中度主动脉瓣功能不全；

（7）显著的主动脉根部/升主动脉扩张；

（8）严重的冠状动脉疾病；

（9）缺乏安全的外周插管和灌注方案。

（三）相对禁忌证

（1）右胸外伤或轻微胸部介入治疗（如肺大疱切除术、楔形切除术、开放式胸部导管置入术）史；

（2）右侧脓胸（当前或既往）；

（3）严重肺功能不全；

（4）重度左心室或右心室功能不全，或重度肺动脉高压且团队缺乏相关经验；

（5）明显的胸壁/脊柱畸形（如鸡胸、驼背/脊柱侧凸）。

（四）基于术前准备的选择

诊断性影像学检查对于评估患者的病变以及识别潜在的术中暴露障碍、体外循环和心肌保护至关重要。经胸或经食管超声心动图可以准确地描述瓣膜疾病的发生机制和程度，以及心室功能障碍情况。CT 血管成像（computed tomography angiography，CTA）对于手术计划的制订至关重要，它可以识别右胸手术术中暴露的潜在问题以及确定最佳插管和心肌保护策略。CTA 对于评估主动脉粥样硬化程度、股总动脉大小以及是否存在严重外周血管病变也至关重要。冠状动脉造影（最好采用桡动脉入路）用于排除冠状动脉疾病和评估优势冠状动脉，这对降低瓣膜修复期间发生回旋支动脉闭塞的风险有帮助。

(五)基于人口学指标的选择

低龄或高龄本身并不是机器人手术的禁忌证,事实上,虚弱的老年患者可能从机器人手术中获益最多。对美国胸外科医师协会成人心脏外科数据库中接受二尖瓣修复术的 65 岁及以上患者进行的一项倾向匹配分析表明,行机器人二尖瓣修复术的患者具有较低的房颤发生率、较少的输血量、更短的住 ICU 时间和整体住院时间,选择机器人手术对中期结局没有负面影响。有卒中病史或行动不便的患者也可能从机器人手术中获得显著的益处。

(六)基于外科病变情况的选择

对于刚开始进行机器人心脏瓣膜手术项目的心血管手术团队来说,理想的患者是具有简单、孤立的瓣膜病变,特别是只需单独进行环成形或修复局灶性二尖瓣脱垂的患者。随着经验的积累和体外循环时间的缩短,心血管手术团队可以安全地扩大手术候选人范围,包括那些需要处理更复杂的瓣膜病变、多个瓣膜病变以及需要房颤消融的患者。严重的二尖瓣瓣环钙化可能需要考虑其他手术方法或治疗方案,但具有经验的机器人心血管手术团队也可完成二尖瓣瓣环钙化的心血管手术。

(七)基于外科视野的选择

通过内镜和小切口产生无阻碍的间接视野是微创瓣膜手术的主要优势。与其他微创技术相比,机器人瓣膜手术具有高精确度和额外的自由度,这使外科医生能够进行更精细的操作。理想的机器人手术候选人应该拥有宽敞的胸腔空间且无胸部手术史,这样可以最大限度地提高术野暴露的便利性和程度。尽管在其他微创手术中,体型肥胖或肌肉组织非常发达可能会增加手术暴露的困难程度,但对于机器人手术来说,这并不是限制因素。

使用 CTA 评估患者的胸部解剖结构对于端口放置位置的选择非常重要。胸部的深度和宽度、右半膈的抬高、漏斗胸或驼背/脊柱侧凸都会影响端口最佳放置位置。但是,通过详细的术前计划,这些障碍很容易克服,排除极端情况后,机器人手术应该是可行的。

对于女性患者,切口应在乳房侧面并沿着乳下皱褶进行。乳房假体会带来额外的挑战,但可以通过避开假体或暂时取出假体来安全地进行手术。

既往创伤、器械检查、气胸或右侧胸腔切开术可能导致右侧胸膜粘连,因此在选择这些患者时应格外谨慎。对于刚刚开始机器人手术的心血管手术团队来说,粘连的存在应被视为相对禁忌证,因为处理它们可能导致手术时间延长和术后并发症发生率增高。即使是对于经验丰富的机器人手术外科医生,明显的粘连和胸内瘢痕也可能是一个挑战,并且可能需要采用传统的胸骨切开术。

(八)基于体外循环的选择

经股动/静脉插管是机器人心血管手术中最常用的方法。详细的术前病史对选择最合适的插管部位很重要。小口径动脉造成的限制可以通过双侧动脉插管或将导管缝制到股总动脉来克服。主髂动脉严重粥样硬化是股动脉逆行灌注的禁忌证。然而,其他插管部位,如腋动脉或升主动脉,通常也是可取的。

静脉插管采用多级导管,从股静脉推进至上腔静脉。或者,采用股静脉导管和经颈内静脉穿刺的经皮穿刺导管同时进行双下腔静脉引流,将导管推进至上腔静脉。如果存在下腔静脉滤器,需要确保下腔静脉通畅,并且可能需要透视以确保安全插管。

（九）基于心肌保护的选择

在主动脉阻断后，需要给予心脏停搏液，可以通过用胸钳夹闭主动脉或通过股动脉插入主动脉球囊来完成主动脉阻断。手术规划中需要识别任何升主动脉病变。升主动脉扩张超过 4 cm 是主动脉球囊阻断的相对禁忌证。必须检查主动脉是否存在粥样硬化性疾病，以降低用胸钳夹闭主动脉操作引起卒中的风险。主动脉球囊导管可以直接输送心脏停搏液，用胸钳夹闭主动脉则需要将心肌保护针插入主动脉，这会增高出血的发生率。对合并明显主动脉关闭不全者，可通过经皮导管插入冠状静脉窦逆行灌注心脏停搏液。插入该导管需要会熟练操作的麻醉团队，费用昂贵，故其可行性受限。

对于既往存在重度心室功能障碍或重度肺动脉高压的患者，经验不足的机器人手术团队应避免进行机器人手术，因为这些患者可能会因为长时间手术导致缺血时间延长，从而显著增高术后并发症发生率和死亡率。经验丰富的机器人手术团队可以通过合理手术操作最大限度地缩短缺血时间，从而提高手术安全性。

三、机器人主动脉瓣置换术

机器人主动脉瓣置换术的纳入与排除标准见表 2-1。

表 2-1　机器人主动脉瓣置换术的纳入与排除标准

纳入标准	排除标准
①有症状的重度主动脉瓣狭窄	①需要手术进行血运重建的冠状动脉病变
②有症状、不适合修复的中重度主动脉瓣狭窄	②影响股动脉插管的严重外周血管病变
③有症状的复合主动脉瓣病变（包括狭窄和反流）	③左室射血分数（left ventricular ejection fraction，LVEF）<25%
④年龄>18 岁	④有心血管手术史或右侧胸部手术史

四、机器人房颤手术

西弗吉尼亚大学心胸外科建议，对于药物治疗或导管治疗无效的房颤患者，可将手术消融作为独立治疗手段，或在与结构性疾病相关的手术治疗中作为联合治疗手段。单纯机器人 Cox 迷宫手术可提供良好的术野并精准传递外科医生的手术操作，这可能是改善预后的相关因素。机器人房颤手术的排除标准包括阵发性房颤、需要手术进行冠状动脉血运重建、再次心血管手术、急性心内膜炎、心源性休克、LVEF<25%、术前行机械循环支持、紧急手术状态[7]。

五、机器人先天性心脏病手术

先天性心脏病分为紫绀型病变和非紫绀型病变。室间隔缺损和房间隔缺损可以通过手术闭合。针对 Ebstein 畸形、法洛四联症、大动脉转位等疾病，已经开发出了特殊的手术技术[8]。1944 年，Blalock、Taussig 和 Thomas 首次涉足先天性心脏病领域，他们针对法洛四联症（一种紫绀型病变）进行了手术[9]。目前，机器人心血管手术主要限于通过右心房完成的大部分心内手术,例如房间隔缺损、室间隔缺损或心内膜垫缺损的修补,以及房室瓣膜的修复或置换[4]。

第二节　机器人心血管手术的术前准备

机器人心血管手术是近年来开展的一种全新的微创手术,与传统心血管手术有着较大的不同。除完善常规心血管手术所需完成的术前检查(血常规,尿常规,血生化全套,凝血功能,甲状腺功能,传染性疾病如乙肝、梅毒、艾滋病等检查)及术前准备之外,机器人心血管手术的术前准备具有其特殊性。

一、术前健康宣教

术前对患者做好健康宣教,这一点非常重要。让患者充分理解机器人心血管手术的可行性、安全性和有效性,使患者能够主动接受这种手术方式,积极配合治疗。

二、术前药物的停用

患者术前使用的有些药物需要持续用至手术当日,如治疗高血压的药物(除利血平、排钾利尿药和长效血管紧张素转换酶抑制剂)、治疗心肌缺血的药物等;某些药物需调整剂量,如胰岛素;某些药物需在术前准备期间停用,如单胺氧化酶抑制剂(术前 2～3 周停用)、抗血小板药阿司匹林或氯吡格雷(术前 5～7 d 停用)[10-11]。药物的调整应保证术前血电解质如血钾、血钙、血镁等保持在正常水平。

三、肺功能的评估与术前准备

机器人心血管手术具有其特殊性。手术过程中,需要行单肺通气和建立二氧化碳(carbon dioxide,CO_2)人工气胸。单肺通气可以更好地暴露术野,促进手术进程。同时向非通气侧胸腔充入 CO_2 造成人工气胸,可大大增加手术操作的空间,但可导致术中严重低氧血症及 CO_2 潴留的发生。CO_2 人工气胸可对循环功能产生较大影响,循环功能的抑制又可进一步加重机体氧合功能的恶化,且心脏病患者本身即存在心功能不全,这种影响可进一步加重。单肺通气时采用双腔支气管插管,容易导致肺长时间塌陷及萎缩,可使肺泡表面活性物质大量消耗,引起肺不张及低氧血症,以及肺部炎症反应。加上体外循环的影响,机体肺通气及换气功能可能受到抑制。因此,机器人心血管手术过程中发生低氧血症的原因更加复杂,其发生率显著高于其他传统开胸手术。术前准备期间进行严格的术前评估,以及准确、及时的术前准备和干预处理,才可减少或避免相关并发症发生。

术前指导患者进行呼吸功能锻炼,练习有效的深呼吸、咳嗽及咳痰等。术前准备期间,除一般常规检查之外,还须行肺功能相关检查、评估及相关术前准备。

术前行肺功能检查、动脉血气分析、胸部 X 线检查及计算机断层扫描(computed tomography,CT),评估患者对单肺通气的耐受能力和术中发生缺氧的可能性。如患者有右侧胸部手术史或有胸膜粘连史,则不宜行机器人心血管手术。排除患有胸膜炎、肺炎、肺结核或肺癌等肺部疾病的患者及不能耐受单肺通气的患者。有严重慢性阻塞性肺疾病(chronic obstructive pulmonary disease,COPD)、哮喘或肺大疱的患者通常不能耐受单肺通气和 CO_2 人工气胸,术中容易出现缺氧、高碳酸血症及肺气压伤等。肺功能很差的病例,如高碳酸血症（$PaCO_2 > 50$ mmHg）（1 mmHg＝0.133 kPa）和低氧血症（吸空气条件下 $PaO_2 <$ 65 mmHg）、LVEF＜40％，以及严重的胸膜粘连或心包粘连等，均不宜行机器人心血管手术[12]。长时间单肺通气给 COPD 患者所带来的风险较高，Lee 等[13]的研究结果表明，机器人手术转为开放手术的患者的第 1 秒用力呼气容积及用力呼气容积显著降低。COPD 患者容易受到体外循环导致的低氧血症及全身炎症反应的影响[14]。重度吸烟患者在单肺通气时可能出现比非吸烟患者更严重的动脉血氧分压降低[15]。对于吸烟患者，术前应戒烟至少 2 周。术前有轻微 COPD 的患者，可对其使用支气管扩张剂及激素等进行积极治疗，并进行物理锻炼，以改善术前肺功能。

四、心功能的评估与术前准备

对于机器人心血管手术患者，术前准备期间应同样重视心功能状况。血流动力学不稳定的患者不适合行机器人心血管手术。术中单肺通气和 CO_2 人工气胸及体外循环可导致患者出现中重度心功能不全和重度肺动脉高压。Byhahn 等[16]报道了 22 例机器人不停搏冠状动脉旁路移植术，术中 CO_2 人工气胸压力为 10～12 mmHg，术中动脉血氧分压显著降低，吸气峰压显著增高，中心静脉压及心率显著增高。左心室收缩功能明显受损是机器人心血管手术的相对禁忌证，尽管既往已有在这种情况下手术及预后结果良好的报道[17]。患者术前即存在低血容量和左心室功能低下（LVEF＜30％）时，可表现为血流动力学不稳定，在较低的 CO_2 人工气胸压力时即可引发血流动力学的剧烈变化[18]。

五、各类机器人心血管手术的术前准备

（一）冠状动脉旁路移植术的术前准备

全世界进行的机器人心血管手术中，约有一半是机器人冠状动脉旁路移植术（coronary artery bypass grafting，CABG）[19]。行 CABG 时需行右侧单肺通气，不停搏手术时无体外循环的影响，多数患者可耐受单肺通气。其他心血管手术需行左侧单肺通气，长时间体外循环之后，患者可发生胸腔积液增多、肺间质水肿及一定程度的肺不张，患者单肺通气的耐受能力降低。

对于冠心病患者，除了解其冠状动脉解剖学改变外，冠状动脉缺血性病变的性质、持续时间、严重程度及有无慢性心力衰竭（简称心衰）的表现也需详细了解。此外，还需了解患者是否合并脑血管及外周血管病变、恶性肿瘤、COPD、糖尿病、肝肾功能不全等。了解患者目前用药的种类及剂量，尤其需关注抗血小板药[20]。抗血小板药氯吡格雷一般需停用 5 d 后方可进行 CABG。需关注患者是否同时合并瓣膜性心脏病，如果闻及心脏杂音，则应进一步检查。实验室检查包括肝功能、肾功能检查及全血细胞分析等。影像学检查包括胸部 X 线检查、冠状动脉 CTA 或冠状动脉造影等。心电图检查注意既往有无心肌梗死或传导阻滞等。影像学检查应排除肿瘤、活动性肺部感染等病变。

（二）二尖瓣手术的术前准备

机器人二尖瓣置换或成形术的术前准备期间，需重视患者心肺功能的调整、对 CO_2 人工气胸及单肺通气的耐受能力，以及体外循环对患者呼吸功能的影响。长期二尖瓣疾病可使左心房压力升高，导致肺动脉压及中心静脉压升高。术中 CO_2 人工气胸所致胸腔内正压可减少静脉回流，从而导致血容量相对不足。此外，瓣膜疾病患者对心室前负荷具有较大的依

赖性和敏感性,维持适当的血容量对保持理想的心率及心脏前负荷具有一定益处。

1. 二尖瓣修复术的术前准备 机器人二尖瓣修复术可应用于退行性及功能性二尖瓣病变患者。有房颤病史需同时行消融或抗心律失常迷宫手术,以及同时行三尖瓣干预是机器人心血管手术的良好指征。二尖瓣疾病患者一旦出现肺动脉高压、左心室功能不全/左心房扩张,二尖瓣修复治疗的预后将会变差。充分的术前准备可能有助于避免上述不良结果的发生。美国心脏协会 2014 年心脏瓣膜病诊疗指南指出,对于左心室功能良好[LVEF＞60％,左心室收缩末内径(left ventricular end-systolic diameter,LVESD)＜40 mm]且无症状的慢性重度原发性二尖瓣反流患者,其二尖瓣修复成功和持久的可能性高于95％,预期死亡率＜1％。

如果患者在术前即有心衰的症状,则需在术前进行适当的利尿。如果手术涉及 CABG,则需行移植血管检查。如果患者合并神经系统症状或有脑血管疾病病史,则需在术前对患者颈部血管进行无创检查,明确颈动脉狭窄的情况。不合并冠状动脉疾病的二尖瓣反流患者适合微创瓣膜修复[21-23]。

2. 二尖瓣狭窄行二尖瓣置换术的术前准备 如果患者因二尖瓣狭窄导致充血性心衰(congestive heart failure,CHF),术前可加强利尿治疗及限盐治疗。术前准备期间应调控心率至较合适范围。如果患者合并有快速房颤,可通过使用地高辛、β受体阻滞剂或钙通道阻滞剂来降低心室率。对于二尖瓣狭窄患者,不宜维持较快的心率,因为较快的心率可缩短舒张期充盈时间。

3. 二尖瓣反流行二尖瓣置换术的术前准备 如果患者因二尖瓣急性反流导致心源性休克,则可以使用正性肌力药及血管扩张药,改善心肌收缩力,同时降低体循环后负荷,以改善患者术前状况。如有必要,也可使用主动脉内球囊反搏(intra-aortic balloon pump,IABP)。对于有症状的慢性二尖瓣反流所致充血性心衰患者,可以使用利尿药及血管扩张药来治疗。血管扩张药的使用可使外周血管阻力降低,从而增加前向心脏血流,使左心房的反流容积随之减小。

(三)主动脉瓣置换术的术前准备

目前机器人主动脉瓣置换术也在逐渐开展,主动脉瓣狭窄及主动脉瓣反流患者均已被纳入机器人主动脉瓣置换术的适应证内。

1. 主动脉瓣狭窄行主动脉瓣置换术的术前准备 术前心功能调控过程中,对于心功能欠佳的主动脉瓣狭窄患者,常使用强心及利尿药。应避免使用血管扩张药,因其可导致低血压、晕厥,以及冠状动脉灌注减少。无症状、具有明确高危因素的重度主动脉瓣狭窄患者接受主动脉瓣置换术后,其生存率将显著提高,该类患者可能更能从机器人主动脉瓣置换术中获益。

2. 主动脉瓣反流行主动脉瓣置换术的术前准备 对于慢性主动脉瓣反流合并高血压的患者,术前准备期间可使用钙通道阻滞剂、血管紧张素转换酶抑制剂或血管紧张素受体阻断剂进行调控。对于急性主动脉瓣反流患者,可使用血管扩张药和正性肌力药,以调整心功能,增加前向射血量,降低左心室舒张末压。

(四)房间隔缺损修补术的术前准备

几乎所有类型的房间隔缺损修补术都可采用机器人辅助,包括继发孔型缺陷[24-25]。房间隔缺损的血流动力学改变由位于心房水平的分流引起。该分流因房间隔缺损的面积及左、右心房之间的压差不同而表现为不同的形式。房间隔缺损最初表现为左向右分流,使右心内血容量增多、压力增大,可导致右心室舒张期负荷增高,进而出现右心房、右心室扩张,可进一步发生肺动脉扩张、肺血流量增加等病理改变,最终引起肺动脉高压。患者可因肺充血显著而表现为反复上呼吸道感染、发热及咳嗽等。随着肺动脉压的不断升高,右心室后负荷可不断增高,从而引起右心功能受损。术前准备期间,给予吸氧治疗,重视心肺功能的调整,尤其是右心功能的调整,适当使用血管扩张药,可在一定程度上降低肺血管阻力,减慢右心后负荷的升高。

(五)室间隔缺损修补术的术前准备

机器人室间隔缺损修补术已有报道[26]。室间隔缺损的面积对分流量起着关键作用。较大面积的室间隔缺损可使右心室舒张末期容积显著增大,右心功能受损。同时,患者左心房容积及压力随着肺血流量的增多而增大。肺循环系统的淤血可使肺顺应性降低、气道阻力增大。这些病理改变导致室间隔缺损患者易发生肺部感染。术前准备期间,与房间隔缺损相似,同样需重视心肺功能的调整,尤其是右心功能的调整。

(六)左心房黏液瘤切除术的术前准备

左心房黏液瘤可造成心内梗阻,导致充血性心衰(67%)、体循环栓塞(29%)及发热(19%)等[27]。左心房黏液瘤患者多伴有全身症状,表现为溶血性贫血、白细胞计数升高、C反应蛋白水平升高、红细胞增多、血沉升高及血小板减少等。左心房黏液瘤的发生可能与栓塞及免疫炎症反应相关[28]。这些症状一般在外科手术切除肿瘤后消失[29]。

左心房黏液瘤瘤体较大或其位置靠近二尖瓣瓣口时,可导致心内梗阻,这是左心房黏液瘤引起急性症状的最常见原因。左心房压力和肺静脉压的升高可引起类似心衰的表现和体征,患者可出现体位性呼吸困难。有的患者可因左心房黏液瘤瘤体对二尖瓣瓣口的暂时堵塞,导致晕厥发生。术前准备期间,可采取调整患者体位等措施,减轻左心房黏液瘤瘤体对左心室流入道的梗阻,缓解心功能及血流动力学的剧烈波动。

体循环栓塞常发生于左心房黏液瘤患者,在左心房黏液瘤常见的临床表现中居第二位。如颅内或颅外血管梗阻,可影响中枢神经系统功能,导致颅内动脉栓塞、偏瘫、癫痫或脑梗死等后遗症。左心房黏液瘤引起的栓塞也可发生于外周动脉及腹腔内脏动脉系统。术前应完善各项检查,尤其是心脏超声检查。心脏超声检查对左心房黏液瘤的诊断和评估具有重要意义,敏感性可达100%。经食管超声心动图(transesophageal echocardiography,TEE)对左心房黏液瘤的瘤体大小、附着部位及瘤体活动度等均可提供重要的参考信息。条件许可时,应尽早手术。

六、其他

(一)大动脉及外周血管的术前检查及准备

机器人心血管手术需要进行外周插管来建立体外循环。因此,必须评估患者是否存在主动脉、股动脉粥样硬化性疾病,严重的外周血管病变可能会妨碍股动脉插管。升主动脉的硬化、斑块和钙化会影响升主动脉插灌注针和阻断;腹主动脉、髂动脉和股动脉的硬化、斑块、钙化和迂曲会影响股动脉的正常插管或导致逆行夹层的发生。胸部 X 线或 CT 检查可评估胸部疾病和升主动脉是否有病变,排除升主动脉硬化、钙化及扩张性病变等。术前应进行髂动脉、股动脉和股静脉的彩色多普勒超声检查,看这些血管是否存在畸形,以防外周体外循环无法建立,并注意保护这些血管,禁止术前在此部位进行穿刺。判断是否存在动脉粥样硬化及无症状动脉夹层。这些检查对外周血管置管策略的制订具有较大的指导意义。

术前胸部、腹部、骨盆的CTA有助于量化降主动脉和盆腔血管中的钙负荷,TEE可进一步了解主动脉弓内可能存在的粥样硬化斑块。如果对经股动脉的逆行动脉血流继发的卒中风险升高存在过度担忧,则应采用替代手术策略。外科医生仍然可选择机器人手术,但应使用右腋动脉而不是股动脉进行灌注,以降低产生不良神经系统结果的风险。

胸部、腹部和骨盆的CTA也可以详细地评估胸、腹主动脉,以及髂血管和股血管,并排除动脉粥样硬化、血管弯曲和先前存在的无症状动脉夹层,这些动脉夹层可能在逆行体外循环血流中加重。这种通过详细的检查指导制订的插管策略,可以尽量降低与外周插管相关的风险。

术前还需行超声检查,检查上、下腔静脉,排除左上腔静脉永存。检查双侧颈内动静脉、双侧股动静脉、桡动脉、足背动脉搏动及血液回流情况等。

(二)心血管外科团队的协作与沟通

机器人心血管手术所需的复杂设备和监护,以及 CO_2 人工气胸和单肺通气的操作,需要麻醉医生、手术医生和体外循环医生之间的良好配合,充分的术前准备及协作与沟通对保证手术成功至关重要。机器人心血管手术对心血管外科、麻醉科、体外循环及护理等的要求与其他专科的机器人手术截然不同,其明显增加了围手术期各学科准备的复杂性。

(三)相关器械及麻醉的术前准备

术前准备期间,需进行胸廓内、外的物理检查,包括是否存在解剖异常、是否具有足够的空间以插入机械臂。MRI检查对于判断胸腔内的粘连情况具有一定指导价值。

双腔支气管插管单肺通气设备及装置、纤维支气管镜可用于准确确定双腔支气管导管的位置。

机器人心血管手术过程中,因接触心脏的入路有限,心脏除颤不能直接经心脏表面接触实施,故只能采用经胸体外除颤。 CO_2 人工气胸可增高体外除颤的失败率,有时需恢复双肺通气及给予医源性气胸减压,以成功完成除颤[30]。

上腔静脉引流管的置入需由麻醉医生操作,经由颈内静脉置入。在进行颈内静脉穿刺置入引流管时,穿刺位置应尽可能低,使其靠近颈根部或锁骨,并且需保证穿刺点位于静脉正中央,以便于手术医生使用扩张器放置上腔静脉引流管。同时需注意,同侧颈内静脉放置中心静脉导管的位置应尽可能高,使其远离上腔静脉引流管。

须掌握TEE在机器人心血管手术围手术期的重要性和必要性。TEE能够帮助判定上腔静脉导管及导丝位置,并能重新核实经胸超声检查的诊断结果,同时能明确主动脉根部心脏停搏液灌注针的位置及心脏停搏液灌注情况,并能检查手术效果,指导心腔内排气及心功能检查。术前需做好TEE准备及检查方案设计。

术中,在单肺通气的同时,需向术侧胸腔充入 CO_2 ,其作用为排除胸腔内空气,增加电灼的安全性,降低发生气栓的风险,并促使肺塌陷以显露术野。 CO_2 人工气胸压力通常为6~12 mmHg,易引起患者血压下降,术前需做好应对措施以便及时处理,包括液体及血管活性药等。同时,麻醉医生及手术医生需熟知,当患者血压下降剧烈时,应做好降低 CO_2 人工气胸压力的准备。

行血管穿刺时,于颈根部尽可能靠近锁骨处行超声引导下颈内静脉穿刺,置入 16G 导管,以充满肝素盐水的肝素帽封闭,并行缝线固定,备用。手术开始后,需在 TEE 引导下由手术医生经该导管置入 16F 上腔静脉引流管。

（王　强　何孝军　张　转）

参 考 文 献

[1] CAO C,INDRARATNA P,DOYLE M,et al. A systematic review on robotic coronary artery bypass graft surgery[J]. Ann Cardiothorac Surg,2016,5(6):530-543.

[2] BONATTI J,WALLNER S,CRAILSHEIM I,et al. Minimally invasive and robotic coronary artery bypass grafting—a 25-year review[J]. J Thorac Dis,2021,13(3):1922-1944.

[3] GIAMBRUNO V,CHU M W,FOX S,et al. Robotic-assisted coronary artery bypass surgery:an 18-year single-centre experience[J]. Int J Med Robot,2018,14(3):e1891.

[4] Gao C Q. 机器人心脏外科学[M].高长青,杨明,译.西安:世界图书出版公司,2018.

[5] BALKHY H H,NISIVACO S,KITAHARA H,et al. Robotic multivessel endoscopic coronary bypass:impact of a beating-heart approach with connectors[J]. Ann Thorac Surg,2019,108(1):67-73.

[6] TANG R C,MURPHY D A,MOSS E. Choosing the ideal candidate for a robotic valve intervention[J]. Can J Cardiol,2021,37(7):1117-1120.

[7] ALMOUSA A,MEHAFFEY J H,WEI L M,et al. Robotic-assisted cryothermic Cox maze for persistent atrial fibrillation:longitudinal follow-up[J]. J Thorac Cardiovasc Surg,2023,165(5):1828-1836. e1.

[8] SENST B,KUMAR A,DIAZ R R. Cardiac surgery[M]. Treasure Island (FL):StatPearls Publishing,2022.

[9] BLAKE K,YANCY C W. Change the name of the Blalock-Taussig shunt to Blalock-Thomas-Taussig shunt[J]. JAMA Surg,2022,157(4):287-288.

[10] GIBBS N M,WEIGHTMAN W M,THACKRAY N M,et al. The effects of recent aspirin ingestion on platelet function in cardiac surgical patients[J]. J Cardiothorac Vasc Anesth,2001,15(1):55-59.

[11] WEIGHTMAN W M,GIBBS N M,WEIDMANN C R,et al. The effect of preoperative aspirin-free interval on red blood cell transfusion requirements in cardiac surgical patients[J]. J Cardiothorac Vasc Anesth,2002,16(1):54-58.

[12] MURKIN J M,GANAPATHY S. Anesthesia for robotic heart surgery:an overview[J]. Heart Surg Forum,2001,4(4):311-314.

[13] LEE J D,SRIVASTAVA M,BONATTI J. History and current status of robotic totally endoscopic coronary artery bypass[J]. Circ J,2012,76(9):2058-2065.

[14] BUGGESKOV K B,WETTERSLEV J,SECHER N H,et al. Pulmonary perfusion with oxygenated blood or custodiol HTK solution during cardiac surgery for postoperative pulmonary function in COPD patients:a trial protocol for the

randomized, clinical, parallel group, assessor and data analyst blinded Pulmonary Protection Trial[J]. Trials,2013,14:30.

[15] KU C M,SLINGER P,WADDELL T K. A novel method of treating hypoxemia during one-lung ventilation for thoracoscopic surgery[J]. J Cardiothorac Vasc Anesth,2009,23(6):850-852.

[16] BYHAHN C,MIERDL S,MEININGER D,et al. Hemodynamics and gas exchange during carbon dioxide insufflation for totally endoscopic coronary artery bypass grafting[J]. Ann Thorac Surg,2001,71(5):1496-1502.

[17] GORKI H,PATEL N C,BALACUMARASWAMI L,et al. Long-term survival after minimal invasive direct coronary artery bypass (MIDCAB) surgery in patients with low ejection fraction[J]. Innovations (Phila),2010,5(6):400-406.

[18] VASSILIADES T A,Jr. The cardiopulmonary effects of single-lung ventilation and carbon dioxide insufflation during thoracoscopic internal mammary artery harvesting [J]. Heart Surg Forum,2002,5(1):22-24.

[19] HEMLI J M,PATEL N C. Robotic cardiac surgery[J]. Surg Clin North Am,2020, 100(2):219-236.

[20] BERGER J S,FRYE C B,HARSHAW Q,et al. Impact of clopidogrel in patients with acute coronary syndromes requiring coronary artery bypass surgery: a multicenter analysis[J]. J Am Coll Cardiol,2008,52(21):1693-1701.

[21] GREELISH J P,COHN L H,LEACCHE M,et al. Minimally invasive mitral valve repair suggests earlier operations for mitral valve disease[J]. J Thorac Cardiovasc Surg,2003,126(2):365-373.

[22] MCCLURE R S,COHN L H,WIEGERINCK E,et al. Early and late outcomes in minimally invasive mitral valve repair: an eleven-year experience in 707 patients[J]. J Thorac Cardiovasc Surg,2009,137(1):70-75.

[23] MIHALJEVIC T,COHN L H,UNIC D,et al. One thousand minimally invasive valve operations: early and late results[J]. Ann Surg,2004,240(3):529-534.

[24] GAO C Q,YANG M,WANG G,et al. Totally robotic resection of myxoma and atrial septal defect repair[J]. Interact Cardiovasc Thorac Surg,2008,7(6):947-950.

[25] XIAO C S,GAO C Q,YANG M,et al. Totally robotic atrial septal defect closure: 7-year single-institution experience and follow-up[J]. Interact Cardiovasc Thorac Surg,2014,19(6):933-937.

[26] GAO C Q,YANG M,WANG G,et al. Totally endoscopic robotic ventricular septal defect repair[J]. Innovations(Phila),2010,5(4):278-280.

[27] PINEDE L,DUHAUT P,LOIRE R. Clinical presentation of left atrial cardiac myxoma. A series of 112 consecutive cases[J]. Medicine(Baltimore),2001,80(3): 159-172.

[28] BYRD W E,MATTHEWS O P,HUNT R E. Left atrial myxoma presenting as a systemic vasculitis[J]. Arthritis Rheum,1980,23(2):240-243.

[29] SHIMONO T,KOMADA T,KUSAGAWA H,et al. [Left atrial myxomas: clinical

characteristics，evaluation and considerations in classifying tumors］［J］. Nihon Kyobu Geka Gakkai Zasshi，1992，40（7）：1060-1066.

［30］ HATTON K W，KILINSKI L C，RAMAIAH C，et al. Multiple failed external defibrillation attempts during robot-assisted internal mammary harvest for myocardial revascularization［J］. Anesth Analg，2006，103（5）：1113-1114.

第三章 机器人心血管手术的术前评估和麻醉管理

第一节 机器人心血管手术的术前评估

为了保证麻醉安全和临床治疗效果，麻醉医生需要在术前对患者进行全面评估。术前评估可以达到以下三种目的：对麻醉医生而言，通过术前评估可以全面了解患者病情，评估患者对麻醉和手术的耐受能力，根据患者目前的医疗状况选择合适的麻醉前用药和麻醉方法，准备麻醉实施方案，制订围手术期的麻醉计划；对患者而言，术前访视可以缓解患者及其家属术前的紧张情绪，患者可以了解麻醉风险并且签署麻醉知情同意书，还可以部分参与麻醉方案的决策，如术后镇痛方案的选择；对心血管外科医生而言，麻醉医生术前评估后与其讨论，可以达成一致的临床处理意见。术前评估作为围手术期患者管理的临床基础和工作框架，可以提高麻醉安全性，减少并发症的发生，加速患者康复并改善临床结局。麻醉医生在进行麻醉前访视时要认真、耐心、仔细，做到有条理、有计划、有重点、无遗漏。

一、心血管系统评估

(一)心功能评估

心脏的主要功能是泵血，机体在将心脏血液传输到外周的过程中将气体（氧气、二氧化碳）、能量物质（糖、脂肪、蛋白质）、激素等运到全身组织进行代谢，并将代谢产物带入肺和肾脏排泄。心脏的泵血功能受到心脏收缩力、心脏舒张力、外周阻力的影响。心衰是心脏不能正常泵血以满足机体组织器官代谢需要的一种病理生理状态。临床上可先后或同时出现心排血量减少、肺循环淤血、体循环淤血和组织灌注不足。

美国纽约心脏病学会（NYHA）根据患者临床症状和心功能进行心功能分级（表3-1）。Ⅰ～Ⅱ级患者耐受麻醉及手术能力良好；Ⅲ级患者麻醉前应进行充分准备，避免增加心脏负担；Ⅳ级患者耐受麻醉能力极差，建议推迟手术。

表 3-1 NYHA 心功能分级

分级	描 述
Ⅰ级	患者有心脏病但体力活动不受限。一般活动不引起疲乏、心悸、呼吸困难、心绞痛等症状
Ⅱ级	患者休息时无自觉症状，一般活动时可出现上述症状，休息后很快缓解
Ⅲ级	患者休息时无自觉症状，一般活动时可出现上述症状，休息较长时间后方可缓解
Ⅳ级	患者不能从事任何体力活动。休息时亦有心衰症状，体力活动后加重

美国心脏协会（AHA）根据心电图、心脏负荷试验、X线检查、超声心动图等方法对心功

能进行客观评估,将心功能分为 A、B、C、D 四级(表 3-2)。

表 3-2 AHA 心功能分级

分级	描 述
A 级	无心血管疾病客观依据
B 级	客观检查有轻度心血管病
C 级	客观检查有中度心血管病
D 级	客观检查有严重心血管病

对于有急性心肌梗死的患者,采用 Killip 分级评估其心衰的程度(表 3-3)。

表 3-3 Killip 分级

分级	描 述
Ⅰ 级	无肺部啰音和第三心音。无心衰征象
Ⅱ 级	肺部有啰音,但范围小于 1/2 肺野。轻、中度心衰
Ⅲ 级	肺部有啰音,范围不小于 1/2 肺野(肺水肿)。重度心衰
Ⅳ 级	心源性休克

(二)辅助检查

1. 心脏电生理检查 在阅读心电图时,首先对解剖和形态学的异常做出基本判断,如有无心房肥大、心室肥大;其次了解病理生理改变,如心肌缺血及心肌梗死、电解质失衡、内分泌疾病;最后诊断是否存在心律失常。但是静息期心电图通常不能全面反映心功能状态。平板运动试验和动态心电图可为临床诊断提供帮助。平板运动试验阳性的诊断标准如下:在运动中或运动后,R 波优势导联中 ST 段在原有基础上下移幅度≥0.1 mV,持续时间>2 min;无病理性 Q 波者,在运动中或运动后出现 ST 段弓背抬高幅度≥0.1 mV,持续时间>1 min;运动中出现心绞痛,血压下降超过 10 mmHg,或伴有全身症状。诊断准确率为 70%～80%。动态心电图可以检测心律失常发生时间,通过对患者 24 h 心电图的回顾,可明确心律失常发生的频率、时间、类型和对血压的影响。

2. 影像学检查 胸部 X 线检查不但可以显示心脏的轮廓、大小,而且能够反映肺的状态。阅读胸部 X 线片时首先检查肺部情况,关注有无肺水肿、肺淤血、胸腔积液;然后检查心脏的形态,关注有无心室增大、全心增大的情况;最后要关注患者心胸比例,结合临床症状与体征,对疾病的诊断提供依据。胸部 CT、MRI 可以对心脏的解剖结构进行重建,从而对手术方案的制订起到指导作用。麻醉医生还需认真阅读胸部 CT 结果,测量气管、支气管直径,为肺隔离工具的选择提供帮助。必要时可进行气道重建,排除因支气管畸形不能进行有效肺隔离的情况,确保心血管手术能顺利进行。

3. 心脏负荷试验 心脏负荷试验通过增加心肌耗氧量反映冠状动脉血供的限制情况,包括运动负荷试验和药物负荷试验两种方式。药物负荷试验是在运动负荷试验的基础上发展起来的,是对运动负荷试验的补充。临床上因各种原因不能接受运动负荷试验的患者,如年老体弱、下肢活动不便、过度肥胖、急性心肌梗死、支气管哮喘患者等需评价心脏储备功能和诊断冠心病时,药物负荷试验是最佳的选择。

平板运动试验是目前应用最广泛的运动负荷试验方法,常用方案有 Bruce、Naughton 和 ACIP 方案。ACIP 方案的特点是运动负荷增加较为平缓,与其他方案相比能更精确地测定缺血阈值。对于已知冠心病患者,ACIP 方案在了解其病情进展方面有独特优势。目前较常用的药物负荷试验有腺苷负荷试验、多巴酚丁胺负荷试验、双嘧达莫负荷试验,适用于疑似冠心病而不宜进行运动负荷试验的患者,包括因病情严重或年老体弱不能耐受或因运动功能障碍不能进行运动负荷试验者,以及服用 β 受体阻滞剂者。

4. 超声心动图　经胸超声心动图(TTE)和经食管超声心动图(TEE)不仅可以提供心脏解剖结构信息,而且可以提供关于心功能及血流动力学状况的信息。超声心动图可以观察各个瓣膜的结构、房室腔的大小、房室壁的厚度、有无缺损或畸形、室壁的运动状态(心肌缺血、收缩、舒张功能)、肺循环的情况,可测量左室射血分数(LVEF)、肺动脉压。负荷超声心动图主要用于冠心病的诊断、心肌缺血严重程度的估计、存活心肌的检测和疗效评价。

5. 心肌血流灌注显像　心肌血流灌注显像适用于冠心病心肌缺血、心肌梗死的诊断及存活心肌的判定,心肌梗死和心肌缺血分别表现为病灶处放射性缺损和放射性减低。心肌血流灌注显像还可用于评价冠状动脉旁路移植术(CABG)、经皮冠状动脉腔内成形术(PTCA)和其他治疗方法的效果及辅助治疗方案的选择,并预测冠心病患者的预后。心肌血流灌注显像禁用于不稳定型心绞痛、急性心肌梗死进展期或有并发症、心衰等心脏病的患者。

6. 冠状动脉造影　冠状动脉造影是诊断冠心病的一种常用而且有效的方法,是一种较为安全、可靠的有创诊断技术,现已广泛应用于临床,被认为是诊断冠心病的“金标准”。冠状动脉造影的主要作用如下:显示冠状动脉的走行、数量和畸形情况;评价冠状动脉病变的有无、严重程度和病变范围;评价冠状动脉的功能性改变,包括冠状动脉痉挛和侧支循环的有无;兼顾评价左心功能;为手术决策、麻醉风险评估提供参考;评价 CABG 和介入治疗的效果;进行长期随访和预后评价。

（三）心脏风险评估

全心扩大的患者病情往往较重,麻醉时、术中和术后易于发生恶性心血管事件,长期预后较差。左心室容积相对较小的患者,由于心室舒张末期容积较小,每搏量较低,一旦外周血管阻力下降,即使心肌收缩力正常,也很难通过提高每搏量来维持血压。心脏瓣膜狭窄尤其是二尖瓣狭窄的患者左心室容积较正常人小,即使 LVEF 正常,在麻醉诱导和维持中由于外周血管阻力降低而常常发生低血压,需及时给予缩血管药物,避免低血压造成心肌缺血、心律失常。左心室容积相对较大的患者,由于每搏量较高,循环血压不易受外周血管阻力影响。心脏瓣膜关闭不全患者尤其是主动脉反流患者左心室容积较正常人大,麻醉诱导期间循环血压较其他心血管手术平稳,但是此类患者往往由于心肌肥厚、心肌耗氧量增加,麻醉时和术中容易出现心律失常、心搏骤停等恶性心血管事件。LVEF 对于心功能评估有重要意义。LVEF＞55％为正常,LVEF＜40％提示患者伴有心衰。LVEF 正常的患者在麻醉诱导和维持期间不易发生低血压这一观点是不准确的。比如心脏瓣膜关闭不全的患者可能由瓣膜反流导致 LVEF 偏高。冠心病患者精神紧张时 LVEF 较静息时偏高。

先天性心脏病、心脏瓣膜病患者均可能出现肺动脉高压。肺动脉高压反映了右心功能状况。肺动脉高压的矫治情况也反映了患者的预后。对于肺动脉高压患者,麻醉后可在 TEE 下测肺动脉压,心脏病变纠正(瓣膜置换、缺损修补)后,再次测定肺动脉压。如术后肺动脉压纠正不明显,则术后心功能的改善不理想。

患者术前常常合并心律失常。最常见的心律失常为房颤,房颤多见于瓣膜疾病。房颤患者麻醉的风险主要与房颤病史的长短和心室率的快慢有关。房颤病史长的患者,心房收缩功能丧失,机体通过其他途径代偿,对循环的影响比新发的房颤小。但房颤病史长的患者需注意心房内的血栓,要关注血栓的性质。心室率正常且节律整齐的房颤患者,麻醉诱导和维持期间血流动力学相对稳定。心室率快慢不等伴有长间期对循环影响大,必要时需放置临时起搏器。房颤伴有快心室率的患者可能会出现低血压,术前需控制心室率使之在正常范围,减少麻醉相关不良事件的发生。其他心律失常包括室性期前收缩、阵发性室性心动过速。室性期前收缩通常与心肌缺血有关,降低心肌耗氧量和有效的镇静镇痛可缓解症状。术前如果发生室性心动过速或室上性心动过速,则麻醉时出现恶性心血管事件的可能性增加,术前有效治疗后方可行麻醉手术。

对机器人心血管手术患者的术前心脏风险评估除了一般手术的 ASA 评分以外,还需考虑多危险因素,联合多个心脏危险评估体系进行评估。目前临床上常用的量化评估体系有帕森纳特评分系统(Parsonnet score)、心脏麻醉危险评估(cardiac anesthesia risk evaluation,CARE)、欧洲心脏手术危险因素评价系统(European system for cardiac operative risk evaluation,EuroSCORE)。CARE(表 3-4)是适合麻醉医生使用的简便的单因素风险评估模型。临床医生通过判断将患者心脏状态评为 1~5 分,结合是否为急诊手术将手术风险分为 8 级。E 表示是急诊手术,1=1 级,2=2 级,3=3 级,3E=4 级,4=5 级,4E=6 级,5=7 级,5E=8 级。手术风险评为 3 级以上者死亡率会明显增高,评为 5 级者死亡率可达 8.8%,评为 8 级者死亡率为 46.2%。但 CARE 主观性较强,对于中等风险的患者,不同评估者得出的手术风险不同。

表 3-4 CARE 评分标准

	描 述	评分或判断
心脏状态	有稳定性心脏病,无其他合并症,考虑实施不复杂手术	1 分
	有稳定性心脏病,合并一种或多种能较好控制的并发症,考虑实施不复杂手术	2 分
	未控制的心脏病或考虑实施复杂手术	3 分
	未控制的心脏病和考虑实施复杂手术	4 分
	长期或较重的心脏病,实施手术是挽救生命或提高生活质量的最后手段	5 分
是否为急诊手术		E

EuroSCORE(表 3-5)通过对每种危险因素赋予不同的权重(分值)计算出总评分,总评分 0~2 分为低危,3~5 分为中危,6 分及以上为高危,相对应的术后死亡率分别为 0.8%、3.0%和 11.2%。EuroSCORE 相对简便,而且有较高的准确性。

表 3-5 EuroSCORE 评分标准

因 素	描 述	评分/分
年龄	年龄≥60 岁,每增长 5 岁加 1 分	1
性别	女	1
慢性肺疾病	长期应用支气管扩张剂或类固醇治疗肺疾病	1
心脏动脉病变	以下一个或多个:跛行;颈动脉阻塞或狭窄超过 50%;腹主动脉、四肢动脉或颈动脉既往或有计划进行介入手术	2

续表

因　素	描　述	评分/分
神经系统异常	严重影响日常活动	2
心血管手术史	需要打开心包	3
血清肌酐水平	术前>200 μmol/L	2
活动性心内膜炎	患者手术期间一直接受心内膜炎的抗生素治疗	3
危重术前状态	以下一个或多个：室性心动过速（VT）或心室颤动（VF）；术前心脏按压；麻醉前需机械通气；术前需要血管收缩剂支持；IABP；或术前急性肾功能衰竭	3
不稳定型心绞痛	静息状态心绞痛发作且术前需用硝酸酯类	2
左心室（LV）功能障碍	中度（LVEF 为 30%～50%）	1
	重度（LVEF<30%）	3
近期心肌梗死	90 d 内	2
肺动脉高压	肺动脉收缩压>60 mmHg	2
急诊手术	手术必须在下一个工作日前进行	2
非单独 CABG	与 CABG 同时进行较大心血管手术	2
胸主动脉手术	升支或降支功能障碍	3
心肌梗死后室间隔穿孔		4

二、呼吸系统评估

机器人心血管手术患者术前呼吸系统评估十分重要，患者术前肺功能与术后并发症发生率及临床结局密切相关。患者围手术期肺功能受多种因素影响，包括术前心脏病（左向右分流、左心房压力增高）致肺淤血、术中肺操作、单肺通气后肺复张、体外循环或输血致肺损伤、术后切口疼痛等。这些因素都可以增加围手术期肺部并发症的发生风险。良好的术前呼吸系统评估有助于制订最佳手术麻醉管理方案，改善患者预后。

（一）肺功能评估

肺功能评估包括肺通气功能、肺换气功能和心肺储备功能三个方面的评估。肺通气功能检查常用参数包括用力肺活量（FVC）、第 1 秒用力呼气容积（FEV_1）和 FEV_1 占预计值的百分比（FEV_1%）等。通气储备＝[（最大通气量－静息通气量）/最大通气量]×100%。机器人心血管手术期间需要单肺通气，术前要求患者通气储备>95%，当通气储备<86%时则为通气储备不佳，麻醉具有一定风险。若通气储备<60%则为手术禁忌。FEV_1<70%预测值，FEV_1/FVC<65%，肺活量（VC）<3 L 提示有肺功能障碍。对于哮喘患者，可行支气管扩张试验，如果 FEV_1 增加超过 15%，则提示支气管扩张治疗有效。

反映肺换气功能的常用检查是一氧化碳弥散量（DLCO）检查。如果 DLCO<60%预计值，无论其他肺功能指标如何，均需注意围手术期肺部并发症的发生。血气分析也可以用于评估肺换气功能。动脉血氧分压（PaO_2）降低提示肺换气功能下降，PaO_2<60 mmHg 或动脉血氧饱和度（SaO_2）<90%提示发生低氧血症。氧合指数（PaO_2/FiO_2）是反映呼吸功能的

重要指标,氧合指数<300 mmHg 提示有急性肺损伤。需要注意的是,PaO_2 正常值随年龄增长而下降,预计 PaO_2(mmHg)$=100-0.33\times$ 年龄(岁)±5。动脉血二氧化碳分压($PaCO_2$)正常值为 $35\sim45$ mmHg,$PaCO_2$ 大于正常值上限也提示肺换气功能下降。

心肺储备功能是评估患者手术及麻醉耐受能力的重要指标。根据最大耗氧量(VO_{2max})的高低,可将患者分为低危[$VO_{2max}>20$ ml/(kg·min)]、中危[VO_{2max} $15\sim20$ ml/(kg·min)]、高危[$VO_{2max}<15$ ml/(kg·min)]。6 分钟步行试验(6 MWT)、爬楼梯试验用于评估患者最大运动耐受能力。根据步行的距离、爬楼的层数、静息氧饱和度和最低氧饱和度、行走(爬楼)前后的 Borg 呼吸困难评分(表 3-6)判断患者是否能耐受手术和麻醉。6 MWT>400 m、爬楼 3 层以上的患者可耐受手术。

表 3-6　Borg 呼吸困难评分

评分	呼吸困难程度
0 分	完全没有(没有肌肉劳累,没有气喘吁吁)
0.5 分	刚刚感到
1 分	非常轻微(按照目前的步伐,更愿意走短一点的路程)
2 分	轻微
3 分	中等(呼吸有些困难但不是非常困难,感觉可以继续进行)
4 分	稍微严重
5 分	严重(呼吸非常困难,劳累,但尚可继续进行)
6 分	介于严重和非常严重之间
7 分	非常严重
8 分	介于非常严重和非常非常严重之间(可强迫进行,但呼吸非常困难、劳累)
9 分	非常非常严重
10 分	最大值(极其强烈的水平)

机器人心血管手术中需要实施单肺通气,其间极易发生低氧血症。导致低氧血症风险增加的因素如下:术前通气/血流扫描发现术侧肺高通气或高灌注;侧卧位双肺通气时,PaO_2 较低;右侧开胸,左侧单肺通气;术前肺功能(FEV_1 或 VC)正常或有限制性肺疾病;仰卧位单肺通气。如果患者具备上述多个因素,围手术期应做好相应准备工作。

(二)肺部并发症风险评估

术后肺部并发症是指术后发生的有临床表现的肺部异常,包括肺不张、肺水肿、肺部感染、呼吸衰竭及慢性肺疾病的恶化等。很多因素可能影响机器人心血管手术后肺部并发症的发生,准确进行肺部并发症风险的评估,有利于有效进行围手术期干预,对于减少术后肺部并发症的发生有重要意义。

吸烟、高龄、肥胖、高碳酸血症、COPD、低蛋白血症均可增高术后肺部并发症的发生率。吸烟患者体内有较高浓度的碳氧血红蛋白,普通的血氧饱和度监测仪会将碳氧血红蛋白误认作氧合血红蛋白,造成测得的血氧饱和度出现虚高的现象。戒烟 12 h,碳氧血红蛋白浓度开始下降;戒烟 48 h,碳氧血红蛋白浓度可恢复正常;戒烟 72 h,纤毛功能逐渐恢复,患者可能出现痰量增多;戒烟 2 周痰液分泌开始减少;戒烟 4~6 周肺功能开始恢复。所以戒烟 2 个月以上方可减少术后肺部并发症的发生。COPD 是术后发生肺部并发症的高危因素,患者术前应积极控制呼吸系统感染,改善肺功能。COPD 严重程度分级的常用评估指标是 FEV_1 占预测值的百分比($FEV_1\%$),$FEV_1\%>50\%$ 为 Ⅰ 级,$FEV_1\%$ 在 $35\%\sim50\%$ 之间为 Ⅱ 级,$FEV_1\%<35\%$ 为 Ⅲ 级。COPD 患者多伴有右心功能不全。中重度 COPD 患者会伴有肺大疱,围手术期正压通气可能造成肺大疱破裂、张力性气胸和支气管胸膜瘘。术前应改善机体的营养状况,纠正低蛋白血症、贫血。如果患者术前有呼吸道感染或处于哮喘急性期,则需延迟手术。

心与肺功能密切相关,心血管手术应激和麻醉必然会导致肺部生理的变化,增高术后肺部并发症的发生率。术前心功能低下的患者术后肺部并发症发生率高。复杂手术预计需要较长时间的单肺通气、人工气胸和体外循环,术中出现肺部并发症(包括低氧血症、高碳酸血症、肺不张等)的风险较高。术前接受吸气肌训练,尽量缩短手术时间是有效的预防策略。

三、肾脏功能评估

心脏手术相关性急性肾损伤(cardic surgery-associated acute kidney injury,CSA-AKI)是心脏手术后常见的并发症。根据研究对象及采用的定义不同,其发生率为 $5\%\sim42\%$。其中,住院期间需行肾脏替代治疗的患者可达 $1\%\sim5\%$。研究显示,CSA-AKI 发生后,根据其严重程度不同,心血管手术后死亡风险可上升 $5.5\sim8.0$ 倍,即使是轻微肌酐水平上升亦可显著增加患者死亡风险。

在机器人心血管手术前应对每位患者进行肾脏健康评估,其中应包括蛋白尿和血清肌酐浓度的评估。CSA-AKI 与术前蛋白尿有关,但与术前估计的肾小球滤过率无关。建议采用廉价、简单且有用的尿蛋白加血清肌酐的试纸检测。CSA-AKI 的危险因素有高龄、女性、蛋白尿、慢性肾病、慢性肺疾病、充血性心衰、糖尿病、高血压、肥胖、贫血、心血管手术史。应在术前识别可能导致术后并发症发生的危险因素,根据每位患者的风险特征,提前制订个体化的围手术期肾脏预防策略。患者发生 CSA-AKI 的风险升高时,应更详细地评估当前肾功能等。如果试纸检测显示阳性结果(30 mg/dl 蛋白质),并伴血清肌酐浓度升高,应及时请专科会诊,以进一步进行工作,并对围手术期低血压、肾毒性物质和灌注不足保持高度警惕。

四、其他系统评估

(一)中枢神经系统评估

中枢神经系统是生命活动的中枢。患者的意识状态不仅反映大脑的局部损伤,还受药物作用、代谢性疾病的影响。患者的精神状态、神经系统相关疾病以及有无卵圆孔未闭或主动脉内膜病变是中枢神经系统评估的重要组成部分。术前中枢神经系统评估有助于发现危险因素,制订有效的围手术期管理方案。心血管手术后发生中枢神经系统损伤或功能障碍的常见原因是微栓塞或微气栓、脑低灌注、炎症反应。老年患者行机器人心血管手术时,如果术前合并有腔隙性脑梗死等中枢神经系统疾病,则围手术期必须予以高度重视。术中应加强监测脑电双频指数(BIS)、脑氧饱和度,维持血流动力学稳定,保证脑氧供需平衡。对于有精神疾病需长期服用单胺氧化酶抑制药、三环类抗抑郁药者,需注意停药。术前心脏超声提示心房内有血栓的患者,在取栓后可能会有脱落的栓子进入体循环。升主动脉有严重钙化的患者,术中钳夹阻断和开放升主动脉可能会出现钙化斑块脱落。高血压、脑血管畸形的患者,血流动力学不稳定时可能出现脑血管意外。要求围手术期保持血流动力学稳定,术者谨慎操作,避免出现中枢神经系统并发症,甚至卒中、偏瘫、昏迷等。

(二)肝功能评估

评估肝功能时常用 Child-Pugh 肝脏疾病严重程度记分与分级(表 3-7),这种分级更加直观,对临床指导意义较大,主要检查项目包括血清胆红素、血清白蛋白、凝血酶原时间延长值、腹腔积液情况以及肝性脑病级别等。Child-Pugh 肝脏疾病严重程度记分与分级可用于预测心血管手术后的死亡率,A、B、C 级的死亡率分别为 6%、67%、100%。术前存在长期心功能不全的患者,特别是存在右心功能不全、体循环淤血、肝淤血的患者,术前会有肝功能损害的表现,肝功能不全的患者要注意术前纠正低蛋白血症,改善凝血状态。同时术中尽可能选择不通过肝脏代谢或对肝功能影响小的药物,缩短体外转流时间,避免肝功能进一步损害。对于合并慢性病毒性肝炎以及乙肝病毒携带者,术后肝功能损害比较严重;对于病毒复制活跃的慢性肝炎患者,建议先治疗肝炎再择期手术;对于乙肝病毒携带者,应注意在围手术期加强肝功能维护,避免肝功能损害进一步加重。

表 3-7　Child-Pugh 肝脏疾病严重程度记分与分级

项目	1 分	2 分	3 分
肝性脑病级别	无	1～2	3～4
腹腔积液情况	无	轻	中度以上
血清胆红素/(mg/dl)	<2	2～3	>3
血清白蛋白/(g/dl)	>3.5	2.8～3.5	<2.8
凝血酶原时间延长值/s	1～3	4～6	>6
凝血酶原比率/(%)	>50	30～50	<30

分级标准:总分 5～6 分,肝功能良好,A 级;总分 7～9 分,肝功能中等,B 级;总分 10 分及以上,肝功能差,C 级。

(三)内分泌系统评估

内分泌系统的评估包括胰岛功能、甲状腺功能、肾上腺功能的评估。体外循环会影响血糖和胰岛素水平的平衡。低温时,肝脏产糖和胰岛素均少,所以血糖水平相对稳定。复温时,由于儿茶酚胺水平增高、产糖增高、胰岛素抵抗等因素,血糖水平有所增高。对于术前有糖尿病的患者,需根据血糖水平给予胰岛素,避免高血糖和酮症酸中毒的发生。升高的糖化血红蛋白(HbA1c)水平与血糖控制不佳有关,有证据表明,HbA1c 水平越高,胸骨深部伤口感染、缺血问题和其他并发症的发生率越高。建议对所有计划进行心血管手术的患者进行HbA1c 水平监测。HbA1c 水平>9%(表明出现严重高血糖复发)或 HbA1c 水平<5%(表明出现复发性严重低血糖)的患者应推迟择期手术。甲状腺功能异常时可通过多个途径影响心脏功能。甲状腺功能减低可能会导致患者心排血量降低,对缺氧和二氧化碳蓄积的敏感性下降,对硝酸酯类药物和 β 受体阻滞剂耐受性降低。不过循证医学表明,轻中度甲状腺功能减低的心血管手术患者围手术期并发症发生率和死亡率与正常患者相比无显著差异。对 CABG 患者而言,突然开始补充甲状腺素可能会诱发心肌缺血、心肌梗死或肾功能障碍。

(四)血液系统评估

血液系统评估包括常见血液病、凝血机制的评估。在询问病史过程中需详细询问有无异常出血史,体格检查时注意体表有无瘀青。实验室检查包括血小板计数和凝血功能检测。凝血功能检测的临床意义在于为机器人心血管手术前抗凝药物的调整、预防和治疗术中大出血策略的制订、术前血液制品的准备提供参考。凝血酶原时间(PT)主要反映外源性凝血系统情况,其中国际标准化比值(INR)常用于评估口服抗凝剂患者的药物残余作用。活化部分凝血活酶时间(APTT)反映内源性凝血系统情况,常用于监测肝素的量。纤维蛋白原(FIB)的含量增高见于急性心肌梗死,减低见于消耗性疾病。凝血酶时间(TT)主要反映纤维蛋白原转化为纤维蛋白的时间。

　　房颤患者术前长期服用华法林,冠状动脉狭窄患者术前可能长期服用阿司匹林和氯吡格雷。对于长时间服用抗凝药物和/或抗血小板药的患者,术前需用低分子肝素或者短效抗凝药物替代治疗,术前可测定血栓弹力图(TEG),对凝血功能进行评估。TEG记录了血栓形成的全过程(包括血凝块形成和发展、血凝块回缩和溶解),提供血凝块形成的速度、强度和稳定性等信息。TEG的重要参数包括:R(凝血反应时间),反映凝血因子活性;K(血凝块形成时间)和α(血凝块形成速度),反映纤维蛋白水平;MA(最大血凝块强度),直接反映纤维蛋白与血小板相互作用的最强动力学特性;CI(凝血综合指数),CI<-3为低凝状态,CI>3为高凝状态;LY30,是指MA出现后30 min振幅减少百分率,反映血凝块稳定性,LY30升高提示存在纤溶亢进;EPL,是指MA出现后预计的血凝块消融百分率,预测纤溶指数。检测项目包括TEG普通检测(患者凝血全貌)、TEG肝素酶对比检测(中和肝素后检测)、TEG血小板图(抗血小板药检测)。

五、气道评估

(一)困难气道评估

　　大约90%的困难气道患者可以通过术前评估发现。肥胖、小下颌、舌体过大、颈部活动受限、胸廓畸形的患者有困难气道的可能。进一步检查患者上下门齿间距离、甲颏距离、颏舌距离是否在正常范围内。Mallampati气道分级为Ⅲ~Ⅳ级提示可能存在插管困难。此外,还要评估是否有大胡子、打鼾、无齿等导致面罩通气困难的情况。对存在插管困难的患者可借助其他插管工具如纤维支气管镜、视频喉镜进行插管。对存在面罩通气困难的患者,应在充分吸氧后清醒情况下插管以保证患者安全。

(二)肺隔离困难评估

　　根据术前气道评估的情况选择合适的肺隔离技术。麻醉医生术前必须亲自阅读胸部X线片或胸部CT片,了解气管解剖情况,测量气管直径,必要时在全身麻醉后进行支气管镜检查。常用的肺隔离工具有双腔支气管导管、支气管封堵器、单腔支气管导管。双腔支气管导管在保证单肺通气的同时,可进行有效的肺隔离,保护非术侧肺,方便手术操作,减少肺机械损伤。困难气道患者插入双腔支气管导管有难度,为了使手术顺利开展,可先插入单腔支气管导管再置入支气管封堵器,或插入单腔支气管导管后在换管器的帮助下置换为双腔支气管导管。对术前CT显示气道畸形、无法放置双腔支气管导管及支气管封堵器的患者,可放置单腔支气管导管进行通气。

六、术前用药管理

　　术前患者紧张、焦虑的情绪可导致交感神经兴奋,引起心动过速和高血压。给予适当的镇静镇痛药物可有效减少此类不良反应的发生。给予镇静镇痛药物后也需防止呼吸系统的不良反应,要加强对患者生命体征的监测。麻醉前肌内注射药物可能会增加患者的紧张情绪,不利于保持血流动力学稳定,对于情绪紧张的患者,可用口服药物代替肌内注射药物。

吗啡通过选择性激活脊髓、丘脑内侧、脑室及导水管周围的阿片类受体产生强大的镇痛作用。其在镇痛的同时还作用于受边缘系统影响的情绪区域受体，消除由疼痛所引起的焦虑、紧张情绪，甚至产生欣快感，使患者在环境安静时易于入睡[1]。术前药物应小剂量使用以避免心脏前负荷急剧下降或镇静过度导致低氧血症和高碳酸血症，使已经存在的肺动脉高压恶化。马来酸咪达唑仑片为作用时间相对较短的苯二氮䓬类中枢神经抑制药，通过苯二氮䓬受体、GABA 受体和氯离子通道结合产生膜过度去极化和神经元抑制两个方面的作用而产生镇静、催眠、抗惊厥、抗焦虑作用。

术前可给予抗胆碱能药物抑制分泌物的分泌，减少术中及术后肺部并发症的发生。盐酸戊乙奎醚是具有较高选择性的长效莨菪类抗胆碱能药物。它对毒蕈碱型胆碱能受体（M 受体）中的 M_1、M_3 受体有较强的选择作用，而对 M_2 受体无明显选择作用，表现为较强的中枢和外周抗胆碱作用。M_3 受体主要分布于平滑肌和腺体。盐酸戊乙奎醚可以明显减少气道黏液的分泌，扩张支气管，减少肺不张的形成，提高潮气量，促使小气道远端持续开放以保持肺泡的扩张状态，避免肺泡反复扩张和萎陷，对肺泡表面物质的生成和活性有促进作用，从而达到肺保护作用。体外循环后患者血 TNF-α、IL-6、IL-8 水平均显著升高，应用盐酸戊乙奎醚后患者肺功能损害程度减轻，术后早期（体外循环后 6 h）即可明显恢复，与术前相比无显著差异[2]。M_2 受体主要分布于心肌和心脏传导系统，在减少术后肺部并发症的同时，对心率、血压、体温无明显影响[3]，故对患者的心肌耗氧量及心脏负荷无明显影响[4]。其他抗胆碱能药物如阿托品、东莨菪碱均为 M 受体阻滞剂，东莨菪碱的中枢作用比较明显。与东莨菪碱比较，阿托品对 M 受体的选择性差，外周作用表现为使心率增快，心肌耗氧量增加。盐酸戊乙奎醚较东莨菪碱和阿托品作用更加平稳、安全。

心血管疾病患者术前药物治疗和停药时间对于患者是否能够顺利完成手术非常重要，医生和患者对此均应有一个清晰的认识。根据患者术前用药的药理学特点、患者的器官功能情况、手术麻醉的要求，按需用药，必要时可用其他药物替代治疗以保障患者的安全。

对于有冠心病的患者，抗心绞痛药物应持续应用至手术当日早晨，以预防缺血症状的复发，降低患者的死亡率。对于出现劳力性心绞痛症状服用 β 受体阻滞剂后仍有心绞痛发生的患者，可加用钙通道阻滞剂。对于梗阻性肥厚型心肌病患者，应继续服用 β 受体阻滞剂和钙通道阻滞剂。对于二尖瓣狭窄患者，术前检查心室率，如果术前访视时心室率超过 90 次/分，不合并肺动脉高压，则可服用 β 受体阻滞剂，如果合并肺动脉高压，则可给予钙通道阻滞剂地尔硫䓬。先天性心脏病患者如合并肺动脉高压，可术前口服地尔硫䓬，如心率偏快，可服用 β 受体阻滞剂。抗心律失常药物应持续应用到手术时。长期服用胺碘酮与术后呼吸衰竭有关，因此，如果有任何肺部问题出现，应在术后停用胺碘酮。但由于胺碘酮的半衰期较长，术前短期停用胺碘酮效果不好。抗凝药物及抗血小板药应在术前一定时间内停用，以减少术中和术后出血的发生。华法林应在术前 4 d 停用，以使 INR 恢复至正常水平。静脉注射 5 mg 维生素 K_1 可迅速降低 INR。静脉用肝素通常持续应用至手术时。低分子肝素应在术前停用至少 12 h。短效血小板糖蛋白 Ⅱb/Ⅲa 受体拮抗剂应在术前 4 h 停用。阿司匹林应在术前 3～5 d 停用。氯吡格雷应在术前 5～7 d 停用，停用氯吡格雷 7 d，血小板功能可恢复到正常水平的 50%，停用氯吡格雷 14 d，血小板功能可恢复到正常水平的 70%。应用阿昔单抗或溶栓药的患者的手术应延后 12～24 h。非甾体抗炎药应于术前 7～10 d 停用。

对于术前合并高血压的患者，为了降低卒中、充血性心衰、肾功能损害的发生率，应尽可能待血压平稳几天后再进行手术。临床上常用的抗高血压药有噻嗪类利尿药、血管紧张素转换酶抑制剂（ACEI）、血管紧张素受体抑制剂（ARB）、β受体阻滞剂、钙通道阻滞剂。常常单一使用或联合使用。抗高血压药应当服用至手术当日早晨，以防止血压反跳，维持一个更为稳定的麻醉内环境。服用 ACEI 的患者在体外循环术中及术后早期血管张力较低，手术当日早晨应当限制此类药物的服用。如果服用地高辛以控制心率，则手术当日早晨应继续服用。

利尿药应继续应用至手术当日早晨。由利尿药引起的低钾血症在术中通常不是问题，因为术中用于心肌保护的心脏停搏液中钾的含量很高。长期服用利血平的患者，需于术前停用 1 周，以尽快恢复交感神经递质功能。

术前合并糖尿病的患者手术当日早晨仍应继续口服降糖药物或应用胰岛素控制血糖。术时应监测血糖水平，必要时医生还会用胰岛素控制血糖。

对于长期服用精神类药物的患者，长效抑制药应在术前 2 周停用，短效抑制药应在术前 1 周停用，以避免此类药物与麻醉性镇痛药、镇静药、儿茶酚胺类药物相互作用。类固醇和抗排斥药物（进行移植的患者）须继续使用。长期服用糖皮质激素、甲状腺激素的患者不建议停用，防止术中因激素水平下降而出现皮质危象、甲状腺危象。

第二节　机器人心血管手术的麻醉管理

机器人心血管手术可以完成瓣膜置换（成形）、先天性心脏病矫治、冠状动脉旁路移植、心脏肿瘤切除等。机器人心血管手术不破坏胸廓的骨性结构，具有切口小、术后恢复快、并发症少等优点。但是此类手术给麻醉管理带来很大的挑战，涉及多个亚专业管理和技术操作，包括肺隔离技术、CO_2 人工气胸、术中 TEE 监测、外周体外循环的建立、重要脏器保护等。

一、机器人心脏瓣膜手术的麻醉管理

（一）瓣膜解剖结构

正常心脏有连接左心室和主动脉的主动脉瓣、连接右心室和肺动脉的肺动脉瓣、连接左心房和左心室的二尖瓣、连接右心房和右心室的三尖瓣，共四个瓣膜。

二尖瓣由左房室口上的瓣环、瓣叶、腱索及乳头肌共同组成。瓣环最高点位于二尖瓣最高点，即主动脉根部和左心室后壁之间；最低点位于前、后叶瓣膜联合交界处。瓣环的最小直径与最大直径的比值约为 0.75。瓣叶为连续结构，被两个连接区域分为前叶（AML）和后叶（PML）。舒张期前叶与后叶形成左心室流入道，收缩期前叶与室间隔构成左心室流出道。腱索十分纤细，从乳头肌尖部分出，向上与瓣叶游离缘或粗糙部相连。后内侧乳头肌发出的腱索支持前、后叶的内侧部位，前外侧乳头肌发出的腱索支持前、后叶的外侧部位。两组乳头肌通常粗大、成对，左心室收缩时乳头肌与邻近心肌协调运动。

三尖瓣瓣膜是右侧房室心内膜及内膜下组织折叠形成的薄膜性心内膜皱褶，游离缘悬于心室腔，借腱索及乳头肌固定在右心室腔内。它是一个连续的膜性幕，呈袖管状，被三个裂分割成前、后和隔三个瓣叶，每个瓣叶又可被切迹分割成若干个扇贝状结构[5]。

主动脉瓣位于心脏四组瓣孔的中心部位，左心室流出道（主动脉前庭部）的顶端。其结构与肺动脉瓣相似，但比肺动脉瓣坚固。主动脉瓣由右半月瓣、左半月瓣、后半月瓣三个瓣

叶组成。主动脉瓣的三个半月瓣附着于主动脉壁,部分附着于心室壁,除右半月瓣外,左及后半月瓣与二尖瓣瓣叶的前叶相延续,构成主动脉下帘,相延续的两端增厚,构成左、右纤维三角。

肺动脉瓣位于肺动脉根部,在右心室流出道的顶端,与心脏其他三个瓣膜保持一定距离,为心脏瓣膜中最浅者。肺动脉瓣瓣口的平面朝向左上后方,有三个半月形瓣叶,分别为右半月瓣、左半月瓣、前半月瓣。

(二)二尖瓣疾病

1.二尖瓣狭窄(mitral stenosis,MS)　二尖瓣狭窄指瓣膜受损后瓣膜解剖异常或功能失调所导致的瓣口狭窄,大多数由风湿性心脏病所致,其他病因包括退行性变、先天性狭窄、结缔组织病或手术并发症。临床症状主要由低心排血量和肺血管病变所致,表现为疲乏、进行性加重的劳力性呼吸困难、急性肺水肿、夜间睡眠时及劳动后咳嗽、痰中带血或血痰等症状。

60%的单纯二尖瓣狭窄患者有风湿热病史,而40%的风湿性心脏病患者最终发展为二尖瓣狭窄。主要病理改变是瓣膜交界粘连,瓣叶增厚,瓣口变形和狭窄,腱索缩短融合,病程后期出现钙化,瓣叶活动受限。退行性二尖瓣狭窄主要病变为瓣环钙化,多见于老年人,常合并高血压、动脉粥样硬化或主动脉瓣狭窄;早期单纯瓣环钙化致二尖瓣反流较为多见,当病变累及瓣根,瓣叶活动受限时可出现二尖瓣狭窄;与风湿性二尖瓣狭窄不同的是,退行性二尖瓣狭窄无瓣膜交界粘连,瓣叶增厚和/或钙化以瓣环和瓣根为甚,瓣缘或腱索无明显受累。先天性二尖瓣狭窄较少见,主要是瓣下狭窄。其他少见病因有结缔组织病(系统性红斑狼疮等)、浸润性疾病、心脏结节病、应用某些药物等,表现为瓣叶增厚和活动受限,极少有瓣膜交界粘连。

二尖瓣狭窄的血流动力学异常是由舒张期血流进入左心室受阻所致。正常成人二尖瓣瓣口面积为 $4\sim6$ cm²。风湿性二尖瓣狭窄患者表现为瓣口面积进行性减小,每年减小约0.1 cm²[6]。当瓣口面积减小至 $1.5\sim2$ cm² 时为轻度二尖瓣狭窄,患者多无临床症状。当瓣口面积减小到 $1\sim<1.5$ cm² 时为中度二尖瓣狭窄,患者轻到中度运动后可出现呼吸困难。当瓣口面积<1 cm² 时为重度二尖瓣狭窄。当瓣口面积<0.4 cm² 时,患者将难以存活。二尖瓣狭窄可造成左心室流入道阻力增高,左心房发生代偿性扩张,以增加心房收缩期的射血量和延缓左心房压力升高。二尖瓣狭窄程度越严重,左心房压力越高,重度狭窄患者左心房与左心室间跨瓣压差达 25 mmHg。左心房压力增高使肺静脉和肺毛细血管压力相继增高。如果肺毛细血管楔压上升过快、过高,超过肺淋巴系统回流速度,则肺毛细血管内血浆及血细胞会渗入肺间质和肺泡,导致急性肺水肿。长期肺动脉高压使右心室肥厚或扩张,右心室扩张可以导致三尖瓣反流,从而进一步加剧右心扩张,最终致右心衰竭,此时肺淤血症状反而减轻。慢性二尖瓣狭窄导致左心房扩大会诱发房颤,由于二尖瓣狭窄患者的左心房收缩期射血量占左心室舒张期充盈血量的30%,因此房颤所致的左心房收缩期射血量减少可诱发充血性心衰。左心房压力和肺动脉压迅速增高也可以诱发充血性心衰。二尖瓣狭窄患者心室率过快会使舒张期充盈时间缩短而加重血流动力学异常,导致肺循环压力的进一步增高。

2.二尖瓣反流(mitral regurgitation,MR)　二尖瓣反流是指二尖瓣主要结构(左心房壁、瓣叶、瓣环、腱索、乳头肌、左心室壁)发生解剖异常或功能失调造成二尖瓣瓣口不能完全密闭,导致心脏在收缩时血液自左心室反流入左心房。二尖瓣反流根据发病原因可以分为原发性和继发性,根据发病进程可以分为急性和慢性,还可以分为器质性和功能性。Carpentier 将二尖瓣反流分为三型:Ⅰ型,瓣环扩张或瓣叶穿孔但是瓣膜活动正常;Ⅱ型,瓣膜活动过度；Ⅲ型，瓣膜活动受限。Ⅰ型二尖瓣反流的常见病因：左心房或左心室扩大使瓣环扩张，先天性二尖瓣裂缺。Ⅱ型二尖瓣反流的常见病因：二尖瓣脱垂综合征，感染性心内膜炎、急性心肌梗死、穿通性或闭合性胸外伤引起腱索断裂，瓣膜毁损或破裂，乳头肌坏死或断裂。Ⅲ型二尖瓣反流的常见病因：风湿热造成的瓣叶损害，约有50%的患者还合并二尖瓣狭窄；退行性变、高血压、马方综合征、慢性肾功能衰竭和继发性甲状腺功能亢进患者发生瓣环钙化；冠心病患者心肌梗死以及慢性心肌缺血累及乳头肌及其邻近室壁心肌，可引起乳头肌纤维化伴活动受限。

二尖瓣反流使左心房负荷和左心室舒张期容量负荷加重。左心室收缩时，血流由左心室注入主动脉和阻力较小的左心房，流入左心房的反流量可达左心室排血量的50%以上。左心房除接受肺静脉回流血液外，还接受左心室反流血液，因此左心房压力升高，并可引起肺静脉和肺毛细血管压力升高，继而引起肺血管扩张和肺毛细血管淤血。在心室舒张期，左心房内过量血液进入左心室导致左心室舒张期容量负荷增加。二尖瓣反流早期通过每搏量和LVEF的代偿性增加，可不引起左心室舒张末期容量和压力增大，此时患者可无临床症状；当心室失代偿时，每搏量和LVEF下降，左心室舒张末期容量和压力会明显增大，临床上出现肺淤血和体循环灌注低下等左心衰竭的表现。晚期可出现肺动脉高压和全心衰竭。急性二尖瓣反流时，大量血液持续反流至左心房，可使左心房和肺静脉压力急剧上升，引起急性肺水肿和右心衰竭。

（三）三尖瓣疾病

1. 三尖瓣狭窄（tricuspid stenosis，TS）　三尖瓣狭窄在临床上少见，患者多为女性，大多数由风湿性心内膜炎导致，常合并三尖瓣反流、二尖瓣或主动脉瓣病变。风湿性三尖瓣狭窄的病理变化同二尖瓣狭窄，主要是瓣叶交界处的融合，瓣叶边缘增厚和腱索增粗、缩短等致使三尖瓣瓣口面积缩小。右心房可继发性扩大，肝、脾可出现肿大等内脏淤血表现。

正常三尖瓣的瓣口面积为$7\sim9$ cm^2，跨瓣压差约为1 mmHg，当三尖瓣跨瓣压差超过5 mmHg时可出现体循环淤血症状。由于腔静脉系统容量大、阻力小，对右心房压力升高具有相当大的缓冲作用，右心房淤血所导致的压力升高一般很少超过15 mmHg。右心房扩大和压力增高，引起腔静脉回流障碍，继而导致体循环淤血症状，如颈静脉怒张、肝大和下肢水肿。三尖瓣狭窄患者由于右心室舒张期充盈不足，右心室排血量降低，引起肺循环血量减少和左心排血量降低。

2. 三尖瓣反流（tricuspid regurgitation，TR）　三尖瓣反流是指右心室收缩过程中，三尖瓣瓣叶及其附属结构发生功能失调，使瓣叶无法完全闭合，导致血液反流至右心房。三尖瓣反流可以分为功能性和器质性两大类。接近90%的患者是功能性三尖瓣反流，患者的三尖瓣结构正常，由右心室收缩压和/或舒张压的升高、右心室的扩大和三尖瓣瓣环扩张而导致三尖瓣反流。多继发于各种心脏和肺血管疾病，如风湿性二尖瓣病变及慢性肺源性心脏病、缺血性心脏病、肺动脉高压引起的心衰晚期、心肌病。器质性三尖瓣反流的常见病因为Ebstein畸形（三尖瓣下移畸形）。

三尖瓣关闭不全时，右心室收缩使部分血液反流入右心房。右心房可因容量负荷增加而扩大，由于右心房壁薄，代偿功能较差，早期即可出现体循环静脉淤血[3]。右心室舒张期除接受上、下腔静脉回流入右心房的血液外，还接受反流入右心房的血液，右心室舒张期容量负荷增加，随着反流量的增加，右心室舒张末期压力升高，右心室肥厚或扩张，最终导致右心衰竭。功能性三尖瓣反流还可能伴有二尖瓣、主动脉瓣病变及肺动脉高压等引起的血流动力学异常。三尖瓣反流常合并房颤。

(四)主动脉瓣疾病

1. 主动脉瓣狭窄(aortic stenosis，AS)　主动脉瓣狭窄的病因包括风湿性疾病、先天性主动脉瓣解剖异常或老年性主动脉瓣钙化。约 2/3 主动脉瓣重度狭窄的患者首发症状是心绞痛，15%～30%的患者首发症状是晕厥。主动脉瓣重度狭窄的患者可出现充血性心衰，甚至猝死。成人主动脉瓣瓣口面积正常值为 2.6～3.5 cm^2。主动脉瓣轻度狭窄对心脏的排血功能影响不大，当主动脉瓣瓣口面积进一步减小时，可对血流动力学产生显著不良影响。左心室将血液射入主动脉时必须增大收缩力，延长收缩期，左心室腔内压力显著升高，有时可达 300 mmHg。左心室腔内压力与主动脉收缩压存在明显的差值，严重者跨瓣压差可达 100～150 mmHg。左心室收缩时血液流经狭窄的瓣口喷射到主动脉壁，可导致升主动脉局部血管壁纤维化增厚，主动脉壁长时间受血流冲撞，局部血管脆弱，可逐渐形成升主动脉狭窄后扩张。长期主动脉瓣狭窄可引起左心室代偿性肥厚。左心室心肌肥厚，心肌耗氧量增加，加上左心室腔内压力增高，容易诱发心内膜缺血，继而产生左心室心肌纤维化病变。当左心室收缩期无法将舒张期充盈血量完全射出时，就会发生左心室淤血，舒张末期压力升高，继而左心房、肺循环以及右心室的压力也升高，并出现左心房、右心室扩大和心肌肥厚。

2. 主动脉瓣反流(aortic regurgitation，AR)　主动脉瓣反流是指多种病因导致主动脉瓣瓣叶舒张期不能完全闭合，升主动脉内的血液反流入左心室。常见病因包括风湿性心脏病、先天性心脏畸形、感染性心内膜炎、升主动脉扩张、退行性钙化等，大多数单纯的主动脉瓣反流为非风湿性疾病所致，风湿性主动脉瓣反流多合并二尖瓣病变。不同病因导致者主动脉瓣病理表现不同。风湿性心脏病导致者主要表现为主动脉瓣的增厚、纤维化、钙化等；感染性心内膜炎导致者表现为主动脉瓣增厚、穿孔等；先天性心脏畸形导致者表现为瓣叶畸形，如主动脉瓣二瓣化，并常伴瓣叶增厚、钙化；马方综合征等疾病引起升主动脉扩张，使得主动脉瓣瓣环扩张，瓣叶间距离增大；退行性钙化是由于主动脉瓣瓣叶钙化固定，不能完全闭合。

主动脉瓣反流使左心室在心室舒张期接受升主动脉和左心房两处的血液，容量负荷增加，左心室收缩时做功增加。早期左心室通过增强心肌收缩力来代偿容量负荷的增加，左心室逐渐失代偿后会发生左心室扩张、收缩功能下降、射血分数(EF)下降，直至左心室充血性心衰。大量主动脉瓣反流可造成主动脉舒张压下降，心室舒张期冠状动脉灌注减少，患者可出现心肌缺血症状。左心室舒张压升高还会引起左心房的压力增大，导致左心房增大以及房颤。

(五)联合瓣膜病(combined valvular disease)

联合瓣膜病是指两个或两个以上心脏瓣膜病变同时存在。病因以风湿性最为常见，退行性变、感染性心内膜炎等也可引起本病。二尖瓣和主动脉瓣是最常同时受累的瓣膜；三尖瓣病变常继发于左心瓣膜病变，器质性病变较少见；合并肺动脉瓣病变者罕见。患者的临床表现可因病变瓣膜的组合类型及严重程度不同而有明显差异，常有呼吸困难、心悸、咳嗽、咯血、腹胀、黄疸等症状。

联合瓣膜病占心脏瓣膜病变的27%～42%。根据二尖瓣和主动脉瓣的不同病变类型的组合形式分类：二尖瓣狭窄合并主动脉瓣狭窄，二尖瓣狭窄合并主动脉瓣反流，主动脉瓣狭窄合并二尖瓣反流，主动脉瓣反流合并二尖瓣反流，二尖瓣和主动脉瓣混合病变。在二尖瓣和主动脉瓣双瓣病变的基础上，根据三尖瓣病变的性质分类：二尖瓣和主动脉瓣双瓣病变合并三尖瓣功能性病变，二尖瓣和主动脉瓣双瓣病变合并三尖瓣器质性病变。

血流动力学特征和临床表现取决于受损瓣膜的组合形式和各瓣膜受损的相对严重程度。严重的瓣膜损害引起的血流动力学异常和临床表现常掩盖较轻的瓣膜损害。某一瓣膜的损害可能减少或抵消另一瓣膜病变引起的血流动力学变化，从而减轻临床症状。例如：当二尖瓣狭窄伴主动脉瓣反流时，二尖瓣狭窄使心排血量减少，从而使左心室扩大延缓和周围血管征不明显；严重二尖瓣狭窄和主动脉瓣狭窄并存时，二尖瓣狭窄使左心室充盈受限和左心室收缩压降低，从而延缓左心室肥厚和减少心肌耗氧量，由于心排血量明显减少，跨主动脉瓣压差降低，还可能导致低估主动脉瓣狭窄的严重程度。联合瓣膜病也可能使病理生理进展加速，病情加重。比如，主动脉瓣狭窄伴二尖瓣关闭不全时，二尖瓣反流可加重，并使左心室向主动脉搏出的量减少更明显，故左心房失代偿及肺淤血提早发生，乏力及运动耐量的降低更明显。主动脉瓣关闭不全伴二尖瓣关闭不全时，左心室舒张期容量负荷大大加重，左心室极易扩大和发生衰竭，收缩期反流入左心房的血流量加大，易致左心房失代偿。

（六）围手术期麻醉管理

机器人心脏瓣膜置换（成形）术的麻醉要求麻醉医生既有心脏麻醉的基础，又有胸外科麻醉的经验，既熟练掌握 TEE，又熟悉非开胸体外循环的特点。麻醉的重点是维护通气功能和体循环灌注，及时发现和治疗心肌缺血。麻醉医生根据不同患者的具体情况选择适当的麻醉方案，才能使患者最大限度获益。

1. 术前评估　通过病史回顾了解患者的病因，评估患者目前的心脏功能。通过超声心动图了解瓣膜病变的部位，瓣膜的形态、狭窄或反流的程度，各心腔大小，室间隔厚度，左、右心室射血分数，肺动脉压，流入、流出道有无梗阻，心腔或瓣膜有无赘生物等。术前评估时，无论是风湿性还是先天性瓣膜病变，其手术危险性均取决于瓣膜损坏程度、心功能状态及其他重要器官的受累状况。若并存充血性心衰、急性心肌梗死、不稳定型心绞痛或糖尿病，则危险性更大，可因急性左心衰竭、肺水肿、心律失常甚至心搏骤停而猝死。对心衰患者术前应给予正性肌力药及利尿药，重症者可并用血管扩张药治疗，控制心绞痛与血糖，缓解心衰症状。如手术并不急迫，待病情改善、心功能低于 NYHA Ⅲ级后再予手术。

二尖瓣疾病多伴有肺部血管的改变。对轻度或中度的二尖瓣狭窄者，需要关注心率的控制情况，同时需要仔细监测患者的容量状态。严重的二尖瓣狭窄者，非常容易诱发充血性心衰。对于长期使用利尿药的患者，术前生化检查可反映内环境的情况，术前根据生化检查结果，补充电解质以维持内环境的稳定非常重要。对主动脉病变患者需重视冠状动脉的灌注问题。主动脉关闭不全的患者心肌缺血并不常见，重点应关注心率，避免心动过缓。有明显症状的严重主动脉瓣狭窄患者极易发生心肌缺血，应详细询问心绞痛、晕厥或充血性心衰的情况和诊疗经过。三尖瓣反流患者常伴有体循环淤血造成的肝肾功能下降，应当注意患者的凝血情况。虽然心脏瓣膜病患者发生栓塞和心内膜炎的概率较一般人群稍高，但心脏瓣膜病导致的死亡主要与患者潜在的心肌功能失代偿有关。没有症状或者轻度活动受限（NYHA Ⅱ级）的心脏瓣膜病患者死亡风险较低，所以针对此类患者除了在术前给予抗生素以预防心内膜炎之外无须做其他处理。患者如果有严重的瓣膜狭窄或明显的活动受限（NYHA Ⅲ级或Ⅳ级），则在围手术期发生猝死或肺水肿的概率较大。医生必须竭尽所能在围手术期发现这些患者并给予这些患者恰当的处理。

2. 麻醉方法

1）监测　临床监测的发展促进了麻醉学及临床医学的进步，提高了医疗质量。但是从另一个方面来看,也不应过分依赖监测。当术中监测结果超出正常范围时,应结合临床情况来管理麻醉。临床麻醉中的监测多种多样,麻醉医生需要根据患者的病情以及手术的特殊情况选择合适的监测项目。

(1)麻醉深度监测。

麻醉深度过浅或过深均会给患者带来身体或精神伤害。适当的麻醉深度是指患者对伤害性刺激的反应和机体应激反应两者之间达到平衡。麻醉深度监测不仅仅是监测意识是否消失,还需监测肌松程度、对伤害性刺激的反应,以及交感内分泌系统的反应。

BIS 是判断镇静水平和监测麻醉深度较为准确的方法,目前在临床上广泛使用,全身麻醉期间建议 BIS<55[7]。需要指出的是,在 BIS 监测下的患者仍有可能发生术中知晓。在 BIS 达到麻醉标准的情况下仍需观察患者的临床体征,如血压、脉搏、眼征、呼吸、体动反应、皮肤颜色和温度、吞咽活动等。

机器人心脏瓣膜置换(成形)术要求彻底的膈肌松弛来创造良好的气管插管条件和保障手术的安全。术中机械臂经套管进入胸腔进行精细操作,采用深肌松的策略避免患者意外体动尤为重要。临床上常用肌松监测仪中的 TOF(四个成串刺激)和 PTC(强直刺激后计数)来记录去极化肌松药的四个神经肌肉阻滞阶段:极深度阻滞阶段(TOF=0,PTC=0)、深度阻滞阶段(TOF=0,PTC≥1)、中度阻滞阶段(TOF 出现 $T_1 \sim T_3$)、恢复阶段(TOF 出现 T_4)。

目前尚无公认有效的伤害性刺激监测指标。伤害性刺激作用于机体时,除了产生疼痛的主观感觉外,还表现为不同病理生理活动变化,如自主神经功能变化影响心率,外周血管张力增加造成末梢灌注改变,神经冲动在大脑皮质诱发脑电的改变,交感神经系统兴奋造成瞳孔直径增大。目前有基于分析心率的监测指标,如心率变异性、镇痛与伤害性刺激指数(analgesia nociception index,ANI);基于分析末梢灌注的监测指标,如光电容积脉搏波(photoplethysmography,PPG)、外周指脉灌注指数;同时分析心率与末梢灌注的监测指标,如手术体积描记指数(surgical pleth index,SPI);基于分析脑电的监测指标,如状态熵(state entropy,SE)和反应熵(response entropy,RE)、镇痛指数,痛觉相关诱发电位(pain-related evoked potential,PREP);以及基于分析瞳孔的监测指标,如瞳孔疼痛指数(pupillary pain index,PPI)。由于采集和分析方法存在局限性,对于各个痛反应监测指标的研究总体上尚未形成定论。

(2)心血管功能监测。

心电图、脉搏氧饱和度、无创血压、体温是常规监测指标。无创血压监测在机器人心脏瓣膜置换(成形)术中具有一定局限性,不能及时反映血流动力学的变化。桡动脉穿刺置管可直接连续监测有创动脉血压,同时也方便术中多次采集血气分析标本,也可间接反映机体血容量和心肌收缩力。

中心静脉压反映右心房及上、下腔静脉胸腔段的压力,它可以帮助判断血容量、心功能与血管张力。当发生心衰时,心脏射血能力下降,可导致中心静脉压升高。中心静脉压还受测量处静脉与右心房的距离、体位、呼吸运动等多方面因素的影响,中心静脉压不是反映血容量是否充足的最佳指标。

心排血量监测可以直接反映心脏泵血功能,用于诊断心衰、低心排血量综合征。肺动脉漂浮导管检查是测定心排血量公认的"金标准",还可获取左心室和右心室的充盈压,然而有创操作、不能连续监测和潜在并发症限制了其在临床上的使用。脉搏指示连续心排血量监测技术(PICCO)结合经肺温度稀释技术和动脉脉搏波形曲线下面积分析技术,可测量单次心排血量,并通过分析获得连续心排血量。其缺点是对血管张力变化的敏感性还没得到临床验证,使用时需要频繁进行校准来保证数据准确。Vigileo系统仅需外周动脉插管,通过采集患者外周动脉压力波形,再结合患者生理特征进行运算分析,从而获得心排血量、心率变异性等血流动力学参数,但是当患者使用血管活性药时,测量准确性下降。经胸生物电阻抗法(NICOM)、二氧化碳重吸收法(NICO)、经胸连续多普勒超声技术(USCOM)均可在相对无创的情况下获得血流动力学参数。但是机器人心血管手术需要行单肺通气和CO_2人工气胸,血流动力学波动大,因此这些方法获得的参数的临床价值有限。

(3)呼吸功能监测。

术中呼吸功能的监测包括对患者的肺容量、肺通气功能、肺换气功能、呼吸动力学等进行全面的监测。在临床实践中主要通过观察呼吸动度,听诊呼吸音,测定脉搏氧饱和度、呼气末二氧化碳分压($PetCO_2$)、呼吸参数,及血气分析等手段进行监测。

机器人手术中需要单肺通气,还需要在右侧胸腔充入CO_2形成人工气胸,故低氧血症和高碳酸血症发生率较高[8]。脉搏氧饱和度测定可以为早期发现低氧血症提供帮助,特别是心脏复搏后应时刻关注氧饱和度的变化。$PetCO_2$可以用来评价肺通气功能、循环功能、有无肺栓塞,发现CO_2异常入血,还可以帮助判断呼吸回路故障、呼吸参数设定是否得当、是否需要双肺差异性通气等辅助通气方法。气道压和呼吸流量容积环等呼吸参数可以帮助评价肺顺应性、设定呼吸参数、评价有无气道梗阻及选择最佳呼气末正压通气(PEEP)参数等。血气分析可以获取氧合指数来评价肺功能以及肺损伤程度。

(4)经食管超声心动图(TEE)监测。

TEE作为监测治疗工具,为术中麻醉管理和手术方案的制订、手术并发症的评估带来了新的视角和理念。对于没有禁忌证的患者,在气管插管后即可经口放入TEE探头。在颈内静脉穿刺置管和上腔静脉插管时,需在TEE引导下明确导管的位置是否正确,避免导管误入锁骨下静脉或对侧颈内静脉。术前,利用TEE观察各心室壁及心腔的情况,检查心腔内有无异常回声,评估各个瓣膜的形态及功能,定量评估心脏的收缩及舒张功能,对血容量进行评估。在心脏复搏后,立即经TEE评估心腔及升主动脉内排气情况,避免重要脏器气栓。TEE可在停机前评估瓣膜置换后瓣叶开闭是否正常、是否存在瓣周漏,有助于早期对手术并发症进行防治。TEE测得的体外循环前、后血流动力学数据的变化,可帮助麻醉医生对血管活性药、抗心律失常药物等进行合理优化。TEE探头置入前要充分考虑患者是否存在禁忌证(如食管疾病),对于有潜在风险的患者,术前应行上消化道检查。在TEE操作中注意动作轻柔,避免对患者造成医源性损伤。

(5)其他监测。

肾功能指标是反映循环功能不全和血容量不足的敏感指标。术中肾功能监测主要是记录每小时尿量,必要时留取尿液标本做尿常规检查和镜检。急性肾损伤(AKI)是心血管手术的严重并发症。AKI时尿液镜检有红细胞、透明管型等。怀疑有AKI时,需测定血清尿素氮、血肌酐。

瞳孔直径、瞳孔对光反射测定可以对神经系统功能进行初步的评估。脑氧饱和度测定是依据红外光谱学(NIRS)方法,对大脑局部区域混合血液进行氧饱和度的测定,从而评估脑组织代谢状况的方法,可间接反映脑氧供需之间的平衡。颈动脉狭窄、椎基底动脉供血不足或脑血管堵塞等可以引起对应区域的脑氧饱和度下降,但是血压、吸入氧浓度、动脉血二氧化碳分压、血红蛋白浓度以及心排血量等因素可以影响脑氧饱和度测定的准确性。临床上 NIRS 方法有局限性，麻醉医生更应关注其基线变化。体感诱发电位(SSEP)、脑电图(EEG)也可用于临床神经系统功能监测，具体根据患者病情(如有无左心耳血栓)和手术类型选择监测方式。

2)麻醉维持

(1)麻醉诱导与维持。

麻醉诱导是非常重要的环节，需由 2 名以上有经验的麻醉医生共同完成。在麻醉诱导过程中要保证患者血流动力学稳定，可根据患者心脏的病理生理状况和并发症，以及麻醉药物的药理学特点来选择适当的麻醉药物。无论选择何种麻醉药物，在给药时均应注意给药的剂量和速度。麻醉诱导期间获得理想的血流动力学非常重要。尽量延长麻醉诱导的时间，对危重、高龄患者应做到分次、缓慢注药。

临床上常用的静脉用麻醉药物主要有丙泊酚、咪达唑仑和依托咪酯。丙泊酚有心血管抑制作用，可引起外周血管阻力降低、心脏前负荷降低、交感神经活性降低和心肌收缩力下降，表现为收缩压、舒张压、平均动脉压(MAP)降低。麻醉诱导期间容易发生低血压，故丙泊酚不作为麻醉诱导的首选药物。丙泊酚可降低心脏瓣膜病患者的肺动脉压(PAP)和肺毛细血管楔压(PCWP)，这可能是前负荷和后负荷均降低的结果[7]。依托咪酯对心脏、循环血管的抑制作用较小，使用依托咪酯进行麻醉诱导可更有效地维持心血管手术患者血流动力学稳定。对于术前已使用镇静药物的患者，可根据麻醉深度监测情况给予适量的依托咪酯，保持 BIS 为 40～60，年老及体弱患者可适当减量，根据麻醉深度监测情况小剂量多次给药。大剂量依托咪酯可致肌肉震颤、阵挛、强直，同时给予非去极化肌松药、咪达唑仑、芬太尼或分次给予依托咪酯可以减少不良反应。咪达唑仑脂溶性强，可迅速通过血脑屏障，有明显的镇静、催眠、抗惊厥、肌松作用，对血流动力学影响轻微，表现为心率轻度增快、体循环阻力和MAP 轻度下降，以及左心室充盈压和每搏量轻度下降，但对心肌收缩力无影响。咪达唑仑可加强镇痛药和肌松药的作用，联合使用时应适当减少镇痛药和肌松药的用量。咪达唑仑可降低术中知晓的发生率。此外，咪达唑仑对脑血流的影响较小，对脑血流代谢耦合影响程度与丙泊酚相似[9]。

舒芬太尼是 μ 阿片受体的高选择性激动剂，镇痛作用强于芬太尼和吗啡，使用后心血管和血流动力学变化更平缓，更适用于机器人心血管手术麻醉。静脉给予 5～8 μg/kg 的舒芬太尼可使 MAP、心率(HR)、心指数(CI)下降，外周血管阻力指数(SVRI)上升，左心室做功指数(LVSWI)、右心室做功指数(RVSWI)无明显改变，中心静脉压(CVP)增大，平均肺动脉压(MPAP)无明显变化，PCWP 下降，但很快恢复。不良反应为呼吸抑制、呼吸暂停、骨骼肌强直、肌阵挛、低血压、心动过缓、恶心呕吐、眩晕、缩瞳。

目前临床上常用的肌松药有顺式阿曲库铵、维库溴铵、罗库溴铵、泮库溴铵。顺式阿曲库铵、维库溴铵、泮库溴铵对静脉血管壁均无刺激，且在静脉注射后一定时间才能发挥肌松作用。由于罗库溴铵的溶剂有较强的静脉刺激作用，患者意识消失后静脉注射该药患者仍有可能出现疼痛，表现为肢体活动，同时引起心率、血压的升高。肌松药引起的组胺释放可导致麻醉诱导期间血流动力学的变化，其根据影响由小到大排列如下：泮库溴铵、维库溴铵、罗库溴铵、顺式阿曲库铵、阿曲库铵。对过敏体质、高气道反应的患者进行麻醉诱导可优先选择泮库溴铵或维库溴铵。

吸入麻醉药也可以用于心血管手术麻醉，多项研究表明七氟醚具有心肌保护作用。吸入麻醉药有明显的心肌抑制和血管扩张作用,并且随着浓度增加而作用增强。吸入麻醉药浓度提高和消除较快,可用于术中高血压的辅助治疗。吸入麻醉药浓度超过最低肺泡有效浓度(MAC)时,对肺缺氧性血管收缩功能有明显的抑制作用,不利于单肺通气期间氧合的维持,因此在机器人心血管手术麻醉维持阶段,应尽量避免吸入麻醉药浓度超过 MAC。

(2)体外循环前的麻醉管理。

气管插管完成后到切皮前的创伤性刺激轻微,应适当减浅麻醉,必要时使用血管活性药维持血流动力学稳定。麻醉医生需要完成颈内静脉的穿刺、TEE 探头的放置。机器人心血管手术一般选择右颈内静脉、右股静脉置管,右股动脉置管用于建立外周体外循环。在超声引导下进行血管穿刺,在 TEE 引导下放置导引钢丝,有助于提高穿刺成功率,减少血胸、气胸等并发症的发生。切皮前应加深麻醉,避免血流动力学剧烈波动。体外循环前的麻醉管理重点在于避免血管张力下降,维持氧供需平衡,抑制机体的应激反应。如果出现血流动力学变化,一方面可单次给予少量血管活性药维持血压、心率在适当范围,另一方面要积极分析造成血流动力学不稳定的原因,并对因治疗。

(3)体外循环中的麻醉管理。

由于机器人心血管手术中胸腔内空间有限,术者手术操作时经常挤压心脏或大血管,对血流动力学的干扰明显。麻醉医生应观察外科医生操作,提醒其动作轻柔,减轻对心脏的影响。体外循环开始后,缓慢的静脉引流是预防血压下降的关键。在体外循环开始前应补充静脉麻醉药物加深麻醉,避免药物浓度降低造成术中知晓。体外循环期间若发生低血压,除考虑麻醉药物因素导致外,还应考虑灌注流量不足引起。当灌注流量足够时,可给予缩血管药物升高血压。体外循环期间泵注右美托咪定 $0.5 \sim 0.7 \ \mu g/(kg \cdot min)$ 有利于血压的稳定,减少高血压现象,这对缺血性心脏病、主动脉疾病和主动脉瓣膜病变患者尤为重要[10]。对于体外循环期间发生高血压者,采用硝酸甘油和硝普钠降压,可能会出现储血罐液平面下降、停药后血压反跳,使用尼卡地平降压一般不会引起储血罐液平面下降而增加液体输入量,也没有停药后的血压反跳,可优先使用。

阻断升主动脉前,往往要将 MAP 降至 $50 \sim 60$ mmHg。在此过程中麻醉医生可不用急于给血管扩张药物,可通过减少体外循环灌注流量来降低 MAP。在开放升主动脉前需复查血气并纠正内环境紊乱。复温后患者血压可能会逐渐下降,开放升主动脉后血压会进一步下降,因此开放升主动脉前应尽量避免使用抗高血压药,提前给予缩血管药物。临床上常给予多巴胺,以处理开放升主动脉后的血压下降,同时多巴胺也有一定的正性肌力作用,这有利于心脏复搏。

开放升主动脉前再次确认患者的直肠温度>34.5 ℃,血清电解质浓度和血 pH 在正常范围,调高手术室环境温度。大多数患者自主心律在体温、电解质浓度和酸碱平衡恢复后可很快恢复,临床上可能会遇到心脏复搏困难的病例,电击除颤三次仍未恢复窦性心律者称为复苏困难。遇到复苏困难时应积极复温,改善内环境。同时积极进行药物治疗,缩短体外循环的时间。首先通过氧合器给予利多卡因 $1 \sim 2$ mg/kg,效果不佳时可追加一次,但使用次数不宜超过两次。其次降低心肌应激性,如灌注压在 80 mmHg 以上,可通过氧合器给予胺碘酮 2.5 mg/kg;如灌注压低于 80 mmHg,则给予普罗帕酮 $17.5 \sim 35$ mg[11]。如果心肌张力高,可给予维拉帕米 $2 \sim 5$ mg 或地尔硫䓬 $5 \sim 10$ mg 来降低心肌兴奋性。

在开放升主动脉、自主心律恢复后,还需要低灌注流量辅助循环一段时间直至达到停机标准。心脏复搏后严密观察心率变化,由于机体应激反应、内源性儿茶酚胺增加,心率会快于术前。如果患者发生心动过缓,可能是由于窦房结功能不全或者房室传导阻滞,必要时可泵注异丙肾上腺素维持心率>70 次/分,安置临时起搏器辅助起搏。如果患者发生窦性心动过速且血压较低,应考虑血容量、心肌收缩力和外周血管张力的问题。如果患者出现房颤且影响血压时,可给予胺碘酮进行治疗。TEE 监测可以直接评估血容量和心肌收缩力状况、手术效果以及有无手术并发症,协助诊断和治疗。对于单纯血管收缩力下降引起的低血压,可给予少量 α 受体激动剂使血压上升。如果血管收缩力下降合并心脏收缩功能下降和/或心脏节律异常等情况时,处理原则首先是控制心室率在 70～90 次/分之间,同时给予正性肌力药维持循环,必要时可行高流量灌注,待灌注压回升后再考虑体外循环脱机,必要时在 IABP 支持下停机。

（4）停机后的麻醉管理。

机器人心血管手术麻醉管理的要点是维持血流动力学稳定,保证机体氧的供需平衡,纠正内环境紊乱,保护重要脏器的功能,减少应激反应带来的不良反应以及处理鱼精蛋白相关并发症等。

麻醉医生要时刻关注血容量的变化。停机后的血压较体外循环前会有所增加,储血罐中机余血回输使血容量进一步增加。停机给予鱼精蛋白后可能出现高循环动力情况,伴有明显的高血压反应。停机后不应减慢机余血的补充,也不应该限制液体补充,而是应该对因治疗,如给予麻醉性镇痛药加深麻醉深度,给予血管扩张药(硝酸甘油、硝普钠、钙通道阻滞剂)降低血管张力。随着体温恢复,应激反应减少,出血量超过机余血补充速度,可表现为心率增快、血压降低。麻醉医生要严密观察出血量和储血罐内的机余血,根据机余血的剩余量调节血管扩张药用量。当术野出血量较多时,可延迟股动脉拔管时间,等待出血量减少后拔管。要严密监测激活全血凝血时间(ACT),进行自体血回输或异体血输注,尽量使血红蛋白水平保持在 90 g/L 以上。

心脏复搏前可能会使用大剂量的利尿药,因此在脱机后可能出现低钾血症等电解质紊乱。应根据血气分析结果及时补充电解质,避免出现恶性心律失常事件。如停机后血流动力学不稳定,给予大量缩血管药物,肾功能会受到进一步损害,表现为少尿或无尿。此类患者可加大利尿药的应用。如果给予大剂量利尿药也无尿,同时血钾水平上升,麻醉医生应积极处理此类患者的高钾血症,条件允许时尽早行肾替代治疗。

3. 血流动力学管理　　心脏瓣膜手术患者的血流动力学管理与术前病理生理变化密切相关。机器人心脏瓣膜手术中的血流动力学管理还受到单肺通气、CO_2 人工气胸等因素影响。

以二尖瓣狭窄为主的患者需要足够的前负荷维持正常心排血量。但是左心房压力升高致机体处于肺淤血状态,过多的液体极易使患者产生肺水肿。在 TEE 监测下或通过 Vigileo 监测心率变异性实施目标导向的容量管理可维持最佳左心室前负荷。低血压时要积极分析原因,对因治疗,尽量避免应用缩血管药物而增加右心负荷。理论上心率偏慢有利于二尖瓣狭窄患者手术,对于需要房室起搏的患者,应将 PR 间期目标值设为 0.15～0.2 ms,保证血流在心房收缩时有足够的时间通过狭窄的二尖瓣。心率过快使舒张期左心室充盈血量减少,导致心排血量减少,当然心率过慢也无法维持足够的心排血量[12]。此类患者应避免发生心动过速,必要时给予 β 受体阻滞剂控制心率。对于伴有房颤的患者,可使用洋地黄类药物控制快速心室率。二尖瓣狭窄患者每搏量减少,可通过增加体循环阻力维持后负荷。对于右心室收缩力减弱导致的心排血量下降,可给予适当的正性肌力药如 5～10

$\mu g/(kg \cdot min)$多巴胺来维持血流动力学稳定。肺血管阻力增加也会引起左心每搏量减少，需要避免低氧、高碳酸血症等增加肺动脉压的病理因素。对于术前已存在心衰的患者，体外循环期间要注意保护心肌，给予正性肌力药增强心肌收缩力，给予血管扩张药减轻后负荷，保证患者顺利脱机。

二尖瓣反流患者为了维持个体化的左心室前负荷，常常需要评估容量负荷与临床反应的关系。二尖瓣反流患者需要适度增快心率，但增快心率不适用于伴有冠心病或二尖瓣脱垂引起的二尖瓣反流患者。在保障冠状动脉灌注的情况下，维持较低的体循环阻力可使心排血量增加。正性肌力药可增强心肌收缩力从而使瓣口面积减小，进而使反流减少。对于心肌收缩力严重受损的患者，可给予 IABP 支持治疗。对于左心室功能正常的二尖瓣反流患者，在二尖瓣病变纠正后只需较低的左心房压力来维持正常心排血量。

三尖瓣狭窄患者需要足够的右心前负荷，维持通过狭窄的三尖瓣的前向血流。体循环阻力降低可加重低血压。窦性心律、足够的右心收缩力、正常的体循环阻力和较低的肺循环阻力有助于维持血流动力学稳定。如果患者合并二尖瓣病变，则需综合二尖瓣病变类型制订治疗措施。

主动脉瓣狭窄患者需要适当的左心室前负荷来维持每搏量，应避免使用降低左心室前负荷的药物。围手术期维持心率在 70～85 次/分之间，避免心动过缓。增加体循环阻力对左心室射血作用甚微，但能改善冠状动脉的灌注，减少心肌缺血的发生。患者如果出现心肌缺血，应谨慎使用硝酸甘油。因为硝酸甘油可以降低左心室前负荷和动脉压，加重心肌缺血。

主动脉瓣反流患者需要充足血容量并适当增加左心室前负荷，心率在 90 次/分左右可维持心排血量而不引起心肌缺血，维持左心室心肌收缩力可以保持每搏量，降低后负荷可以改善心排血量。体外循环期间良好的心肌保护、合适的正性肌力药、充足的前负荷可预防停机困难的发生，必要时可行 IABP 支持治疗。

机器人心脏瓣膜手术中单肺通气、CO_2人工气胸均可对血流动力学造成影响。单肺通气使肺泡通气血流比例失调，PaO_2 和 SpO_2 降低，心肌耗氧量降低。机器人心血管手术期间建立术侧 CO_2 人工气胸，主要是为了置换胸腔内空气，降低术后气栓发生风险，增加电灼的安全性，还可以压迫术侧肺组织，增加手术操作空间。CO_2人工气胸（6～12 mmHg）使纵隔内压力增高，静脉回心血量降低，心肌的收缩及舒张功能受到抑制[13]。CO_2人工气胸后易出现高碳酸血症。缺氧和高碳酸血症可以使肺动脉压增高，右心室后负荷增加，单肺通气期间对侧肺不张也使肺动脉压增高，导致左心室前负荷降低，心排血量减小。机械臂直接刺激心脏可导致心律失常。因此在麻醉过程中应根据手术操作步骤调整呼吸机参数，改善患者氧合，缓解高碳酸血症，避免肺动脉压增高。调整麻醉深度及合理应用血管活性药，以维持血流动力学的稳定。若患者在转机前出现低血压，可以通过补液和静脉注射多巴胺及去氧肾上腺素等纠正。在停机后，血流动力学的波动常与呼吸功能降低有关，在应用血管活性药的同时还需要改善患者的呼吸功能。

4. 呼吸管理 在机器人心脏瓣膜手术中，单肺通气、CO_2人工气胸增加了低氧血症和高碳酸血症的风险。患者围手术期肺水肿、肺不张、机械性肺损伤等潜在并发症也会影响呼吸管理。机器人心脏瓣膜手术一般在右侧胸腔进行操作，需行左侧单肺通气。双腔支气管导管和支气管封堵器均可实现有效肺隔离。双腔支气管插管者术中肺萎陷速度快，术中吸痰、膨肺方便，可减少术后肺不张、肺部炎症的发生。部分患者由于困难气道、气道解剖异常等因素无法使用双腔支气管导管，可放置单腔支气管导管，并使用支气管封堵器封堵一侧支气管，同时避免术后更换气管导管[14]。

单肺通气期间低氧血症的预防和处理是呼吸管理的重点和难点，5%～10%的患者在单肺通气期间发生低氧血症[15]，机器人心血管手术中低氧血症发生率更高。外科医生在术中直接压迫非通气侧肺，加快肺萎陷可减少肺内分流，改善氧合[16]。麻醉医生处理低氧血症的流程如下：首先用纤维支气管镜检查双腔支气管导管位置是否正确，有无痰液堵塞导管；再将吸入氧浓度调高；适当增大呼吸频率和潮气量（6～8 ml/kg），但是应避免吸气平台压超过 30 cmH$_2$O 而造成气压伤；最后通气侧肺给予 5～10 cmH$_2$O 的 PEEP。如果上述处理仍然不能彻底改善患者低氧血症，可考虑在不影响术者操作的情况下实施双肺差异性通气，包括对非通气侧肺实施持续气道正压通气（CPAP）、高频喷射通气和低潮气量通气，以及间断双肺通气。非通气侧肺内适度的 CPAP 可以在不影响术野的情况下提高单肺通气时的氧合[17]，常用做法是先膨肺，然后给予 3 cmH$_2$O 的 CPAP，但是膨肺过程可能会影响手术操作，或者是在不膨肺的情况下，直接给予 8～10 cmH$_2$O 的 CPAP[18]。对非通气侧肺给予高频喷射通气也可以有效改善低氧血症，但是需要专门的设备，在通气压力调试过程中会造成肺膨胀，干扰手术操作。部分钳夹术侧肺通气管道（低潮气量）状态下双肺通气或者用简易呼吸器对非通气侧肺实施低潮气量通气，也可以改善机器人心血管手术中的低氧血症。虽然这两种方法操作简便，但是在通气调试过程中，也容易造成肺膨胀，很难达到既不影响术野又保证氧合的平衡。

机器人心血管手术会造成不同程度的肺损伤。通气侧肺损伤与过高的气道压和潮气量相关，萎陷侧肺损伤与缺氧、氧化应激、肺复张相关。体外循环期间产生的炎症因子也可以损伤肺组织，造成肺水肿。采用降低吸入氧浓度、压力控制性通气、低潮气量通气、CPAP、萎陷侧间断性膨肺、浅低温肺保护、术前低氧预处理等综合性通气策略，可减少单肺通气相关损伤和并发症的发生[19]。尽可能缩短单肺通气时间和谨慎的液体管理也有利于保护肺功能。

二、房（室）间隔缺损及其机器人修补术的麻醉管理

（一）房间隔缺损（atrial septal defect，ASD）

房间隔缺损是房间隔发育不良造成左、右心房之间异常交通的一种先天性心脏畸形，发病率与室间隔缺损相似，在先天性心脏病中占比为 17% 左右。根据缺损的部位，房间隔缺损通常分为中央型、下腔静脉型、上腔静脉型、混合型四种类型。

因左心房压力通常高于右心房压力，房间隔缺损时出现左向右分流。心房水平左向右分流的程度取决于房间隔缺损的大小、两侧心房间压力差、左右心室的顺应性。随着年龄的增长，肺小动脉发生痉挛，慢慢出现内膜增生和中层增厚，形成肺动脉高压，使左向右分流量减少，甚至出现右向左分流，临床上出现发绀症状。

（二）室间隔缺损（ventricular septal defect，VSD）

室间隔缺损是室间隔发育不良造成左、右心室之间异常交通的一种先天性心脏畸形，是

儿童最常见的先天性心脏病。室间隔缺损可出现在室间隔的多个区域,其中80%在膜周部,第二高发部位为肌部室间隔,干下型或双出口型相当少见。

左向右分流量的多少与缺损大小、两侧心室间压力差及肺血管阻力有关。室间隔缺损直径<5 mm或缺损面积<0.5 cm²/m²体表面积者,心室水平左向右分流量少,左心室容量稍有增加而压力正常,所引起的肺血管继发性改变不明显,可无症状。室间隔缺损直径为5~15 mm或缺损面积为0.5~1.0 cm²/m²体表面积者,缺损较大,分流量较多,肺循环血流量可达体循环的1.5~3.0倍甚至以上,左心房及左心室的血流量增多,导致左心房、左心室肥厚,但因肺血管床有丰富的后备容受量,肺动脉收缩压和肺血管阻力在较长时期内不增高。室间隔缺损直径>15 mm或缺损面积>1.0 cm²/m²体表面积者,缺损巨大,缺损口本身对左向右分流不构成阻力,血液在两心室间自由交通,即非限制性室间隔缺损。大量左向右分流量使肺循环血流量增加,当超过肺血管床的容量限度时,出现容量性肺动脉高压。早期肺小动脉痉挛,后期肺小动脉肌层逐渐肥厚,内膜纤维化,管腔变窄、梗阻。肺血管病变进行性发展,可渐变为不可逆的阻力性肺动脉高压。当右心室收缩压超过左心室收缩压时,左向右分流逆转为双向分流或右向左分流,患者出现青紫,即艾森门格综合征(Eisenmenger syndrome)。

(三)机器人房(室)间隔缺损修补术的麻醉管理

1. 麻醉方法　无论患者是何种分流类型,麻醉药物都应该小心滴定。术前给予镇静药物可以减慢患者因焦虑情绪引起的心动过速,但对于存在右向左分流的患者,给予镇静药物后可能会出现发绀加重。右向左分流还会造成静脉麻醉诱导起效加速。吸入麻醉药的起效时间不受左向右分流的影响,但是右向左分流可使起效时间延长。一氧化二氮可能会增高肺动脉压,应该避免或谨慎使用。麻醉的维持选择静脉麻醉和静吸复合麻醉均可。

2. 血流动力学管理　血流动力学管理的目标是维持正常的心率、心肌收缩力,控制肺血流量和肺循环阻力,保证心排血量稳定。麻醉药物应缓慢滴定,避免体循环血压剧烈降低,打破体循环和肺循环的平衡而出现分流方向改变。提高吸入氧浓度和维持轻度呼吸性碱中毒是降低肺循环阻力的有效方法。室间隔缺损患者在体外循环后可能存在心率和心排血量的依赖关系,需要维持一定的心率。膜周型和房室通道型室间隔缺损修补后可能出现一度房室传导阻滞,需用异丙肾上腺素0.05~0.1 μg/(kg·min)维持心率。发生完全性房室传导阻滞者需重新修补。对于术前有充血性心衰的室间隔缺损患者,在停机后可考虑使用米力农或吸入一氧化氮来降低肺动脉压,降低右心室后负荷。

3. 呼吸管理　呼吸管理的重点是避免低氧血症的发生,维持适度的呼吸性碱中毒。机器人手术中较长时间的单肺通气和CO_2人工气胸容易导致低氧血症和高碳酸血症,术中根据$PetCO_2$、$PaCO_2$调整呼吸参数,必要时行双肺差异性通气保证患者安全。体外循环本身可造成肺损伤,麻醉过程中减少晶体液的输入和体外循环过程中进行超滤对肺功能有一定的保护意义。

三、机器人冠状动脉旁路移植术的麻醉管理

(一)冠状动脉的解剖结构与冠状动脉疾病的病理生理

1. 冠状动脉的解剖结构　心脏由左、右冠状动脉供血,回流的静脉血经冠状静脉窦汇入右心房,冠状动脉开口于主动脉窦,前方的左冠状静脉窦和右冠状静脉窦分别发出左冠状动

脉和右冠状动脉。大多数左冠状动脉开口于左冠状静脉窦的中 1/3 处,然后延续为一短而粗的主干,长度为 0.4~0.8 cm。左冠状动脉主干走行于肺动脉起始部和左心耳之间,于左心耳的下方分为左前降支和左回旋支。左前降支为左冠状动脉主干的延续,沿前室间沟下行,起始段位于肺动脉起始部的左后方,被肺动脉起始部掩盖,其末梢多数绕过心尖终止于膈面;左前降支沿途发出左心室前支、右心室前支和室间隔动脉支,主要供应左心室前壁的中下部、室间隔的前 2/3、二尖瓣的前外侧乳头肌和左心房壁。左回旋支走行于左冠状沟内,末端大多终止于心脏左缘与房室交界区之间的左心室膈面,少数终止于心脏的左缘;左回旋支沿途也发出三组分支,即左心室前支、左心室后支和左心房支,主要供应左心室前壁的上部、左心室外侧壁、左心房、心脏膈面的左半部或全部和二尖瓣的后内侧乳头肌。右冠状动脉自右冠状静脉窦发出,走行于右冠状沟内,绕过心脏右缘,继续走行于膈面的冠状沟内,至房室交界区发出后降支。大多数右冠状动脉主干在发出后降支后继续在冠状沟内走行,并向左心室膈面发出左心室后支。右冠状动脉沿途发出的分支为右心室前支、右心室后支、左心室后支、后降支和右心房支,主要供应右心室壁、室间隔的后 1/3 和心脏膈面的右侧或全部。

左冠状动脉优势型供应左心室心肌的同时也供应右心室心肌,右冠状动脉优势型供应右心室心肌的同时也供应左心室心肌。冠状动脉供血区往往有较多的正常变异,而且左冠状动脉和右冠状动脉以及各分支之间存在不同程度的侧支循环。乳头肌是心内膜下心肌的一部分,是冠状动脉供血的最远端,乳头肌的血供来源变异较大,常随其表面分布的冠状动脉分支不同而异,而且极易受冠状动脉灌注压下降的影响而出现缺血性损伤。一般来说,前外侧乳头肌多由左、右冠状动脉双重供血;后内侧乳头肌由右冠状动脉供血或者由左回旋支的边缘支供血。相比之下,后内侧乳头肌更容易发生缺血引起乳头肌功能不全,导致二尖瓣反流。

2. 冠状动脉疾病的病理生理 冠状动脉粥样硬化斑块形成,引起局部冠状动脉狭窄或闭塞,导致心肌局限性缺血或弥漫性缺血。冠状动脉粥样硬化斑块形成通常发生于心外膜冠状动脉的主干、近端、中段或远端,较多发生于冠状动脉的分叉处。少数冠心病患者的心外膜冠状动脉正常,但心肌内垂直小动脉病变或微血管病变也可导致心肌缺血,临床上称为X 综合征。心肌缺血可导致节段性室壁运动异常,表现为心室收缩不协调、劳力性心绞痛、心律失常和心功能不全等;心肌急性闭塞性缺血可导致不稳定型心绞痛、急性心肌梗死和猝死。冠心病是一种冠状动脉树的弥漫性浸润和多发性病变。冠心病患者在出现临床症状以前,早已存在内皮功能低下、冠状动脉血流储备降低和内膜粥样斑块形成。

临床上常常根据病理所见或冠状动脉造影所见,估测冠状动脉的狭窄程度:病变冠状动脉截面内径为正常冠状动脉内径的 75% 及以上者为 1 级狭窄,50%~74% 者为 2 级狭窄,25%~49% 者为 3 级狭窄,24% 及以下者为 4 级狭窄。一般来说,冠状动脉在 1 级和 2 级固定性狭窄的情况下,并不会发生明显的狭窄远端冠状动脉血流量减少(除非伴发血管痉挛);而 3 级或 3 级以上的固定性狭窄或血管痉挛性狭窄通常会引起狭窄远端冠状动脉血流量减少,导致心肌持久性或一过性缺血。冠状动脉造影图像上的冠状动脉狭窄程度与实际的病理生理改变并不完全一致,严重狭窄的冠状动脉远端心肌可以因为存在良好的侧支循环而出现代偿,冠状动脉痉挛或梗阻后预后较好;相反,冠状动脉狭窄并不严重的区域,发生急性冠状动脉事件者预后不良。因此单纯的冠状动脉造影无法准确判断心肌病理生理改变以及患者预后。临床上通过超声心动图、磁共振成像(MRI)、单光子发射计算机断层成像(SPECT)和正电子发射体层成像(PET)等影像学手段来研究冠状动脉的内皮功能、储备功能、灌注功能,心肌的代谢状态以及包括心肌顿抑和心肌冬眠在内的心肌存活情况等。

(二)机器人辅助(非)体外循环下冠状动脉旁路移植术的麻醉管理

1. 术前评估 通过病史采集、体格检查、心电图、冠状动脉造影、超声心动图等获得患者心肌梗死情况、心绞痛类型和发作情况、心脏功能情况、体能情况、冠心病的严重程度和侧支循环情况、合并其他疾病情况。心肌梗死后心肌恢复约需要 30 d,对近期心肌梗死的患者需要了解发作部位、梗死面积、累及的冠状动脉分支、目前治疗方案、心脏功能情况。心脏功能储备比间隔时间更有临床意义。心绞痛是冠心病患者的主要临床表现,分为三种类型,即稳定型心绞痛、变异型心绞痛和不稳定型心绞痛。不稳定型心绞痛患者围手术期心肌梗死发生率可达 28% 且死亡率高。故术前评估应关注心肌供血改善情况、心绞痛发作的控制情况。合并二尖瓣病变,肺动脉收缩压>60 mmHg,合并主动脉病变,跨瓣压差>120 mmHg 的患者围手术期死亡率明显增高。合并慢性心律失常者手术危险性增加。频发室性期前收缩、室性或室上性心动过速以及严重心动过缓(心率<50 次/分)未纠正者不宜手术。对高度房室传导阻滞或病态窦房结综合征(SSS)致心动过缓者,应予临时起搏。对合并高血压、糖尿病、高脂血症等疾病的患者,需要了解合并症的控制情况和治疗情况。冠心病患者常口服 β 受体阻滞剂、抗凝药物、抗血小板药,需了解药物的使用情况,监测心率和凝血情况。

2. 麻醉方法 麻醉管理原则是维持心肌氧供需平衡,监测并防止心肌缺血和心肌梗死的发生。术前给药使患者充分镇静镇痛,避免出现心率增快。对于心功能不全的患者,可先建立有创血流动力学监测,在泵注血管活性药支持下进行麻醉诱导。对预计诱导和术中风险较高者,提前置入 IABP 可帮助维持循环稳定。常规监测五导联心电图,便于观察前降支供血区域的心肌缺血情况。在 BIS 指导下缓慢进行麻醉诱导。术中可进行目标导向的补液和指导血管活性药的使用。

麻醉诱导时要选择对循环抑制较轻的药物,采用缓慢的诱导方式。可先给予小剂量的咪达唑仑和依托咪酯,待患者入睡后再给予强阿片类药物和肌松药。插管前可向气管内或静脉给予利多卡因 1 mg/kg 来减轻气管插管反应。血压下降时可给予小剂量去氧肾上腺素,保证血压下降不超过基础值的 20%。静吸复合麻醉能在满足手术需求的同时保持循环的稳定。心功能不全、心肌梗死急性期的患者避免吸入高浓度的吸入麻醉药。

3. 血流动力学管理 体外循环前保持心率在较低水平或正常范围(50~80 次/分),如果患者合并二尖瓣反流,根据术前心率酌情处理。血压维持在基础值上下浮动 20% 范围内,或 MAP 维持在 75~95 mmHg。在尿量正常的情况下限制补液,避免液体负荷过重。若术前合并心功能不全,维持 Hb>100 g/L 以保持氧供。纠正电解质异常,防止低镁导致冠状动脉痉挛。

时刻关注患者血压和心率的变化,当患者出现血压低、心率偏快时,静脉给予去氧肾上腺素 20~100 μg,必要时持续输注去氧肾上腺素 0.1~2 μg/(kg·min)。当出现血压低、心率无增快甚至偏慢时,可选择静脉注射去甲肾上腺素 10~30 μg 或 0.01~0.30 μg/(kg·min)泵注。冠心病患者可能伴有心功能下降,可选择正性肌力药如多巴胺、多巴酚丁胺、肾上腺素、米力农等提高心肌收缩力。但是正性肌力药可以增加心肌耗氧量,常规或预防性使用正性肌力药对患者没有益处。使用正性肌力药的指征包括肺动脉楔压(PAWP)>16 mmHg,而 MVP<70 mmHg 或收缩压<70 mmHg,心指数(CI)<2.2 L/(min·m²),混合静脉血氧饱和度(SvO₂)<65%[13]。术中心电图出现特征性的 ST 段上移或下降,并且无低血压状态,首选硝酸甘油泵注。硝酸甘油的治疗指征:PAWP>18 mmHg,ST 段改变超过 1 mm，TEE 发现新的室壁活动异常，急性左心或右心功能不全[20]。术中心电图出现特征性的 ST 段上移或下降伴有严重高血压者，首选尼卡地平泵注；若患者血压增高伴心率增快，可选用地尔硫草泵注。β 受体阻滞剂对冠心病患者是有益的，超短效的艾司洛尔用于中度心功能不全的患者是安全有效的。对于术前窦房结功能不全的患者，应谨慎使用 β 受体阻滞剂。

非体外循环的冠状动脉旁路移植术需要在跳动的心脏上进行。心脏表面操作或搬动心脏会引起血流动力学剧烈波动，对于术前心功能差者，手术开始即可泵注多巴胺等正性肌力药以增强心肌收缩力。在吻合冠状动脉时，血压一般会有所下降，当 MAP＜60 mmHg 时，可单次静脉注射去氧肾上腺素 50～100 μg，适度增加多巴胺的用量或加用肾上腺素，以增强心肌收缩力和增加外周血管阻力。为预防冠状动脉张力增加或冠状动脉痉挛，在操作前可泵注少量硝酸甘油。

4. 呼吸管理　手术一般在左侧胸腔内实施，需要行右侧单肺通气，术中应实时监测 $PetCO_2$，或根据 PCO_2 及时调整呼吸参数，维持 $PetCO_2$ 在正常水平，防止过度通气和 CO_2 蓄积。过度通气时，$PaCO_2$ 降低，冠状动脉血流量减少，同时氧解离曲线左移，导致冠状动脉痉挛。高碳酸血症引起的窦性心动过速对 β 受体阻滞剂不敏感。采取双肺差异性通气等措施改善通气，避免低氧血症的发生。围手术期使用低潮气量通气和较高 PEEP 的肺保护性通气策略可显著降低术后肺部并发症的发生率[21]。

四、重要脏器的保护

患者术中的心肌保护、脑保护、肺保护、肾保护等直接与患者住院时间及预后密切相关。因此做好机器人心血管手术中重要脏器的保护非常有必要。

术后心脏并发症是导致患者术后死亡的首要因素，所以术中心肌保护和抗心肌缺血治疗非常重要。术中阻断升主动脉后，有效和定时的心脏停搏液灌注是心肌保护的关键。对中重度主动脉瓣反流、左心室壁增厚的患者行冠状静脉窦逆行灌注可达到较好的心肌保护效果。升主动脉开放前仔细清洗组织碎片及严格排气，可减少开放后冠状动脉栓塞的发生。升主动脉开放后维持较高 MAP 有利于心脏灌注。合理使用血管活性药可以减少术后心肌缺血、心肌再灌注损伤的发生。

机器人心血管手术中脑保护措施之一是维持合适的血压，保证脑灌注。所有的静脉麻醉药物均可以降低脑代谢率，从而降低脑耗氧量，脑组织在麻醉状态下对暂时性缺血的耐受力增加。体外循环开始后，如果 BIS 和脑氧饱和度均下降，而体外循环的流量并没有发生变化，则提示大脑可能处于缺血、缺氧状态。体外循环实施低温和局部降温（戴冰帽）可以发挥有效的脑保护作用。低温虽然可以使血液氧解离曲线左移，氧气释放减少，但是低温也极大地降低了脑细胞代谢水平和对氧气的需求，因此可以避免脑细胞缺氧，发挥脑保护作用。体外循环开始后应快速降温，术后应缓慢复温，并缩短体外循环转机时间，同时也要注意手术室环境温度与术中体温保持一致。血液稀释对组织脏器的保护已经成为临床共识，在低温体外循环时，血液黏度增高，适当降低血红蛋白浓度有助于改善微循环的氧供。体温越低，血液黏度越高，体外循环期间的血液稀释程度应该越大。影响脑灌注的另一个重要因素是 $PaCO_2$，$PaCO_2$ 升高则脑血管扩张、脑血流量增多，$PaCO_2$ 降低则脑血管收缩、脑血流量减少。术中 $PaCO_2$ 应依据患者年龄、疾病及术前情况而定。老年，合并颈动脉疾病、脑血管疾病的患者，$PaCO_2$ 应维持在不低于 45 mmHg 的水平。就一般患者而言，$PaCO_2$ 维持在较术前高 5

～8 mmHg 的水平即可。对于有肺动脉高压的患者，$PaCO_2$ 维持在较术前低 3～5 mmHg 的水平，小儿合并肺动脉高压的患者，$PaCO_2$ 可维持在 25 mmHg 左右。

术中需要长时间单肺通气，肺保护性通气策略如低潮气量、低气道压、合适的呼气末正压同样适用于机器人心血管手术。单肺通气时通气侧肺低潮气量（6～8 ml/kg）可显著减少肺泡牵张反射，减少机械通气肺损伤。但肺泡萎陷，功能残气量降低，通气血流比例失调可使血氧饱和度降低，因此需提高吸入氧浓度和保持一定水平的呼气末正压。体外循环期间肺缺血和炎症反应会增高术后肺部并发症的发生率。

急性肾损伤（AKI）患者自身的危险因素包括高龄、女性、COPD、糖尿病、外周血管病变、充血性心衰、术前肾功能不全、心源性休克、急诊手术等，手术相关危险因素包括体外循环时间、主动脉阻断时间、出血和输血等。缩短体外循环时间、减少出血和输血可以减轻肾损伤。维持血流动力学稳定可保证肾灌注。

五、术后镇痛

虽然机器人心血管手术切口小，但术后镇痛仍不能被麻醉医生忽视。皮肤切口的损伤、深层组织的损伤、肋间神经损伤、术后留置的引流管、呼吸运动等对胸膜的刺激均可导致患者疼痛。严重疼痛可增高患者肺部并发症发生率、延长住院时间，还有部分患者可转变为慢性疼痛。单用静脉镇痛药物很难在药物副作用和镇痛效果之间达到平衡。多模式镇痛符合加速康复外科理念，更安全有效。多模式镇痛通过联合运用非甾体抗炎药、阿片类药物和区域阻滞，作用于痛觉感受通路的多个水平，可以减少阿片类药物用量，镇痛效果更好[20]。

非甾体抗炎药常被用作心胸外科术后镇痛的辅助用药，其主要优点是没有呼吸抑制。非甾体抗炎药存在心血管风险，在围手术期疼痛管理中应用时，要充分评估患者病情，以尽量避免围手术期心肌缺血、卒中等不良事件的发生。非甾体抗炎药抑制 COX-1 以减少血小板生成血栓素 A_2，从而避免该物质引起的血小板凝集和血管收缩。非甾体抗炎药抑制 COX-2 以减少前列腺素合成，可直接或间接引起外周血管收缩和水钠潴留，增加心脏负荷，进而增加患者患心脏病的风险。心肌梗死、冠心病、房颤、心功能不全、慢性肾疾病或未控制的高血压患者使用非甾体抗炎药时，需特别注意[20]。

机器人心血管外科区域阻滞技术包括胸段硬膜外麻醉、椎旁神经阻滞、竖脊肌平面阻滞、肋间神经阻滞、前锯肌平面阻滞、胸膜间阻滞、胸肌平面阻滞。第 4～5 胸椎（T_4～T_5）间隙进行胸段硬膜外麻醉可提供良好的术后镇痛，是理想的镇痛方式。尽管交感神经阻断可降低外周血管阻力，但研究表明，胸段硬膜外麻醉可降低心肌梗死、呼吸抑制和房性心律失常的发生风险。由于心血管手术围手术期可能需要抗凝治疗，该方法的安全性存在争议，主张谨慎使用，尤其是在心脏完全肝素化之前置入胸段硬膜外导管时。单侧 T_4～T_8 的椎旁神经阻滞用于机器人心血管手术镇痛可提供与胸段硬膜外麻醉相似的镇痛效果，且并发症轻微。超声引导下的椎旁神经阻滞操作可视性强，可降低气胸和误入硬膜外腔的发生风险。超声引导下的竖脊肌平面阻滞、肋间神经阻滞、前锯肌平面阻滞、胸膜间阻滞等胸壁阻滞方法更安全，是胸段硬膜外麻醉和椎旁神经阻滞的替代方案，但尚不清楚它们是否能减少心血管手术后的并发症或炎症反应。竖脊肌平面阻滞有轻度的交感神经阻断作用，联合应用经皮切口镇痛时，无硬脊膜穿破和发生气胸的风险，是较好的替代方案。

患者自控静脉镇痛是术后镇痛的重要方法。根据患者的病情及疼痛评分，给予个体化的以阿片类药物为主的镇痛药物。根据患者需要调定背景剂量、单次注药剂量、注药间隔时间。患者术后接受自控静脉镇痛的同时联合区域镇痛和切口镇痛可大大减少阿片类药物的用量，达到阿片类药物节俭和减少阿片类药物不良反应的目的[22]。

（毛庆祥　祝　幸　谢镒鞠）

参 考 文 献

[1]　邓小明,姚尚龙,于布为,等.现代麻醉学[M].4版.北京:人民卫生出版社,2014.

[2]　李克寒,曹劝省,郭文丽.盐酸戊乙奎醚对体外循环肺损伤的临床观察[J].中国实用医刊,2009,36(9):27-29.

[3]　肖维民,姚尚龙,陈利民,等.盐酸戊乙奎醚与阿托品全麻病人术前用药的临床比较[J].临床麻醉学杂志,2006,22(1):34-36.

[4]　XIAO H T,LIAO Z,TONG R S. Penehyclidine hydrochloride:a potential drug for treating COPD by attenuating Toll-like receptor[J]. Drug Des Devel Ther,2012,6:317-322.

[5]　苏业璞,周其文.实用心脏外科解剖图解[M].北京:人民卫生出版社,2014.

[6]　BLANC P,AOUIFI A,CHIARI P,et al. Chirurgie cardiaque mini-invasive:techniques chirurgicales et particularités anesthésiques [J]. Ann Fr Anesth Reanim,1999,18(7):748-771.

[7]　MILLER R D. 米勒麻醉学(第 7 版)[M].邓小明,曾因明,译.北京:北京大学医学出版社,2011.

[8]　杨昌,穆祉锟,胡义杰.机器人心脏外科手术进展和未来趋势[J].中国胸心血管外科临床杂志,2019,26(10):1014-1020.

[9]　KIM D H,KWAK Y L,NAM S H,et al. Assessment of cerebral oxygen supply-demand balance by near-infrared spectroscopy during induction of anesthesia in patients undergoing coronary artery bypass graft surgery:comparison of midazolam with propofol[J]. Korean J Aneasthesiol,2009,57(4):428-433.

[10]　中国心胸血管麻醉学会.右美托咪定在心血管麻醉和围术期应用的专家共识(2018)[J].临床麻醉学杂志,2018,34(9):914-917.

[11]　国家药典委员会.中华人民共和国药典:2015 年版[S].北京:中国医药科技出版社,2015.

[12]　GRAVLEE G P,SHAW A D,BARTELS K. Hensley 心胸麻醉学[M].王晟,王锷,译.北京:中国科学技术出版社,2021.

[13]　BYHAHN C,MIERDL S,MEININGER D. Hemodynamics and gas exchange during carbon dioxide insufflation for totally endoscopic coronary artery bypass grafting [J]. Ann Thorac Surg,2001,71(5):1496-1501.

[14]　BERNSTEIN W K,WAIKER A. Anesthetic issues for robotic cardiac surgery[J]. Ann Card Anaesth,2015,18(1):58-68.

[15]　DE CANNIÈRE D,WIMMER-GREINECKER G,CICHON R,et al. Feasibility,safety,and efficacy of totally endoscopic coronary artery bypass grafting:multicenter European experience[J]. J Thorac Cardiovasc Surg,2007,134(3):710-716.

［16］ ISHIKAWA S，SHIRASAWA M，FUJISAWA M，et al. Compressing the non-dependent lung during one-lung ventilation improves arterial oxygenation，but impairs systemic oxygen delivery by decreasing cardiac output[J]. J Anesth，2010，24 (1)：17-23.

［17］ KIM Y D，KO S，KIM D，et al. The effects of incremental continuous positive airway pressure on arterial oxygenation and pulmonary shunt during one-lung ventilation [J]. Korean J Anesthesiol，2012，62(3)：256-259.

［18］ RUSSELL W J. Intermittent positive airway pressure to manage hypoxia during one-lung anaesthesia[J]. Anaesth Intensive Care，2009，37(3)：432-434.

［19］ REHFELDT K H，ANDRE J V，RITTER M J. Anesthetic considerations in robotic mitral valve surgery[J]. Ann Cardiothorac Surg，2017，6(1)：47-53.

［20］ 陈杰，徐美英，杭燕南. 心血管麻醉与围术期处理[M]. 3 版. 北京：科学出版社，2019.

［21］ 中华医学会麻醉学分会"围术期肺保护性通气策略临床应用专家共识"工作小组. 围术期肺保护性通气策略临床应用专家共识[J]. 中华麻醉学杂志，2020，40(5)：513-519.

［22］ 中华医学会麻醉学分会. 2017 版中国麻醉学指南与专家共识[M]. 北京：人民卫生出版社，2017.

第四章　机器人心血管手术的体外循环技术

第一节　机器人心血管手术体外循环的建立

一、概况

近年来,机器人心血管手术在欧美地区得以推广普及,主要适用于房(室)间隔缺损修补、心房黏液瘤切除、停搏或不停搏冠状动脉旁路移植、瓣膜成形或置换[1-3]。针对该项技术有效性、实用性和安全性的多中心研究也在逐步开展和完善[4]。机器人心血管手术的主要优势在于创伤小、住院时间短以及患者术后生活质量改善明显等。在传统的腔镜心血管手术中,手术器械集中于狭窄空间内会对外科操作产生一定的影响,显示器中二维画面显示术野空间相对有限,而机器人手术中 10 倍放大的三维画面能够充分显示术野空间,从而实现小切口下的精准手术操作[5]。机器人手术系统辅助实施心血管手术需要经股动脉、股静脉和颈内静脉插管建立体外循环,同时建立 CO_2 人工气胸,行单肺通气、升主动脉阻断、心肌保护和排气等,故体外循环管理有其特殊性。术中采取的体外循环策略为外周体外循环模式,与传统体外循环模式相比,外周体外循环模式对于引流效果的要求更为严格,由于使用的股静脉导管细长,对静脉回流存在影响,因此,通常需要加用真空辅助静脉引流(VAVD)负压吸引装置提高静脉引流效率,必要时还可增加颈内静脉插管[6]。机器人心血管手术中,前期常用主动脉球囊腔内阻断主动脉,球囊含多个侧孔用于心脏停搏液灌注、主动脉根部排气及主动脉压力监测[7-8]。目前,常规使用 Chitwood 阻断钳经第 3 或第 4 肋间入胸进行升主动脉阻断并顺行灌注心脏停搏液,操作简单,更符合外科医生的习惯,与主动脉球囊阻断法相比,安全性和实用性均得到强化[9-10]。有研究指出,在机器人心脏瓣膜手术和先天性房间隔缺损手术中采用 Chitwood 阻断钳进行升主动脉阻断能够有效降低并发症发生率并能节省手术成本[11]。现结合当前机器人心血管手术现状,阐述该类手术体外循环方面的相关要求和操作程序。

二、术前访视

术前访视是机器人心血管手术中的重要环节,为保障手术的安全和连贯,要求体外循环灌注医生术前对患者的访视内容较常规手术更加细致和精确。术前访视通常在术前 1～2 d 进行,明确患者基本情况、评估术前准备工作并与患者及其家属充分沟通手术相关情况,主要访视内容如下:①主要诊断以及基础状态,重要阳性体征,尤其是心肺部分的检查;②既往病史,尤其对于高龄患者,需要了解是否合并慢性基础疾病,如高血压、糖尿病、脑梗死以及肿瘤等,若合并慢性基础疾病,则需要询问当前的用药及治疗情况;③既往手术史;④家族史;⑤过敏史;⑥入院后重要的检验和检查结果,如血常规、尿常规、大便常规、肝肾功能、血型鉴定、心脏彩超等。需要强调的是,由于机器人手术插管与常规手术不同,为股动、静脉插管和颈内静脉插管,因此,患者术前需要行血管彩超检查以了解拟行插管操作的血管情况,如是否存在血栓、是否有斑块形成、是否合并血管发育畸形等,必要时还需要加做 CT 三维血管重建检查。如果在访视过程中发现明显异常或患者病情复杂,则应及时向上级医生汇报并进行记录备案。

三、机器人心血管手术体外循环模式

外周体外循环模式是机器人心血管手术中采取的体外循环策略,所用设备的主要组成部分包括体外循环机、氧合器、变温水箱及水毯、管道及插管系统以及负压吸引装置等。

(一)体外循环机

体外循环机(图 4-1)是由机械泵头装置构成的动力驱动设备,运转时泵按逆时针方向旋转以确保静脉端和动脉端之间稳定的血液循环。机器人心血管手术中的主要机械设备为体外循环机,该设备共设置五组机械泵头,分别为主泵、灌注泵、心外吸引泵、心内吸引泵和备用泵。机身配置的仪表显示盘主要用于显示体外循环中主泵压力、灌注泵压力、液平面水平以及体外循环时间,设计简单、方便操作。

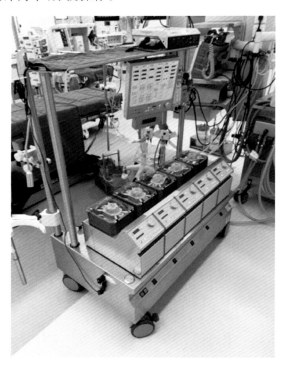

图 4-1　体外循环机

(二)氧合器

氧合器(图 4-2)又称人工心肺,是体外循环中的核心装置。氧合器的作用是将手术患者体内的静脉血经静脉导管引回储血罐中经过氧合处理后再经动脉导管输送回动脉,即完成

正常生理中的气体交换过程,同时,氧合器还与变温水箱连接,由此调节流经氧合器内血液的温度。当前的临床实践中,膜式氧合器因具有使用时间长、氧合效率高、血液保护优良、栓塞事件少发、脏器保护明确等优势已经成为体外循环中的首选。在机器人手术中,因需要负压吸引装置改善引流,故对于氧合器的要求也相对较为严格,氧合器必须具有严格密闭性以避免漏气或密闭不全而影响引流效果。

(三)变温水箱及水毯

变温水箱(图 4-3)在术中分别与氧合器和变温水毯相连接,其作用在于对患者的体温进行控制和调节,术中心脏停搏期间通过降低体温至相应水平来降低心、脑等重要脏器的代谢水平从而保护脏器功能,而在心脏复搏前需要将体温升高至相对合适的水平,为心脏的顺利复搏提供安全的生理环境。患者体温的表现形式有两种,即鼻咽温度和直肠温度,前者反映脑部温度,升降速度较快,而后者反映腹腔脏器温度,升降速度相对较慢。体外循环结束、氧合器撤除后,为避免患者体温自然下降,仍需要变温水箱通过变温水毯对患者进行持续保温。

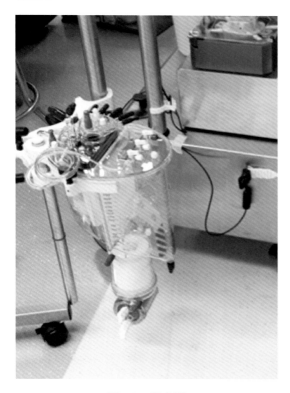

图 4-2 氧合器

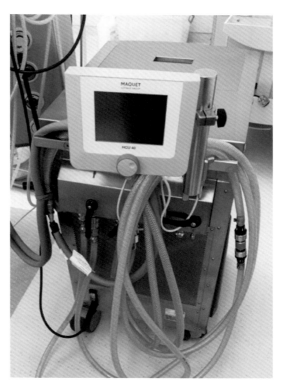

图 4-3 变温水箱

(四)管道及插管系统

当前,机器人心血管手术在成年患者群体中的开展更为广泛,其中,体外循环下手术形式主要包括房间隔缺损修补术、室间隔缺损修补术、心房黏液瘤切除术、三尖瓣成形术、二尖瓣成形术、二尖瓣置换术以及肥厚型梗阻性心肌病矫治术。因此,成人常规管道包(图 4-4)为最常选用的材料。管道包分为台下部分和台上部分,台下部分有主泵管道、动脉管道、循环管道、心外吸引管台下部分(右心吸引)、心内吸引管台下部分(左心吸引),台上部分有心脏停搏液灌注管台上部分、心外吸引管台上部分(右心吸引)、心内吸引管台上部分(左心吸引)。插管系统中,常规使用股动、静脉导管和颈内静脉导管,其中,颈内静脉导管用股动脉导管替代的静脉引流效果满意。根据患者的体重选用相应尺寸的股动、静脉导管,股动脉导管常用的规格为20F~22F,颈内静脉导管常用的规格为14F~16F(图4-5),股静脉导管常用的规格为20F~24F(图4-6)。术中使用的灌注针为加长型灌注针(图4-7),此针适用于腔镜下小切口的主动脉根部灌注,左、右心吸引管均配有对应的吸引头。常规心脏停搏液为Del Nido混血灌注液,适用于双管混血灌注模式(图4-8),血液和晶体液灌注量比例为1∶4;对于情况较为复杂或体外循环时间相对较长的机器人心血管手术,选用的HTK晶体灌注液适用于单管晶体灌注模式(图4-9)。

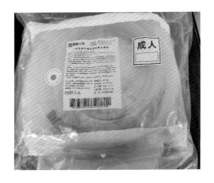

图 4-4 成人常规管道包

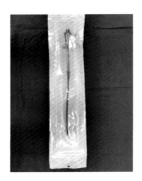

图 4-5 股动脉导管和颈内静脉导管

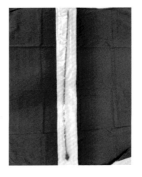

图 4-6 股静脉导管

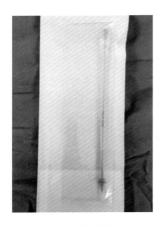

图 4-7 加长型灌注针

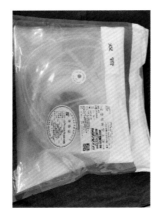

图 4-8 双管混血心脏停搏液灌注管

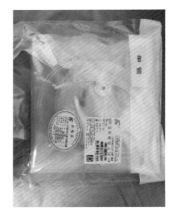

图 4-9 单管晶体心脏停搏液灌注管

(五)负压吸引装置

目前,VAVD负压吸引装置(图4-10)是机器人心血管手术中常规使用的负压吸引装置,其工作原理是通过增强虹吸效应进而提高静脉回流效率。在使用时调节负压水平至相对稳定的状态,一般设置为－40～－20 mmHg,避免因负压水平过高或过低导致血液破坏、引流不足等问题。

(六)其他材料和设备

心内吸引管的主要作用在于术中进行左心减压,心外吸引管的主要作用在于充分暴露

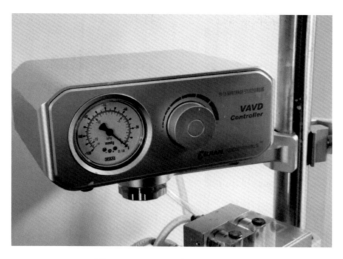

图 4-10　VAVD 负压吸引装置

术野环境以利于手术操作。微栓和滤器（图 4-11）主要为成人型微栓滤网结构，孔径为 20～40 μm，可滤除体外循环中微小血凝块、栓子等（这些东西可能导致术后不良事件发生），以防止术后并发症的出现；顶端的三向接头可用于测压和排气。滤器通过跨膜压差原理将体外循环中多余的液体、炎症介质以及浓度异常的电解质等成分滤出体外，从而达到浓缩血液、降低炎症反应以及调节电解质平衡的目的。激活全血凝血时间（ACT）是决定能否启动体外循环程序的关键依据，ACT 监测系统主要包括 ACT 监测仪（图 4-12）及其配套试管。液平面监测贴片（图 4-13）具有液平面感应功能，将其贴于储血罐液平面警戒标记线处，当转机过程中，液平面低于最低刻度时，报警装置启动并自动停泵从而避免管道进空气。血气分析仪（图 4-14）主要用于术中体外循环前、转机过程中以及停机后的血气指标监测。静脉血氧饱和度探头（图 4-15）和静脉血氧饱和度监测仪（图 4-16）用于实时监测术中静脉血氧饱和度和血细胞比容（HCT），以利于动态掌握术中患者体内氧耗以及氧供状态。心脏停搏液主要为 Del Nido 混血灌注液和 HTK 晶体灌注液。其中，Del Nido 混血灌注液作为首选，适用于常规机器人心血管手术，灌注周期为 70～90 min，配制相对简单且成本低廉，在手术室即可完成配制。HTK 晶体灌注液适用于难度相对较大或病情相对复杂的手术，单次灌注量大，灌注周期达 120 min，配制复杂且成本较高。

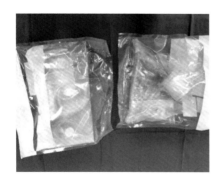

图 4-11　微栓和滤器

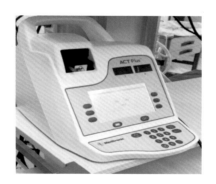

图 4-12　ACT 监测仪

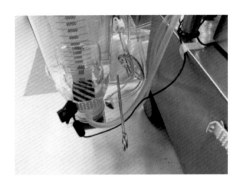

图 4-13　液平面监测贴片

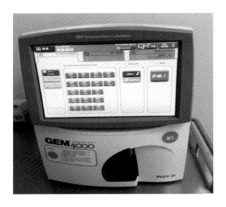

图 4-14　血气分析仪

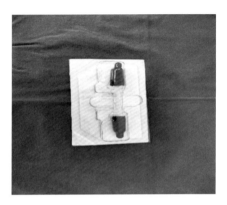

图 4-15　静脉血氧饱和度探头

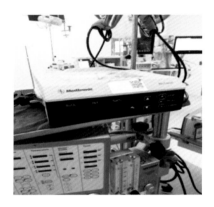

图 4-16　静脉血氧饱和度监测仪

四、机器人心血管手术体外循环准备工作

(一)体外循环机检查

启动机器,检查并确认泵头空转时无异常响声,线路或开关无接触不良,压泵卡槽开关能够正常开闭,备用手摇柄和压力表配备到位,电源供电正常,主泵压力、灌注泵压力、仪表显示盘以及液平面报警等常规设置正常。

(二)氧合器检查

氧合器拆封前检查并确认包装完好,产品在有效期内。拆开包装后检查并确认氧合器表面尤其是管道连接口处无裂纹、磨损、划痕等损坏痕迹,各个侧支接口无堵塞。待连接变温水箱后行注水试验,即开启变温水箱后观察储血罐内原有液平面变化,时间持续约 5 min,如果液平面有所升高,则高度怀疑氧合器内存在破损,导致变温水箱内水经破损处进入储血罐内,此时需要及时更换氧合器。

(三)变温水箱及水毯检查

检查并确认变温水箱电源供应正常,水位处于安全范围。启动变温水箱后检查并确认制冷和加热系统运转正常、无漏水情况,运转时无噪声、变温水箱出水口和入水口以及与变温水毯、氧合器连接处的出水口和入水口无堵塞,温度显示正常。检查并确认变温水毯外表无破损、无渗漏。

(四)管道及插管系统检查

检查并确认成人常规管道包、心脏停搏液灌注管道配齐,各型号股动、静脉导管和颈内静脉导管、加长型灌注针配齐。

(五)其他材料和设备检查

检查并确认 VAVD 负压、吸引装置运转正常,开关调控负压效果灵敏且负压吸力满意。检查并确认 ACT 监测仪、血气分析仪、液平面监测贴片、静脉血氧饱和度监测仪运行无异常,氧气气源供应正常。检查并确认 HTK 晶体灌注液包装无破损、无渗漏且未过期。

(六)药品配制

遵循抗炎、纠酸、利尿、抗凝、调节心功能等原则,常规配备的药物分别为硫酸镁 20 ml、氯化钙 20 ml、乌司他丁 50 万～100 万 IU、甲泼尼龙 250～750 mg、人血白蛋白、呋塞米 20 mg、肝素 12000 IU、5% 碳酸氢钠、甘露醇 200～250 ml,以及部分血管活性药,如去甲肾上腺素、肾上腺素、尼卡地平等。

(七)管道包安装

体外循环机、氧合器、管道及插管系统等物品配备齐全后即可进行管道包的安装工作。管道包安装过程中需要严格遵守无菌原则,设置无菌操作台,准备无菌手套以及无菌刀片。按照循环管道的标识将红色动脉端口与微栓一侧端连接,黄、绿色静脉端口与氧合器静脉引流口连接。同时,静脉血氧饱和度探头接入静脉管道中(图 4-17)。动脉管道连接氧合器动脉端出口与微栓另一侧端;双管混血心脏停搏液灌注管由于需要引入血液混合,故将其接入动脉管道,而单管晶体心脏停搏液灌注管无须血液混合,故独立于动脉管道系统之外。超滤器两端连接于氧合器动脉端和静脉端,形成闭合回路。主泵管跨机械泵头后分别连接储血罐静脉出口端和氧合器静脉入口端,心外和心内吸引管均一端空置,待与台上部分连接,而另一端跨泵与氧合器侧端连接。氧气管连接气源和氧合器进气口。安装完毕后需要重点检查并确认主泵管、心脏停搏液灌注管、心外吸引管和心内吸引管的走行方向严格遵照泵体指示标识,以避免管道装反导致安全隐患,同时,将股动、静脉导管和颈内静脉导管、加长型灌注针以及管道包中的台上部分管道交于器械护士。

(八)管道系统预充排气

体外循环管道安装完毕后对体外循环整体系统进行预充排气,预充液预充顺序通常是先晶体液后胶体液,常规选用的晶体液为乳酸林格液,胶体液主要为羟乙基淀粉液、人血白蛋白液等。晶体液与胶体液配比为 2:1,与人体生理胶体渗透压水平相近,以避免术中由于压力过度降低导致组织器官水肿。为确保预充排气的效果,建议预充前先向管道,尤其是微栓和滤器中充入 CO_2 以最大限度消除管道中积存的微小气泡。开机启动预充,自主循环开始,先夹闭侧支循环管道以及心脏停搏液灌注管道,待主循环管道充分预充后,再依次对灌注管道、微栓管道、超滤管道以及其他小侧支循环管道予以预充,心脏停搏液灌注管道预充完毕后直接入泵,并经压力传感器测定灌注泵压力,当确认管道中无明显气泡残留后即可停止预充,停止前先夹闭各侧支管道,最后夹闭主循环管道。预充完成后进行泵压测定,即开通微栓和滤器顶部的侧支管道,观察管道中液柱的变化,调节泵头的松紧程度,当液柱缓慢均匀下降时,表明泵压适中,将液平面监测贴片贴于储血罐警戒标记线处。预充结束后,可

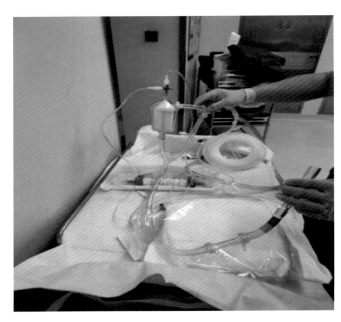

图 4-17　管道包安装

向储血罐内酌情加入部分药物,如呋塞米、乌司他丁、甲泼尼龙、人血白蛋白以及肝素,这有助于在转机过程中维持患者机体的内环境稳定状态。预充排气完成后,根据变温水箱管道的标识将其接入氧合器下端的入水口和出水口。

(九)体外循环插管

在右侧腹股沟做一切口,暴露及游离股动、静脉(图 4-18),依次插入合适的股动、静脉导管(图 4-19),在 TEE 引导下,由右侧股静脉置入导丝至右心房(图 4-20),沿导丝插入股静脉插管至下腔静脉-右心房交界处,由右侧颈内静脉置入导丝至右心房(图 4-21),沿导丝插入股动脉导管至上腔静脉-右心房交界处,在动、静脉导管插入后予以固定。

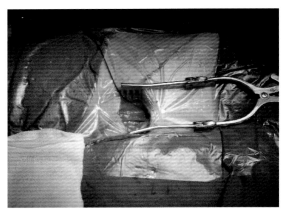

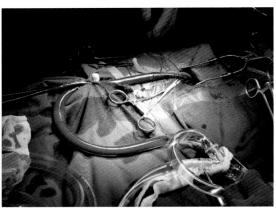

图 4-18　暴露及游离股动、静脉　　　　　　　　图 4-19　股动、静脉插管

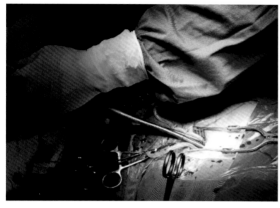

图 4-20　股静脉插管

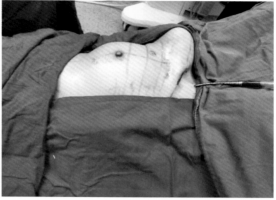

图 4-21　颈内静脉插管

（十）体外循环机方位

机器人心血管手术中体外循环机方位与常规心血管手术不同，体外循环机位于患者脚侧，为机器人操作预留充分的空间，与手术台之间成 90°角，位于机器人的侧面（图 4-22）。

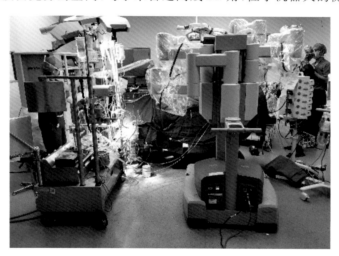

图 4-22　体外循环机方位

（十一）台上与台下管道安装

护士与术者配合，将管道的台上和台下部分进行整合安装，将台下无菌包装的动、静脉管道部分递交术者，分别与动、静脉导管进行拼接，同时，将台上的心内、外吸引管和心脏停搏液灌注管道部分递交体外循环灌注医生，分别与台下对应部分进行拼接，拼接过程中戴无菌手套，必要时使用无菌刀片（图 4-23）。心脏停搏液灌注管道放入冰桶中降温处理，与此同时，将 VAVD 负压吸引装置连接于氧合器的排气孔。

（十二）主动脉阻断技术

机器人心血管手术属于微创手术，受手术入路、解剖特点、操作程序等因素的影响，其主动脉阻断方式与常规的开放心血管手术存在较大不同。作为机器人心血管手术中最为关键的环节，主动脉阻断充分满意是手术顺利进行甚至是患者预后转归理想的重要前提。

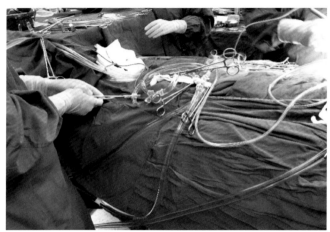

红色标识为动脉端；黄绿色标识为静脉端。

图 4-23　管道安装

在早期的阻断方式中，多采用主动脉腔内球囊阻断，即 Endoclamp™ 球囊阻断法。Endoclamp™ 为三腔管道，管壁有金属导丝包绕，弹性球囊位于导管末端。当球囊膨胀时，即可阻断主动脉，三腔中较大的内腔兼具心脏停搏液灌注和心室吸引减压双重作用，其余两腔分别用于监测球囊压力和主动脉根部压力。球囊在主动脉中的定位需要 TEE 全程引导，最终定位于主动脉窦管交界的上方并固定，球囊注水扩张后还需要 TEE 持续监测，确保球囊在位以及主动脉阻断效果确切，球囊压力保持在 250～350 mmHg，主动脉根部压力保持在 60～80 mmHg。Endoclamp™ 管道有两种规格，长度分别为 65 cm 和 100 cm，分别对应于周围或中心置管路径。对于需要进行心脏停搏液逆行灌注的患者，可以使用经颈内静脉置入的 Endoplege™ 三腔导管，弹性球囊位于导管末端，在 TEE 引导下经颈内静脉定位于冠状静脉窦，膨胀封闭冠状静脉窦后行心脏停搏液的逆行灌注并同步监测冠状静脉窦内压力，正常情况下压力不超过 40 mmHg。在临床实践应用中，主动脉腔内球囊阻断需要监测的指标较为繁杂，球囊压力的变化时刻影响着手术的效果，随着手术时间的延长，球囊存在位移甚至破裂的风险。而对于动脉硬化、动脉瘤和外周血管病变的患者，主动脉腔内球囊阻断前需要充分评估、谨慎使用，避免导致栓塞甚至血管逆撕形成夹层。合并主动脉瓣膜病变，尤其是主动脉瓣关闭不全的患者，由于存在心脏停搏液灌注效果欠佳以及心室膨胀等问题，主动脉腔内球囊阻断的效果不佳，亦不推荐使用。此外，主动脉腔内球囊阻断全程需要 TEE 的引导和监测，对于因各种原因导致 TEE 使用受限的患者也不应采用主动脉腔内球囊阻断。

后期，随着机器人手术技术和设备的更新升级，Chitwood 团队开发出更为简单、安全和稳定的经胸阻断钳，即 Chitwood 阻断钳。首先，将灌注针在 TEE 引导下插入升主动脉内以避免损伤主动脉瓣结构，使用 Chitwood 阻断钳在左侧单肺通气后经右侧第 4 肋间与腋中线交会处进胸阻断升主动脉并进行心脏停搏液灌注，全程在高清镜头直视下进行，避免对右肺动脉、左心耳和冠状动脉左主干造成损伤。还需要强调的是，在升主动脉阻断和灌注针拔除进行荷包缝合时，应酌情预防性降低血流量以防诱发主动脉相关并发症。

第二节 机器人心血管手术体外循环管理

一、启动

体外循环启动前务必再次检查并确认台上和台下管道的连接确切以及心内、外吸引管的走行方向无误，ACT 必须不短于 480 s，氧气气源开通，通气流量为 2.0～2.5 L/min，氧浓度为 70%～80%，与术者沟通确认股动脉导管与动脉管道已连接且无管道钳夹闭，先测试泵压，启动主泵试转数圈观察泵压无异常升高，即说明股动脉无异常，动脉导管固定在位。待静脉导管固定到位后，正式进入体外循环程序，为确保静脉引流充分，先开放颈内静脉管道，当颈内静脉管道顺利引流后，再开放股静脉管道，同时启动 VAVD 负压吸引装置，夹闭 Y 形游离端，使氧合器内保持负压状态。

二、常温下并行体外循环辅助心脏不停搏机器人心血管手术

对于相对简单且手术时间较短的机器人心血管手术，如房间隔缺损修补术，可在常温下并行体外循环辅助心脏不停搏状态下进行。术中要求：①保温，患者鼻咽温度不低于 34 ℃以避免因体温过低诱发心室颤动；②稳定灌注压，术中平均动脉压（MAP）维持在 60～80 mmHg 并观察尿量，若尿量较少，可适当予以利尿处理；③控制心率，心脏不停搏手术中，心率过慢或过快均不利于手术操作，术中心率水平稳定于 50～60 次/分较为理想；④泵流量控制在 60～70 ml/(kg·min)；⑤机器人手术中需要向胸腔内充入 CO_2 气体，因此术中 CO_2 分压相对较高（可达到 50 mmHg 左右），这就需要根据 CO_2 的动态变化调节氧流量和浓度来使氧分压维持在 200～300 mmHg，静脉血氧饱和度≥75%；⑥部分手术因操作需要，静脉导管未能阻断，而在负压环境下未阻断的静脉管道中极易出现气泡，此时流量以及负压的控制尤为重要，避免气泡经氧合器进入动脉管道；⑦术中定期监测 ACT 和进行血气分析，每 30～40 min 一次，若 ACT<480 s，则需要及时补充肝素，追加肝素量为 50～100 IU/50 s。

三、体外循环辅助心脏停搏机器人心血管手术

多数手术仍需要在心脏停搏环境下进行，这也是机器人心血管手术体外循环管理的核心内容。安徽医科大学第一附属医院开展的心脏停搏机器人心血管手术中以瓣膜成形（置换）术、肥厚型梗阻性心肌病矫治术较具优势。术中温度采用浅中低温管理模式，前并行循环阶段鼻咽温度降至 33～34 ℃ 即可行升主动脉阻断并灌注心脏停搏液。心脏停搏液常用血液与晶体液之比为 1∶4 的 Del Nido 混血灌注液，首次灌注剂量为 15～20 ml/kg，灌注压维持在 100～120 mmHg，灌注周期为 70～90 min，后续则为半量续灌。HTK 晶体灌注液首次灌注剂量为 20～25 ml/kg，灌注压维持在 80～100 mmHg，灌注周期为 120～150 min。术中定期监测 ACT 并于 α 稳态模式下管理血气，静脉血氧饱和度≥75%，随着温度的降低，机体的代谢率降低，与之对应，氧供、氧耗水平亦会有所降低，因此，根据体温的变化，氧浓度由常温下 80% 逐渐下调至 60%，氧合指标要求同心脏不停搏机器人心血管手术。心脏停搏后持续降温，停搏期间，鼻咽温度常规维持在 30～32 ℃，直肠温度常规维持在 31～33 ℃。复温时，予以超滤排出多余水分，调节内环境并逐渐提升氧浓度至降温前水平，温度上升过程需要相对缓和，鼻咽温度和直肠温度之间温差不宜过大以避免脏器复温不均影响功能预后。

鼻咽温度升至 36 ℃,直肠温度升至 34 ℃,予以升主动脉开放,适当增加心内吸引量,予以充分左心减压,观察心脏复搏,体外循环进入后并行辅助阶段。心脏复搏后继续复温,鼻咽温度升至 37 ℃,直肠温度升至 35 ℃,调节心率、血压、电解质、HCT、酸碱等指标,待血流动力学和内环境稳定、生命体征平稳、心功能调控满意、手术效果确切,并与术者沟通确认体外循环可以停机后,即可逐步减控流量直至平稳停机。术中对于 ACT 和血气参数监测的要求同心脏不停搏机器人心血管手术。

四、体外循环中血流动力学和血气参数监测

体外循环中成人 MAP 控制在 60~80 mmHg 较为合适,尿量>1 ml/(kg·h)表明肾脏灌注充分,若未合并泌尿系统疾病或其他继发性肾脏损伤病变,尿液为清澈淡黄色。HCT维持在 22%~25%,血红蛋白(Hb)水平维持在 80~90 g/L,对于时间较长、难度较大的特殊手术,HCT 和 Hb 水平尽量保持在较高水平。术中乳酸(Lac)和剩余碱(BE)水平均是反映机体自身代谢水平的敏感指标,Lac 水平应维持在 1.5~2.5 mmol/L,BE 水平应维持在 -3~3 mmol/L。电解质中钾离子和钙离子浓度较具有临床意义,钾离子浓度维持在 3.5~5.5 mmol/L,瓣膜手术患者术毕钾离子浓度维持在相对高水平,从而降低体外循环结束后经外周通道再行补钾的难度,钙离子浓度维持在 2.25~2.75 mmol/L,在开放升主动脉心脏复搏后常规加入氯化钙/葡萄糖酸钙以提升心肌功能进而增强其收缩力。

五、机器人心血管手术体外循环相关并发症

(一)感染

感染是外科手术中较为常见的并发症之一,机器人心血管手术取微创切口进行操作,较常规手术感染风险有所降低,但是仍需要意识到预防感染的重要性。术前准备时确保管道等手术器械包装完整且处于保质期内,术中严格消毒、无菌置管,必要时术中和术后加用抗生素预防感染。

(二)血管不良事件

如前所述,部分血管基础状况不理想的患者在插管时、术中或术后可能继发血管不良事件,如栓塞、血肿、动脉夹层甚至血管破裂大出血等,这就要求术前对患者的血管状况进行充分的评估,根据影像学检查的结果选择合适的导管和目标血管。当出现血管不良事件时,积极采取相应的处置措施:对于血肿,予以压迫止血,若血肿较大,可切开引流;对于栓塞,予以取栓或溶栓治疗;对于动脉夹层或血管破裂大出血,需要即刻进行抢救,必要时取正中切口行开放手术。

(三)骨筋膜室综合征

骨筋膜室综合征出现的原因主要在于股动、静脉插管时间过长,导致插管侧下肢血流受阻伴有酸中毒,肌细胞和神经元坏死,表现为下肢肿胀明显、感觉麻木、动脉搏动弱、皮肤苍白且温度低,患者主诉痛感强烈,可予以急诊切开减压缓解肿胀、疼痛。

(四)其他并发症

皮下气肿、疼痛、气胸等在机器人心血管手术中也是较为常见的并发症,严重时影响术后正常呼吸甚至会出现呼吸困难,患者易产生焦虑、紧张、不安等负面情绪而不利于术后的恢复。此时需要积极镇痛、排气并配合相应的镇静措施,辅以言语安慰,经过及时的对症处

理,患者的预后通常能够得到全面改善。

六、机器人心血管手术中体外循环意外情况的处理

受术者、患者、手术条件、病情变化等多方面因素影响,机器人心血管手术体外循环过程中可能会出现若干意外情况,这要求体外循环灌注医生具备丰富的临床应对经验,能够冷静、快速地处理当前面临的问题。

(一)机械故障停泵

主要原因:未连接电源而仅依靠有限电池电量供电;体外循环装置运转过程中压力过高(超过设定阈值);液平面低于液平面监测贴片粘贴位置;保险丝烧断等机械故障;泵槽内有异物;压泵管过紧;停电。

解决方案:检查并确认电源连接正常并确保电源供电;常备手摇柄以备急用;检查泵压,确保泵管松紧适度;密切关注体外循环装置运转过程中液平面水平;定期检查、维护机器,发现异常情况及时处置并记录报备。

(二)体外循环管道进气

主要原因:储血罐排空;主泵流量低于分泵流量;心内吸引管(左心吸引)装反;预充排气不彻底;氧合器气体出口端堵塞;复温时鼻咽温度和直肠温度差值过大;台上与台下管道连接不当;连接灌注管道及灌注液的输液器开关关闭导致灌注管内负压形成而进气。

解决方案:充分预充排气;仔细检查管道安装方向,阻断前尽量不用心内吸引;均匀调控温度变化;管道连接时需要仔细查验;排气孔不得堵塞;灌注管道中的输液器开关不得关闭。若气体已进入体内,则立即采用逆行灌注及脑保护方案,流量为 $1000\sim2000$ ml/min,持续时间为 $5\sim8$ min,压力维持在 $20\sim30$ mmHg。应用大剂量糖皮质激素(地塞米松 20 mg 或泼尼松龙 30 mg/kg),戴冰帽保护脑以及脱水降颅内压(甘露醇 2 g/kg 及呋塞米 40 mg)。

(三)肝素抵抗和凝血

主要原因:抗凝血酶Ⅲ(AT Ⅲ)缺乏致使反复追加肝素但 ACT 仍然不足 480 s 从而无法转机;肝素给量不足甚至未肝素化;鱼精蛋白拮抗后仍然使用心外吸引;复温温度过高(体温>42 ℃)。

解决方案:输入新鲜血浆,并重复测定 ACT,血浆输入过程中需要警惕过敏反应。若条件允许,可考虑肝素替代药物,如比伐卢定等。经处理 ACT 达标后转机,缩短 ACT 测定间隔,每 $20\sim30$ min 测定一次,如有异常及时追加肝素。若转机前经心外吸引吸回的血液中发现血凝块尚未进入体内,则即刻更换氧合器或微栓和滤器并追加肝素剂量,若血凝块已进入体内,则采取相应脑保护和溶栓治疗方案。给予鱼精蛋白后不再使用心外吸引;复温时温度设定不宜过高。

(四)主泵压异常增高

主要原因:动脉导管被钳夹;动脉导管扭曲或打折;插管处形成动脉夹层;插管过深导致导管贴壁;动脉导管型号不符;出现血凝块;动脉痉挛。

解决方案:动脉插管时严格按照标准选择合适型号的导管;插管操作动作合理,管道固定后确保管道通畅无堵塞;动脉导管固定后试验性转动主泵测定泵压;插管前充分肝素化;动脉痉挛时可在其表面滴洒适量罂粟碱以扩张血管、缓解痉挛。

（五）氧合欠佳

主要原因：氧合器氧合性能不佳；未接气源或未打开气源；氧流量或浓度设定过低；氧合器管道方向接反。

解决方案：合理选择氧合器；转机前仔细检查以确保气源连接到位并于主泵压测定后打开气源开关以免遗忘；检查管道连接方向，确保接入氧合器的方向无误。

（六）液平面过低难以维持

主要原因：静脉导管不到位，插管过深或过浅；引流管扭曲、打折甚至从静脉中脱出；管道内进气；过敏；储血罐位置过高导致引流不畅；VAVD负压吸引装置吸引效果不满意。

解决方案：转机前将液平面监测贴片调至监测液平面模式；插管时合理操作，插入深度适当，确保管道不打折、不扭曲、不脱出；管道内发现进气后应即刻停机并与术者沟通确认进气的原因，待原因查明并解决后再予以转机；合理调整储血罐的位置，适当调节VAVD负压吸引装置的负压值以确保引流充分；过敏表现为体内循环系统血管扩张导致液平面迅速降低，血压进行性急剧下降，查看患者皮肤表面有无明显红疹，过敏前有无较为明确的给药操作，常见鱼精蛋白过敏。一旦发现鱼精蛋白过敏，即刻停用鱼精蛋白并行抗过敏治疗，充分补液。

（七）变温系统异常

主要原因：鼻咽温度探头或直肠温度探头脱出；直肠温度探头插于大便中；变温水毯破损；变温水箱中水位过低、漏水以及机械故障。

解决方案：鼻咽温度探头和直肠温度探头插入、固定到位以避免脱出，直肠温度探头插入时需要注意确认没有插于大便中；定期检查变温水毯、变温水箱，发现问题及时报备，定时向变温水箱内加水以避免水位过低。术中积极调控手术室环境温度以确保变温系统的温度调控效果好。

（八）血管麻痹综合征

血管麻痹综合征以高排低阻休克状态为主要表现形式，类似于脓毒血症暖休克变化，又称血管扩张性休克。**主要原因：**术前心功能差，左室射血分数（LVEF）<35%；体外循环时间过长（>4 h）；术前服用ACEI类药物；术前使用肝素。

解决方案：术前积极改善心功能，积极改善LVEF至能耐受手术的范围；尽可能缩短体外循环时间；药物干预，目前最为常用的是去甲肾上腺素，其次为血管升压素和亚甲蓝，提倡联合用药，联合用药的改善效果更为直观。

（九）开放升主动脉后心脏复搏困难

主要原因：电解质紊乱，以高血钾多见；冠状动脉进气或冠状动脉开口被堵塞；温度过低；房室传导阻滞；血压过低；术前心功能差。

解决方案：积极纠正电解质紊乱；冠状动脉充分排气并积极寻找可能导致冠状动脉开口被堵塞的原因，必要时重新阻断修复；开放前充分升温；辅以血管活性药适当升高血压；开放升主动脉时控制转机流量，转机流量不宜过大，否则易导致心脏过于充盈而复搏困难。

（十）心脏停搏后心电机械活动频繁

主要原因：机械干扰；灌注周期偏长；灌注量不足；灌注液钾离子浓度偏低；冠状动脉梗阻或主动脉瓣病变导致灌注液未能按预计灌注量灌入。

解决方案：按照灌注液配方严格配制灌注液；定时定量予以心脏灌注；请专人维修处理机械故障；主动脉瓣病变时可通过左、右冠状动脉直灌灌注管直接灌注；冠状动脉梗阻时则联合逆行灌注，采用顺逆结合的灌注方式。

（十一）其他意外

储血罐侧路未完全关闭、测压计未校正归零、压泵管较松以及测压管道输液器开关关闭均可导致测定泵压时数值显示过低。若主泵未将液平面监测贴片调至监测液平面模式而仅安装液平面监测贴片，则出现主泵虽报警但不停泵，仍然存在与储血罐连接的体外循环管道进气的风险。转机过程中如果氧合器出现明显影响患者手术安全的问题，如氧合欠佳经调整氧浓度或流量但改善仍不显著、因转机时间过长导致氧合器出现血浆渗漏现象等，必须更换氧合器方可确保手术安全进行。更换氧合器时，首先予以降温至深低温停循环水平，在降温时同步预充备用氧合器，待温度降至 20 ℃左右停循环，夹闭管道后快速安装备用氧合器，安装完毕后打开储血罐所有侧路予以自循环排气，待确认无明显气泡存在后继续转机。患者全程予以冰帽保护脑，NIRS 监测脑氧饱和度。此外，外周体外循环建立过程中，右侧股动静脉插管困难时应行左侧股动静脉插管。双侧股动脉或静脉插管困难、右侧颈内静脉插管困难者，应改为传统正中开胸手术。术中出现意外损伤、难以控制的出血、腹腔脏器损伤、股动静脉损伤、颈内静脉损伤等时，应立即停止机器人心血管手术，改为正中开胸或侧开胸手术。

七、总结

机器人心血管手术作为当前心血管外科中新兴的微创手术模式，由于其临床操作稳定、手术切口精细以及术后患者恢复快，在实践中得以广泛普及并逐渐成为微创手术的代表类型。当前，机器人手术系统适用于心脏瓣膜病、冠状动脉粥样硬化性心脏病、先天性心脏病、心脏肿瘤、肥厚型梗阻性心肌病等的常规心血管外科治疗[12-15]。机器人辅助与全腔镜下先天性房间隔缺损修补术预后疗效的对比发现，机器人辅助组患者术中体外循环时间和手术时间均较常规术式显著缩短[16]。主动脉阻断技术是机器人心血管手术中的重要内容，早期采用的球囊阻断技术尽管阻断效果确切、充分，但是对于术者的临床经验要求较高，经验不足或技术不熟练的外科医生行球囊阻断操作时，医源性主动脉夹层的发生风险会明显增加，相比之下，经胸阻断钳主动脉阻断技术的安全性更高[17]。此外，静脉充分引流使得术野完全暴露是机器人心血管手术顺利进行的关键前提，由于股静脉管道细长，单纯依靠股静脉引流效果有限，因此，在提高静脉引流效率方面，主要有以下若干改良方式：其一，使用 VAVD 负压吸引装置，优势在于负压稳定，但是需要配套特定的密闭膜肺方可使用；其二，颈内静脉置管，能够辅助引流，但增加了穿刺损伤风险，若穿刺点处理不当，易形成血肿；其三，离心泵驱动辅助，经济成本较高；其四，滚压泵驱动辅助，流量难以控制且增加了血管不良事件的发生风险，现已基本不再采用[18]。综上所述，机器人心血管手术是近年来新发展起来的微创心血管手术类型，创伤小、定位准、恢复快是其主要的优势，术前对患者的实际病情和基础状况进行严谨评估，术中选择性能和设计理想的氧合器，采用股静脉、颈内静脉双置管引流并联合 VAVD 负压吸引装置，充分改善引流效果，清晰暴露心脏及周边组织，有利于手术的顺利进行。

（张成鑫）

参 考 文 献

［1］　LEE J D，SRIVASTAVA M，BONATTI J. History and current status of robotic totally endoscopic coronary artery bypass［J］. Circ J，2012，76（9）：2058-2065.

［2］　CHITWOOD W R，Jr. Robotic cardiac surgery by 2031［J］. Tex Heart Inst J，2011，38（6）：691-693.

［3］　BONAROS N，SCHACHNER T，LEHR E，et al. Five hundred cases of robotic totally endoscopic coronary artery bypass grafting：predictors of success and safety［J］. Ann Thorac Surg，2013，95（3）：803-812.

［4］　SURI R M，ANTIEL R M，BURKHART H M，et al. Quality of life after early mitral valve repair using conventional and robotic approaches［J］. Ann Thorac Surg，2012，93（3）：761-769.

［5］　POFFO R，TOSCHI A P，POPE R B，et al. Robotic surgery in cardiology：a safe and effective procedure［J］. Einstein（Sao Paulo），2013，11（3）：296-302.

［6］　王加利，李佳春，高长青，等. 负压辅助静脉引流技术在微创心脏手术中的应用［J］. 中国体外循环杂志，2009，7（3）：163-165.

［7］　BONATTI J，SCHACHNER T，WIEDEMANN D，et al. Factors influencing blood transfusion requirements in robotic totally endoscopic coronary artery bypass grafting on the arrested heart［J］. Eur J Cardiothorac Surg，2011，39（2）：262-267.

［8］　SCHACHNER T，BONAROS N，RUETZLER E，et al. Myocardial enzyme release in totally endoscopic coronary artery bypass grafting on the arrested heart［J］. J Thorac Cardiovasc Surg，2007，134（4）：1006-1011.

［9］　HAJIZADEH FARKOUSH S，ABOLFATHI N，MEHMANESH H，et al. Design and finite element analysis of a novel smart clamper for aortic cross-clamping in minimally invasive surgery［J］. Minim Invasive Ther Allied Technol，2016，25（1）：15-21.

［10］　XIAO C S，GAO C Q，YANG M，et al. Totally robotic atrial septal defect closure：7-year single-institution experience and follow-up［J］. Interact Cardiovasc Thorac Surg，2014，19（6）：933-937.

［11］　SEN O，AYDIN U，KADIROGULLARI E，et al. Mid-term results of peripheral cannulation after robotic cardiac surgery［J］. Braz J Cardiovasc Surg，2018，33（5）：443-447.

［12］　GAO C Q，YANG M，XIAO C S，et al. Robotically assisted mitral valve replacement［J］. J Thorac Cardiovasc Surg，2012，143（4 Suppl）：S64-S67.

［13］　FOLLIGUET T A，DIBIE A，PHILIPPE F，et al. Robotically-assisted coronary artery bypass grafting［J］. Cardiol Res Pract，2010，2010：175450.

［14］　ONAN B，ONAN I S. Early results of robotically assisted congenital cardiac surgery：analysis of 242 patients［J］. Ann Thorac Surg，2021，112（6）：2020-2027.

［15］　NISIVACO S，HENRY M，WARD R P，et al. Totally endoscopic robotic-assisted excision of right ventricular papillary fibroelastoma［J］. J Robot Surg，2019，13（6）：779-782.

［16］ 李宁,张成鑫,葛圣林,等.机器人辅助与全胸腔镜下不停跳房间隔缺损修补术的疗效观察[J].中国胸心血管外科临床杂志,2020,27(2):168-172.

［17］ ATLURI P,GOLDSTONE A B,FOX J,et al. Port access cardiac operations can be safely performed with either endoaortic balloon or Chitwood clamp[J]. Ann Thorac Surg,2014,98(5):1579-1584.

［18］ 赵赟,程玥,胡克俭,等.微创机器人辅助下心脏手术中体外循环的各种引流方法比较[J].生物医学工程学进展,2014,35(2):78-80,83.

第五章 机器人心血管手术的设备、器械准备和手术配合

第一节 机器人心血管手术的设备使用

一、机器人手术系统

机器人手术系统由三部分组成:医生操控系统、床旁机械臂系统、成像系统。

现临床使用较为广泛的为达芬奇机器人 Xi 手术系统(简称机器人 Xi 手术系统)及达芬奇机器人 Si 手术系统(简称机器人 Si 手术系统)。

二、机器人 Xi 手术系统及其操作流程

(一)机器人 Xi 手术系统

1. 医生操控系统 符合人体工程学设计的裸眼 3D 立体目镜、操作手柄、操控台调节按钮、开关机及紧急制动按钮、触摸显示屏调节面板、镜头踏板、离合踏板、左右手器械电设备踏板和组机连接光缆线(图5-1)。

2. 床旁机械臂系统 小臂按钮、大臂按钮、4 个机械臂、触摸显示屏调控面板、电动驱动按压手柄装置、智能语音提示系统(图 5-2)。

3. 成像系统 触摸显示屏、核心处理器、光源系统、Firefly 荧光成像系统、静态图像截取系统、音频控制系统、机器人专用器械显示系统(图 5-3)等。

(二)机器人 Xi 手术系统的操作流程

(1)手术室位置布局合理、规范,床旁机械臂系统位于患者手术床左侧,开机前连接好蓝色光缆线与电源线,三大系统电源按钮橘色灯亮起,通过按任一系统电源按钮启动机器人手术系统,启动后,系统进入电路和机械双重自检程序,进入"HOME"状态,HOMING 过程结束后,出现语音提示"Da Vinci is ready",开机完成后正常状态下各指示灯呈蓝色。

(2)床旁机械臂系统自检完成后,触摸显示屏将显示"WAITING ON STERILE TASKS"(等待无菌任务),长按"DEPLOY FOR DRAPING"展开安装无菌臂套,中心立柱将自动升高、4 个机械臂外展,直至提示音结束。巡回护士将各机械臂微调后露出中心立柱,器械护士用机器人专用无菌臂套包裹各机械臂,先中心立柱,再依从左至右或从右至左的顺序套各机械臂,须遵从无菌原则(图 5-4)。

(3)无菌臂套套完后,巡回护士点击"STERILE STOW"无菌收置机械臂,并覆盖无菌中单进行外围保护,防止无菌臂套被污染。

(4)巡回护士按下"SELECT ANATOMY"选择手术部位,在解剖部位菜单

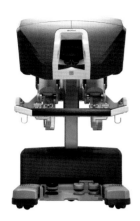

图 5-1　机器人 Xi 手术系统医生操控系统

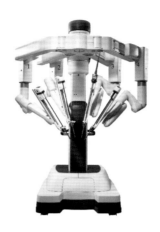

图 5-2　机器人 Xi 手术系统床旁机械臂系统

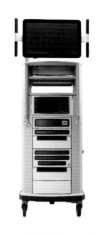

图 5-3　机器人 Xi 手术系统成像系统

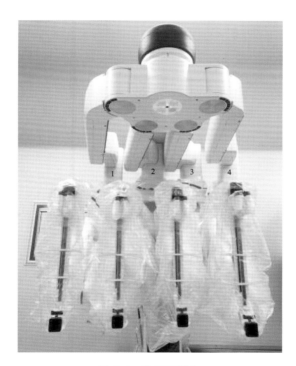

图 5-4　套无菌臂套

[THORACIC（胸）、CARDIAC（心脏）、UPPER ABDOMINAL（上腹）、LOWER ABDOMINAL（下腹）、RENAL（肾）、PELVIC（盆腔）]中选择"CARDIAC"后,选择入路路径"PATIENT LEFT"（图 5-5）。

（5）30°内镜的使用:器械护士可先将其连接线递给巡回护士,提前连接光源机进行预热,此方法可有效减少术中镜头起雾,光源打开后勿直视其发光束,以免损伤眼睛。在使用内镜前务必检查镜面、光缆线有无磨损、破损,若术中需清洁镜头污渍,注意水温不可超过55 ℃。

（6）Trocar 建立好之后,调节手术体位。按下"DEPLOY FOR DOCKING"展开机械臂对接。按下电动驱动按压手柄装置,地面会出现绿色十字激光标记,推动床旁机械臂系统,

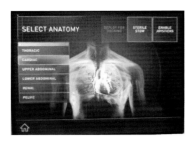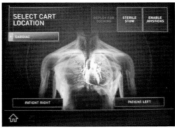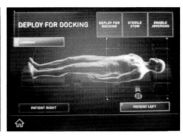

图 5-5 调控面板选项

将十字激光标记对准镜头孔,助手将机械臂与 Trocar 对接,此时床旁机械臂系统将自动锁定,屏幕显示"SURGERY IN PROGRESS"(手术进行中),触摸显示屏上的任何功能按键都将无法使用。

(7)根据术中牵拉暴露需要,医生会提前规划镜头臂的放置位置,通常情况下为 2 号机械臂。将 30°内镜安装至 2 号机械臂。点击小臂按钮解锁,推镜头至患者体内,探查体腔并找到手术区域的最远端。再次点击小臂按钮锁定镜头臂准备做"TARGETING"(自动对位)。助手左手固定 Trocar,右手按下镜头上的对位键,按至听到"Targeting completed"提示音结束。微调镜头臂,使其大臂关节与十字激光标记的纵线保持平行。

(8)对接好 1 号和 3 号机械臂 Trocar,以镜头臂为中心,调节臂与臂之间的距离,保证手术器械及镜头的活动空间,防止机械臂碰撞。在镜头指引下放入 470184 永久电铲及 470036 DeBakey 镊,手术开始,所有操作须在可视条件下进行。放入器械前,器械护士需检查机器人器械头端的完整性及关节活动度。机器人操作器械具有转腕功能,包括 7 个自由度,能够有效完成机械臂的上下、左右、前后运动及机械手的开合、旋转及关节弯曲等动作。机器人操作器械沿垂直轴和水平轴分别可做 360°和 270°旋转,并且关节活动度均大于 90°,远超人手的活动范围,故手术具有更高的灵活性和精确性[1]。

(9)成像系统可将术野放大 10~40 倍,并以 3D 图像的形式呈现在主刀医生视野中。高清放大视野有利于主刀医生及助手更清晰地辨认组织结构,更好地完成游离、缝合、打结等操作,提高手术的精准度及手术效率,主刀医生操作结束后,助手取出机器人专用器械,分离 Trocar 及机械臂各个对接口,巡回护士长按"STERILE STOW"收回机械臂,操控床旁机械臂系统安全退离手术区域。

(10)取下污染的臂套和中心立柱套,按下"STOW"将机械臂降至最低和最小范围,关机前巡回护士可手动将各机械臂调至最小角度,并用清洁臂罩保护性遮盖(图 5-6)。

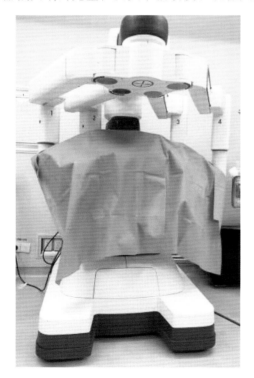

图 5-6 备用状态

三、机器人 Si 手术系统及其操作流程

（一）机器人 Si 手术系统

1. 医生操控系统　设计原理及功能键同机器人 Xi 手术系统（图 5-7）。

2. 床旁机械臂系统　小臂按钮、大臂按钮、3 个机械臂（图 5-8）、1 个镜头臂、左右换挡开关、电池状态指示灯、Trocar 安装指示灯、油门启动手推杆、电动驱动旋转手柄装置（图 5-8）。

3. 成像系统　触摸显示屏、核心处理器、光源系统、高清立体镜头、音频控制系统、亮度控制系统、色彩控制系统、机器人专用器械显示系统（图 5-9）。

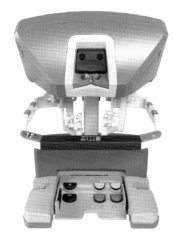

图 5-7　机器人 Si 手术系统医生操控系统

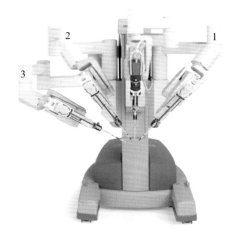

图 5-8　机器人 Si 手术系统床旁机械臂系统

（二）机器人 Si 手术系统的操作流程

（1）床旁机械臂系统位于患者手术床左侧，开机前连接好蓝色光缆线与电源线，一键启动机器人手术系统，随后系统进入电路和机械双重自检程序，进入"HOME"状态，HOMING 过程结束后，各机械臂指示灯呈白色。

（2）巡回护士将各机械臂展开，器械护士完成 1 个镜头臂和 2 个机械臂的套臂工作，无菌臂套套好后，机器人自动识别适配器，镜头臂套好后调节镜头臂甜蜜点（SWEET SPOT），将蓝色箭头与蓝色粗线的中心对齐，以对齐为最佳调节点，并使镜头小臂与中心立柱垂直，随后对各机械臂进行合理调整，并覆盖无菌中单进行外围保护，防止无菌臂套被污染。

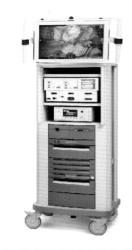

图 5-9　机器人 Si 手术系统成像系统

（3）镜头臂套好后，安装 12 mm 的 30°内镜，打开光源，用臂套白纸和 3D 校准器校对"White Balance"（白平衡）和"Auto 3D Calibration"（3D 模式），触摸显示屏上均出现"√"说明校对完毕（图 5-10），若术中需使用荧光模式，则需要校对"Auto Fluorescence Calibration 1 and 2"，校对完毕选择"Exit"，退出选项菜单。

（4）根据手术部位及助手的指挥进行对接，由巡回护士推入床旁机械臂系统，推动时可

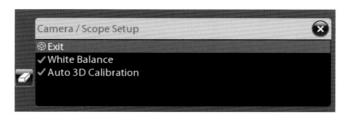

图 5-10　白平衡及 3D 校准菜单

选择手动"N"挡或电动"D"挡两种模式操控,电动行进模式(D 挡)可有 15 km/h 的时速,推行过程中注意安全,将无影灯等设备移开,防止触碰、撞击等,并观察底座及机械臂与手术床及患者的距离,切勿鲁莽操作。对接后的最佳位置:每个臂之间允许约 45°的角度(图 5-11)。

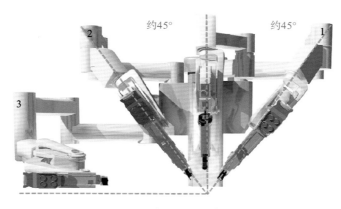

图 5-11　对接后机械臂位置

　　(5)镜头臂与 12 mm 专用 Trocar 对接完成后,出于安全考虑,系统将制动,驱动界面黄色 LED 灯将给出指示,标注为"CANNULA INSTALLED:CART DRIVE DISABLED"(已安装套管:推车架驱动禁用),为保证患者术中安全,对接完成后,两侧挡位开关都必须位于驱动(D)位置[2]。

　　(6)12 mm 机器人镜头使用 45～60 ℃热水浸泡 10 s 后擦干,先将双目内镜插入 12 mm专用 Trocar,然后稍微旋转卡入镜头臂适配器,放入镜头臂时听到"咔"声,才表示镜头安装完成。在使用过程中,请轻拿轻放镜头,避免镜头跌落及磕碰。机器人操作过程中,也请注意不要让机械臂撞击镜头。镜头故障会导致视野丢失、无法聚焦、3D 校准丢失等问题。

　　(7)器械装载时,先将机器人器械头部直插入 Trocar,然后将器械盒部滑入适配器的槽内,听到 3 声"滴"声后,再按一下小臂按钮,手抓住适配器,在内镜可视状态下,将器械慢慢滑入,机器人器械头部需全部穿过 8 mm Trocar,并置于手术区域内,则机器人操作前准备完毕。

　　(8)机器人操作结束后,主刀医生将器械尖端张开,腕部放直后再取出器械,最后取出镜头,器械护士及时保护好镜头及光缆线,递交给巡回护士进行整理。将床旁机械臂系统退离患者,撤除臂套,将机械臂及镜头臂归位。

四、机器人手术系统的保养及操作注意事项

　　(1)机器人手术系统在使用过程中遇到故障时,及时联系厂家,或拨打热线电话400 021 8030

进行线上故障排除,根据机器人机械臂指示灯提示,及时排除术中出现的问题。

(2)机器人手术系统日常维护保养管理:床旁机械臂系统连续一天 24 h,一周 7 d 不间断充电,不论机器是否使用。床旁机械臂系统和成像系统均有冷却风扇,冷却风扇在系统连接电源后始终会运行,不论机器是否在开机模式。

(3)常见指示灯:①蓝色:正常开机自检完成后的指示灯。②红色:遇到"不可恢复错误"时的指示灯。③黄色:遇到"可恢复错误"时的指示灯。④绿色:工程师检修时,对机器数据进行下载时的指示灯(图 5-12)。⑤两侧蓝色灯持续闪动:机械臂可以移动。⑥两侧绿色灯持续闪动:自动记忆,推动器械可以回到上一次使用的位置。

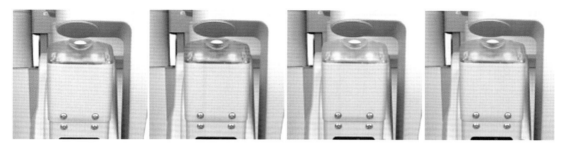

图 5-12　常见指示灯光亮

(4)机器人手术系统在运行过程中,听到报警声→看成像系统的触摸显示屏,了解什么错误→点"Silence Alarm"使系统静音→解决问题(或者拍照并联系厂家)→点"Recover Fault"[3](图5-13)。

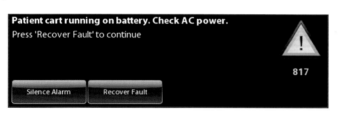

图 5-13　报警界面显示

(5)当术中出现"可恢复错误",要求重新开启整个机器时,关机后 5 min 内重新开机,不计算在手术器械使用寿命内。

(6)当机器人器械在患者体内时,重新开机,机器人器械可自检,但在患者体内不会有任何动作,可以不用拔出机器人器械进行重新开机。

(7)当机器处于开机状态时,开关键被按下后 10 s 内再按开关键,可停止关机动作。

(8)紧急出血中转开胸的急救流程:①主刀医生迅速将所有器械腕部伸直,器械尖端打开(必要时可使用其中一把器械压迫出血点,但要告知助手不能取出这把器械);②助手迅速取出其余器械,将内镜缩回至内镜 Trocar 中(但不取出压迫出血点的器械),使用大臂按钮直接拔出 Trocar 将机械臂抽离患者体内;③器械护士 10 s 内撤离机器人器械及物品,巡回护士添加开胸器械及耗材,配合医生进行急救处理。

(9)术后,清洁电源线和蓝色光缆线,用消毒纸巾擦拭系统表面,必要时使用清洁保护套遮盖,并将系统存放于指定位置。

第二节　机器人心血管手术的手术室准备

一、手术室布局

(一)手术室准备

手术室应为宽敞明亮、符合标准的Ⅰ级洁净手术室,机器人设备按照规定要求配置和安装,符合国家标准,处于完备状态,并将其接入一体化手术室(一体化手术室主要由吊塔系统、一体化手术多媒体系统、集中控制系统、一体化多媒体存储系统和远程医疗系统等组成)中,才能满足临床教学、手术示教、远程医疗、视频会议及远程学术交流的需要。

吊塔系统包括麻醉吊塔、外科吊塔和腔镜吊塔,吊塔内有各种导线穿过,塔身配备插座、吸引接口、网络视频接口及各种气体接口,这就要求吊塔的位置与麻醉机、监护仪、手术床以及其他外科设备的位置保持协调。一体化手术室的布局还需符合术者作业的人体工程学设计要求:能够调整监视器高度,避免护士反复移动设备,增加手术人员行走的安全性和机器电源的稳定性,实现人、机、环境的高度协调,为手术人员的职业安全提供保障。

手术室内的其他设备(如恒温箱、冰箱、操控面板、温湿度检测器、时钟、看片灯等)的安装位置都要符合人体工程学设计原则,以满足实际使用需求[4]。

无菌区外的医生操控系统一般需固定于手术室内靠墙处,使主刀医生能够直接看到患者和助手,便于交流。外围配备2个及以上手术视频转播显示屏(图5-14),以方便助手查看动态手术转播,配置2个患者生命体征监护仪显示屏,以便体外循环医生、手术医生和麻醉医生根据监护仪数据实时调控,并配备手术视频录像系统(图5-15),及时保存术中视频信息。由于床旁机械臂系统需要能够灵活移动,手术室内四周应尽可能配备足够的电源插座,手术床位置需居中,并配备手术托盘及专用器械车2个等。

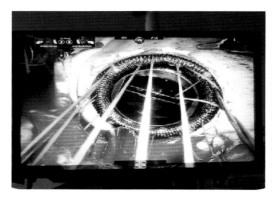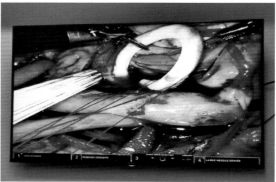

图5-14　转播显示屏

(二)仪器设备准备

电外科能量平台、血液回收机、ZOLL除颤仪及除颤电极片、CO_2气腹机、变温水毯等。

二、敷料及器械准备

（1）手术敷料：一次性无菌手术包2个。

（2）基础器械：体外循环器械A/B包、乳突牵开器、小甲状腺拉钩、CO_2气腹管。

（3）专科器械：心血管微创二尖瓣器械（表5-1）。

（4）机器人Xi手术系统专用器械：机器人Xi手术系统心血管专用器械（表5-2）、4个8 mm专用Trocar＋芯、单极线、双极线、8 mm的30°内镜。

（5）机器人Si手术系统专用器械：机器人Si手术系统心血管专用器械（表5-3）、3个8 mm专用Trocar＋芯、单极线、双极线、12 mm的30°内镜、3D校准器。

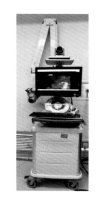

图5-15 手术视频录像系统

表5-1 心血管微创二尖瓣器械（15件）

器械	数量/件	器械	数量/件
微创持针钳	2	微创线钩	1
无创特细血管钳	1	无创血管镊	2
无创抓钳	1	微创推结器	1
超锋利剪刀	2	微创精细神经探钩	1
微创线钩手柄	1	无创大抓钳	1
腔内抓钳	1	微创Chitwood阻断钳	1

表5-2 机器人Xi手术系统心血管专用器械（5件）

器械编码	器械英文名称	器械中文名称
470184	Permanent cautery spatula	永久电铲
470006	Large needle driver	大号持针钳
470007	Round tip scissors	圆端手术剪
470246	Atrial retractor short right	心房牵开器右侧短
470036	DeBakey forceps	DeBakey镊

表5-3 机器人Si手术系统心血管专用器械（8件）

器械编码	器械英文名称	器械中文名称
420184	Permanent cautery spatula	永久电铲
420006	Large needle driver	大号持针钳
420178	Curved scissors	圆头弯剪
420204	Atrial retractor	心房牵开器
420036	DeBakey forceps	DeBakey镊
420189	Double fenestrated grasper	双孔长抓钳
420033	Black diamond micro forceps	黑钻微型镊

器械编码	器械英文名称	器械中文名称
420003	Small clip applier	小型持夹器

三、耗材准备

（1）常规物品准备：输血器、输液器、三通阀、T形连接管、输液辅助用导管（1 m）、18G贝朗留置针、透明敷贴（6 cm×7 cm、10 cm×12 cm）、刀片（23♯、11♯）、丝线（1♯、4♯、7♯）、鲁米尔套线器（成人型）、红导尿管（8♯、14♯）、冲洗器、大小纱布、缝针（11×17 圆针、10×37 三角针）、导尿包、精密尿袋、吸引管、血液回收套件、电刀、无菌手术刀头清洁片、空针（若干）、无菌手套（若干）、胸腔引流装置、水封式 YY0583 单腔、30F 硅胶胸腔闭式引流管、彩带、直肠测温线、鼻咽测温线等。

（2）机器人 Xi 手术系统耗材准备：机械臂无菌臂套（4 个）、中心立柱无菌保护套（1 个）、5～8 mm Trocar 密封件（3 个）。

（3）机器人 Si 手术系统耗材准备：机械臂无菌臂套（3 个）、镜头臂无菌臂套（1 个）、420273 镜头无菌套（1 个）、5～8 mm Trocar 保护帽（2 个）。

（4）特殊耗材准备：超滑导丝（GA35153M-150 cm）、血管打孔器附件阻断带（26-0208）、一次性切口牵开固定器（卓医卫 0809）、2-0 聚酯不可吸收缝线（爱惜邦 SX54）、3-0 抗菌可吸收缝线、4-0/5-0 prolene（血管缝线）（若干），机器人 Si 手术系统还需准备 12 mm 专用 Trocar。

四、药物及液体准备

（1）药物准备：肝素、鱼精蛋白、氯化钙、氯化钾、地塞米松、利多卡因、胰岛素、呋塞米、硝酸甘油、去氧肾上腺素、去甲肾上腺素、肾上腺素、硫酸镁、甘露醇、碳酸氢钠、氨甲环酸、葡萄糖酸钙。

（2）液体准备：胶体液、晶体液、5％葡萄糖注射液、0～4 ℃生理盐水、37～45 ℃生理盐水。

第三节　手术室机器人专用器械的管理

1.器械检查　定期维护和检测器械，确保能正常进行手术，术后巡回护士应及时检查器械使用次数，并将消息及时发至工作组联系群。

2.建立档案　领取器械时要报当月剩余库存，若存量不够，应及时汇报，调整手术量，且由手术室器械管理员、设备科和手术室护士长共同清点并核对。

3.器械消毒　由消毒供应中心专人负责清洗及消毒机器人专用器械，并建立档案，记录消毒器械的型号、名称、数量和所送科室。器械交接时与回收人员共同核对并签字确认。根据器械的性质选择有效的消毒灭菌方式，如金属穿刺器和 3D 校准器等首选高压力蒸汽灭菌，30°内镜、单极线和双极线可选择环氧乙烷或低温等离子灭菌。

4.灭菌标准　高压蒸汽灭菌包应符合要求。消毒供应中心每月必须做生物检测，包体积为 30 cm×30 cm×50 cm，器械重量＜5 kg，包内有灭菌检测爬行卡，包外注明物品名称、数量、编号，灭菌日期，失效日期，灭菌者，配包者，核包者，灭菌序号，灭菌方式及所送科室，并附二维码，方便术后回收查对（图 5-16）。

5. 接送器械　消毒供应中心灭菌完成后由专职人员对贵重物品进行登记、清点，并逐项签字确认。手术室器械配送员接收后，放入密闭式机器人器械专用车（图5-17）内存放，器械箱大小及位置应符合标准，箱体离地 20 cm，离天花板 20 cm，离墙体 5 cm，且每日专人清洁处理。

6. 器械使用　使用前器械护士应熟悉器械性能并清点物品，发现问题时需及时联系消毒供应中心，并拍照传送给器械管理员进行后续处理。器械护士在手术完毕应清点器械，将血迹擦干净并排查器械性能，再将其装入专用箱，通知专职人员交接，一式两份填写交接卡，一份随器械带入消毒供应中心，另一份存入手术室留档[5]。

图 5-16　器械二维码

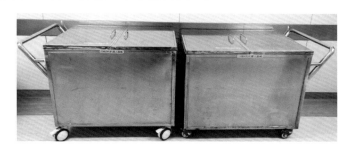

图 5-17　机器人器械专用车

第四节　体外循环建立和撤除的手术配合

一、体外循环建立的手术配合

（一）与巡回护士有关的手术配合

1. 患者入室前　提前 30 min 开启层流净化系统[6]，铺好手术备用床，开启变温水毯并将温度调至 38～42 ℃。机器人手术系统开机自检，检查系统性能、光缆情况及各仪器设备，备好负压吸引装置，确认负压有效后，将吸引端放于患者头侧，方便随时使用。

2. 患者入室后　核对患者身份信息，查看骨隆突处皮肤情况，做好患者心理疏导工作，减轻患者紧张、焦虑情绪。在患者左上肢留置 18G 贝朗留置针建立外周静脉通道，将体外除颤电极片正确粘贴于患者左前胸心尖处及右背部肩胛处，必要时用手术薄膜粘贴固定，防止消毒液或血液浸湿后影响除颤效果。

3. 合理使用抗生素　询问患者过敏史及用药史，在术前 0.5～2 h 或麻醉开始时，遵医嘱根据药物的半衰期后效应、手术时间静脉推注抗生素，对手术时间＞3 h 或失血量＞1500 ml 者，需在术中给予第二剂，推注过程中注意心率、血压，防止发生过敏等不良反应。

4.麻醉配合　麻醉实施前,麻醉医生、手术医生和手术室护士三方按"手术安全核查表"依次核对患者身份(姓名、性别、年龄、住院号)、手术方式、知情同意书签署情况、手术部位与标识、麻醉安全检查、患者皮肤是否完整、术野皮肤准备、静脉通道建立情况、患者过敏史、抗菌药物皮试结果、术前备血情况、患者有无假体、血液回收系统、体内植入物、影像学资料等内容。核查无误后,于患者左侧桡动脉穿刺置管,在动态血压监测下行全身麻醉双腔支气管插管,目前临床中,在对心血管手术患者进行麻醉时,多给予患者快通道心脏麻醉,此种麻醉方式具有较高的安全性,对患者的负面影响较小。左侧颈内深静脉穿刺置管,连接好两组输液输血通道。输液管接口处应用胶布固定,防止术中接口处脱落,每条通道应固定输入药物的品种,并有明显、清晰的标识。

5.上腔静脉插管　体外循环上腔静脉的引流需由麻醉医生和手术医生共同操作完成,穿刺部位为右侧颈内静脉,与传统开胸手术进行上腔静脉引流相同,需要缝合插管荷包线,置入上腔静脉导管并且固定,连接上腔静脉引流管道。操作需在患者右侧颈部实施,穿刺操作要求极高,穿刺过程中需与麻醉医生沟通,及时提供用物、调整最佳穿刺体位。配合要点:①右侧经颈部上腔静脉插管前,按患者体重以 3 mg/kg 进行全身肝素化,在 ACT>300 s 后方可进行插管[7],并记录推注时间及剂量,置入上腔静脉导管,使用缝线妥善固定;②右侧颈部穿刺点覆盖无菌敷料,保护管道及穿刺口;③患者右颈部的器械需用无菌棉垫包裹,避免金属物品与患者皮肤直接接触。

为患者进行留置导尿管,并连接无菌延长管将尿袋放置于体外循环医生可视范围内。将直肠测温线妥善固定于患者左侧大腿内侧,直肠温度探头应放置在肛门内 5 cm 处,直肠温度可间接反映内脏的温度。操作时动作要轻柔,以免肝素化后探头部位出血。

6.手术体位摆放　征得麻醉医生同意后安置手术体位,安置过程中动作轻缓柔和,用力协调一致,防止发生组织损伤及体位性低血压。

摆放时先将患者向右整体平移后再摆放为左侧 30°卧位,背部垫软垫或水袋,使患者冠状位与手术台成 15°~25°角[8],头部垫啫喱头圈,注意勿使耳廓受压,左面部用充气面罩支撑于功能位,使下颌与胸骨中线平齐,从而避免手术台倾斜角度过大引起患者头部过度扭动,导致臂丛神经牵拉损伤。右上臂向后外侧与腋中线成 30°角,右前臂与腋中线平行并妥善固定于手术床旁(图 5-18)。

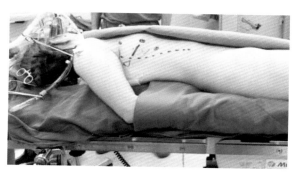

图 5-18　胸腹部体位

双下肢腘窝及足跟处垫软垫,电刀负极板粘贴于右小腿处,患者身体裸露部位切勿接触金属物品,防止术中灼伤(图 5-19)。

安置好体位后,手术床头端和脚端分别降低 5°,检查各种管道(如桡动脉测压管、输液

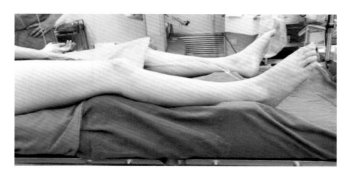

图 5-19 双下肢体位

管、导尿管)及连线(如胸外除颤电极片连线、电刀负极板连线等)是否妥善固定,连接口处需旋紧,不得扭曲、折叠。对患者姿势、组织灌注情况、皮肤完整性、安全带固定位置及所有衬垫、支撑物的放置情况进行重新评估及检查,确保术中患者皮肤的完整性。

7. 机器人操作前 连接好各路导线及血液回收机。手术开始前,麻醉医生、手术医生和手术室护士三方共同核查患者身份(姓名、性别、年龄)、手术方式、手术部位与标识,并确认风险预警等内容。手术物品准备情况的核查由手术室护士执行并向手术医生和麻醉医生报告,确认无误后方能正常开展手术。体外循环医生进行各路管道排气及连接,进行右侧股动脉、股静脉插管,右肋间胸部做辅助切口。

8. 机器人操作开始 根据医生指示将机器人机械臂从患者左侧胸部推入,过程中注意周围环境,机器人机械臂与专用 Trocar 对接完成,将转播显示屏调整至助手可视范围内,手术视频录像系统开始运作,放入镜头及机器人专用器械,机器人操作开始。若此时手术室人员较多,需按院内流程管理及控制手术室参观人员。

9. 建立体外循环 开始体外循环转机、降温,转流采取浅低温,鼻咽温度和直肠温度维持在 30~32 ℃[9],备好 0~4 ℃生理盐水保护心肌。

10. CO_2 的使用时机 体外循环过程中,操作侧胸腔持续充入 CO_2 气体,流量在 2~3 L/min,或者控制胸腔气压在 1.33 kPa 以下,以减少胸腔中的空气含量。这样,在体外循环停机后,可以避免空气进入左心系统[10]。

(二)与器械护士有关的手术配合

1. 物品准备 用消毒纸巾擦拭器械专用车桌面,打开一次性无菌包,添加无菌物品及器械,备好机器人专用器械,提前 30 min 上台洗手清点器械及物品(图5-20),备好各路管道(图5-21)。为床旁机械臂系统中心立柱及各机械臂套好无菌臂套(图5-22),并用无菌中单遮盖保护,防止无菌臂套被污染。

2. 上腔静脉插管

(1)B 超引导下经右侧颈内静脉穿刺套管针,并送入导丝,TEE 引导下放入右心房[11]。

(2)用 11♯刀片切开皮肤及皮下组织,换用弯蚊式钳扩大切口,然后使用扩张鞘,由细到粗依次进行扩张,最后插入上腔静脉导管,退出导丝,同时使用管道钳夹闭管腔,防止空气进入和血液倒流。使用 10×37 三角针、7♯丝线将管道固定于右颈部,用蓝色鲁米尔套线器及弯蚊式钳加固锁定,双 7♯丝线捆扎管道及鲁米尔套线器,防止脱落。在无菌台上剪取内径为 10 mm 的黄色导管 20~30 cm 并将其连接于上腔静脉导管尾端,以便体外循环医生进行管道连接。

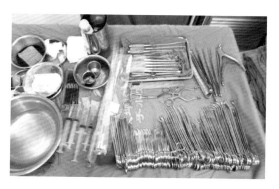

图 5-20　整理器械

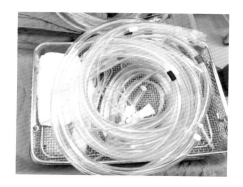

图 5-21　整理管道

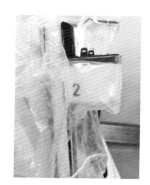

图 5-22　机械臂套无菌臂套

3. 消毒铺巾　消毒范围为上至下颌、下至大腿下 1/3、左至腋中线、右至腋后线及右上臂上 1/3，包括会阴。采取平行型或叠瓦型消毒方式，自上而下、自外而内进行消毒，消毒腹部时，可先将消毒液滴入肚脐，待皮肤涂擦完毕后，再将脐部消毒液蘸干净。

4. 游离股动脉-股静脉

（1）手术开始前于右侧腹股沟处递 23♯ 刀片、电刀、无创血管镊、小甲状腺拉钩、小纱布、乳突牵开器。

（2）小直角游离股动脉，用血管打孔器附件阻断带（26-0208）分别阻断股动脉远心端及近心端，备好 5-0 prolene 预留荷包、红色鲁米尔套线器、小弯蚊套线。

（3）采用穿刺法，用 18G 贝朗留置针以 30°～45° 角刺入股动脉，见回血置入超滑导丝（GA35153M-150 cm），使用扩张鞘扩张后置入 18F～24F 股动脉导管，一并拔除股动脉导管内芯和导引导丝，用红色鲁米尔套线器收紧管道并用 7♯ 丝线结扎固定，连接体外循环动脉管道，用 10×37 三角针、7♯ 丝线固定。

（4）小直角游离股静脉方法同股动脉，插管前进行 TEE 来确认是否存在心房水平分流，应用 TEE 确认静脉导管是否插入右心耳或者经卵圆孔进入左心房，静脉插管一般应用 20F～28F 导管，备好蓝色鲁米尔套线器、小弯蚊套线。

（5）用小纱布填塞切口，用两把艾利斯钳固定体外循环管道，并用中单覆盖。

5. 建立机械臂操作孔

（1）镜头孔：用 11♯ 刀片做切口，电刀分离，用中弯钳扩大切口，置入 8 mm 机器人专用 Trocar，用中弯钳夹住纱布角来擦拭穿刺器口，放入镜面朝上的 30° 内镜。

（2）辅助孔：经右侧腋前线第 4 肋间做一 6 cm 小切口作为辅助孔，用 23♯ 刀片、电刀、小甲状腺拉钩、一次性切口牵开固定器（卓医卫 0809）暴露辅助孔。

（3）机械臂孔：以右侧腋前线第 2、第 6 肋间分别作为机器人左、右手机械臂进入的通道，用 11♯ 刀片、中弯钳分别做切口，置入 2 个 8 mm 机器人专用 Trocar。

6. 连接机器人床旁机械臂系统 将机器人床旁机械臂系统推至患者左侧，根据十字激光标记调整好对接位置，将机械臂逐一与机器人专用 Trocar 连接并固定，插入 30°内镜，左手机械臂置入 DeBakey 镊，右手机械臂置入永久电铲。

7. 打开心包 右手更换大号持针钳，使用 3-0 抗菌可吸收缝线缝合 4～6 针，在助手协助下将心包悬吊且妥善固定于胸壁上。

8. 上、下腔静脉套带 游离上、下腔静脉，套阻断带。

9. 灌注心脏停搏液 用 2-0 聚酯不可吸收缝线（爱惜邦 SX54）对主动脉灌注针进行荷包缝合，因机器人心血管手术切口小、距离主动脉根部较远，需使用加长型灌注针[12]。连接心脏停搏液灌注针，收紧荷包并用弯蚊式钳及红色鲁米尔套线器固定灌注针，排水后连接心脏停搏液准备灌注。

10. 阻断、降温 先阻断上腔静脉，再阻断下腔静脉，用腔镜专用 Chitwood 阻断钳阻断主动脉，灌注心脏停搏液。备好 0～4 ℃ 生理盐水，保护心肌，开始体外循环。

二、体外循环撤除的手术配合

（一）手术步骤及手术配合

1. 开放主动脉循环，拔除冠状动脉灌注管 递小纱布 1 块，备心内吸引器；停机前，行 TEE 可检测心腔内的气泡是否彻底清除，指导左心排气，避免术后发生空气栓塞并发症，慢慢松开 Chitwood 阻断钳，经灌注管排气数秒，拔除灌注管，用纱布挡住喷血口，等待心脏复搏。

2. 准备电击除颤，使心脏复搏 提前连接好体外除颤电极片导线，打开除颤仪，调至 200 J 随时备用，若心脏不能自动复搏，使用体外除颤电极片电击复搏。心脏复搏后，备好 37～45 ℃ 生理盐水。

3. 停体外循环转流，拔除上腔静脉导管，收紧冠状动脉灌注管荷包线 递镊子、剪刀给体外循环医生，拔除右侧颈内上腔静脉导管后收紧荷包线，待主动脉导管拔除后再结扎；将灌注管荷包线打结，递 4-0 prolene 缝合加固。

4. 拔除股静脉导管 拔除下腔静脉导管后收紧荷包线打结；必要时用心房阻断钳、7♯ 丝线加固结扎。

5. 鱼精蛋白中和 在停止体外循环用鱼精蛋白中和肝素时，严格遵循鱼精蛋白与肝素量之比为（1∶1）～（1∶1.5），同时应注意是否有血压下降、心率减慢或荨麻疹等反应出现，准备好肾上腺素、糖皮质激素、抗组胺类药物，如治疗无效，应立即插管再次进行体外循环。

6. 拔除股动脉导管 递镊子、剪刀，松开绑扎线和荷包线，拔除股动脉导管，收紧荷包线打结，必要时递 5-0 prolene 缝合加固止血。

7. 撤除机器人床旁机械臂系统 彻底检查胸腔及心包切口，无出血及损伤后，放置 30F 硅胶胸腔闭式引流管并用 7♯ 丝线固定，移除机器人专用器械，分离机器人 Trocar 及各机械臂，将设备推离手术区域，清点手术物品。

(二)机器人心血管手术的护理要点

通常选择在患者的左侧手臂留置18G留置针。原因如下。

(1)手术体位导致右侧手臂略低于腋后线,手腕和肘部略弯曲,若在右侧手臂留置18G留置针,则有时可致回血,导致静脉输注不畅,并且体外循环时难以调整该部位。

(2)手术时经右侧股动、静脉插管建立体外循环,术中存在一侧插管困难改用对侧的可能,故左下肢建立外周静脉通道仅作为备选。

(3)要充分考虑手术患者的给药、输血及药物的配伍禁忌等问题。外周静脉通道应固定牢靠,防止术中药物外渗,左侧手臂建立静脉通道后,药液将延伸于患者头侧,便于术中使用及观察。

由于机器人手术属于微创手术,手术切口小,除颤电极板无法插入胸腔内,术中需通过体表贴除颤电极片(图5-23)来完成电除颤和电复律。除颤电极片通常贴于右侧肩背部和左侧心尖区,两电极片连线通过心脏长轴,使电流更好地通过心脏[13]。因为电流同样经过肌肉,为了防止电烧伤,在电除颤时应将机器人器械撤至患者体外。由于除颤电极片接头的特殊性,目前只能使用ZOLL除颤仪来进行此项操作(图5-24)。

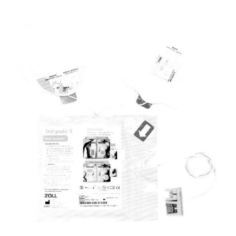
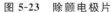

图5-23　除颤电极片

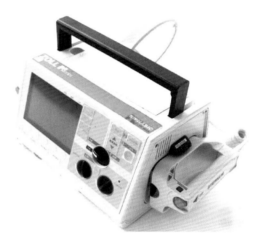

图5-24　ZOLL除颤仪

低温下尿量的观察:在无肾脏疾病前提下,尿量是反映组织灌注状况和下腔静脉引流的一个重要指标。体外循环一般要求转流中尿量>1 ml/(kg·h)。因此,应确保术中导尿管插入深度合适,无扭转、打折,球囊充盈适当,固定牢靠。术中严密观察尿液滴速及颜色。

室温分段控制:手术前期室温控制在22~25 ℃,保证患者维持正常体温;手术转流过程中,室温控制在18~22 ℃,促进手术降温;复温阶段,室温恢复至22~25 ℃。

体外循环下心血管手术护士需要具备广泛的临床专业知识和良好的实践能力,这样才能具有正确处理心血管手术意外的应急能力,保证手术的顺利和成功进行。

(胥英杰　张芳莉)

参 考 文 献

[1]　杨苏民,王清江,于霄霖,等.心血管外科达芬奇机器人手术浅谈[J].精准医学杂志,

2018,33(2):102-106.

[2]　王共先,曾玉,盛夏.机器人手术护理学[M].北京:世界图书出版公司,2017.

[3]　魏革,刘苏君,王方.手术室护理学[M].3版.北京:人民军医出版社,2014.

[4]　曾建.达芬奇手术机器人复合手术室布局设计[J].中国医疗设备,2016,31(3):121-122,113.

[5]　庄学珠,庄小昭,林连兵.精细化护理管理对达芬奇机器人外科手术系统器械管理合格率的影响[J].中西医结合护理(中英文),2021,7(1):176-178.

[6]　毕秋良,张敏,余岚.经右侧胸前小切口微创二尖瓣置换术手术护理配合[J].全科护理,2016,14(18):1909-1911.

[7]　张健,要跟东,陈德峰,等.全胸腔镜二尖瓣置换术46例经验总结[J].中国临床研究,2015,28(1):35-37.

[8]　高长青,杨明,王刚,等.全机器人不开胸房间隔缺损修补术[J].中华胸心血管外科杂志,2007,23(5):298-300.

[9]　郭剑,卢安东,苗莉霞,等.微创心脏手术体外循环管理及体会[J].中国临床研究,2017,30(7):945-947.

[10]　LANGLEY M E P. Pain management after cardiac surgery[D]. Greenville: East Carolina University,2009.

[11]　LEVAN P,STEVENSON J,DEVELI N,et al. Cardiovascu-lar collapse after femoral venous cannula placement for robotic-assisted mitral valve repair and patent foramen ovale closure[J]. J Cardiothorac Vasc Anesth,2008,22(4):590-591.

[12]　GAO C Q. 机器人心脏外科学[M].高长青,杨明,译.北京:世界图书出版公司,2018.

[13]　TEWARI P. Cardioversion during closed chest robotic surgery:relevance of pad position[J]. Anesth Analg,2007,105(2):542-543.

第六章 机器人心血管手术中经食管超声心动图的运用

一、概况

经食管超声心动图(transesophageal echocardiography,TEE)是一种非常重要的心血管成像工具。由于食管与心脏和大血管中大部分结构位置邻近,故经食管能够更好地为心脏成像。TEE 较经胸超声心动图(TTE)能够提供更全面、更准确的图像信息。在 20 世纪 80 年代早期,TEE 被运用于心血管手术的术中监测。1996 年以后美国超声心动图学会(ASE)和美国心血管麻醉医师协会(SCA)联合发表了术中 TEE 检查的指南,定义并命名了 20 个 TEE 标准切面。建议所有心脏或胸主动脉手术都常规进行 TEE 检查。临床心血管麻醉医生越来越意识到 TEE 能够为手术和麻醉管理提供重要的即时信息,TEE 对患者的手术进程以及预后有着不可替代的影响[1]。

TEE 与传统的心血管检测技术相比具有如下特点:①无创伤;②同时评价心脏的解剖结构和功能;③即时和动态观察各种生理病理状态;④对瓣膜功能、容量和心肌收缩力的评价更加直观和准确。TEE 与 TTE 相比具有以下优点:①离胸壁较深远的结构如心房大血管可得到更清晰的图像;②可连续实施监测,不会影响心血管手术的进行;③因为角度不同,更能看到一些重要结构;④超声探头与心脏之间无肺组织,可用更高频率的超声探头[2]。

机器人心血管手术是对患者创伤较小的一种手术,心血管外科团队已经在很多种术式中使用机器人辅助技术。在此类手术中,TEE 可用于引导经右侧颈内静脉插管和经股静脉插管;在手术开始或者体外循环开始之前评估心脏及大血管的结构和功能,弥补 TTE 的缺陷,进一步明确诊断;检查心内手术结束、循环开放、心脏复搏后,各个心腔和大血管有无气体残留,心脏异常解剖是否得到纠正;评价血流动力学和心功能状态,有无瓣周漏和残余漏等并发症;评估室壁运动状态等。TEE 在机器人心血管手术中能为围手术期诊疗决策提供依据,提高麻醉和手术的安全性和有效性。

二、常用 TEE 标准切面和技术

行 TEE 检查时不同心脏切面是按照特定图像采集时所需旋转的角度来描述的。每个位置探头都从 0°开始旋转,直至 180°。ASE 及美国 SCA 联合发布的 20 个 TEE 标准切面,是需要麻醉医生掌握的基本监测知识[3]。

(一)常用 TEE 标准切面

1. 食管中段四腔心切面 该切面是通过将探头放在食管中段 0°,恰好位于左心房后部获得的图像(图 6-1)。该图像可以显示左右心房(LA、RA)、左右心室(LV、RV)、二尖瓣(MV)、三尖瓣(TV)、房间隔(IAS)、室间隔(IVS)、室间隔下壁和左心室前侧壁,还能显示二尖瓣后叶 P1 和前叶 A2、A3。

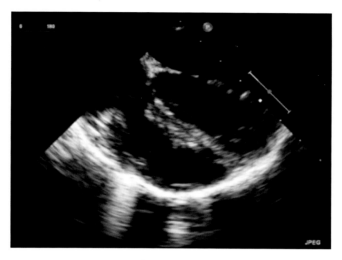

图 6-1　食管中段四腔心切面

2. 食管中段二尖瓣联合部切面　该切面是将探头旋转到 60°～75°所获得的左心房、二尖瓣以及左心室的图像（图 6-2）。该图像可以显示二尖瓣左边的 P3、右边的 P1 以及中间的 A2（AMVL）形成的"陷阱门"，还能显示后内侧乳头肌和前外侧乳头肌以及左心室心尖部。

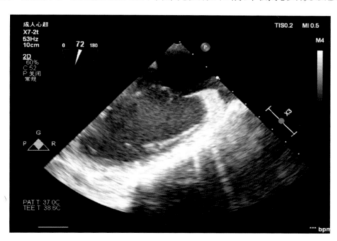

图 6-2　食管中段二尖瓣联合部切面

3. 食管中段两腔心切面　该切面是将探头旋转到 80°～100°所获得的左心房、二尖瓣、左心室心尖部的图像（图 6-3）。该图像可以显示二尖瓣前叶 A1、A2 和后叶 P3 以及左心耳。

4. 食管中段长轴切面　该切面是将探头旋转到 120°～160°所获得的左心房、长轴方向的主动脉根部以及整个左心室和部分右心室的图像（图 6-4）。该图像可以显示左心室前间隔下壁以及二尖瓣的前叶 A2 和后叶 P2。

5. 食管中段主动脉瓣长轴切面　该切面是将探头旋转到 110°～130°所获得的左心房、主动脉根部、左心室流出道（LVOT）、部分主动脉瓣、升主动脉近端、窦-管连接部的图像（图 6-5）。

6. 食管中段主动脉根部短轴切面　该切面是将探头旋转到 30°～45°所获得的左心房、

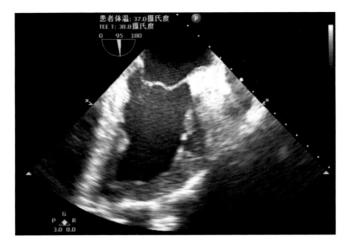

图 6-3　食管中段两腔心切面

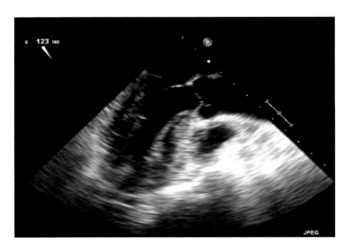

图 6-4　食管中段长轴切面

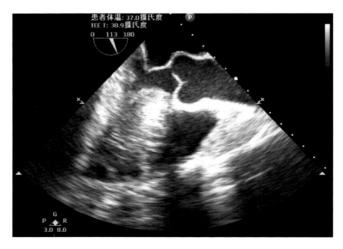

图 6-5　食管中段主动脉瓣长轴切面

主动脉瓣瓣环、主动脉瓣短轴 3 个瓣膜组合成的"奔驰征"的图像(图 6-6)。

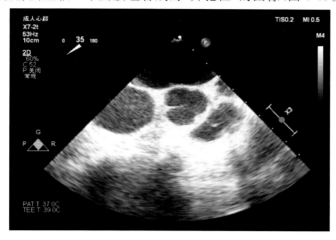

图 6-6　食管中段主动脉根部短轴切面

7. 食管中段右心室流入流出道切面　该切面(将探头旋转至 60°~75°)可以显示血液从右心房经过三尖瓣进入右心室,再经过肺动脉瓣流出的整个过程(图 6-7)。在该切面可以根据三尖瓣的彩色多普勒超声图评估肺动脉的收缩压。

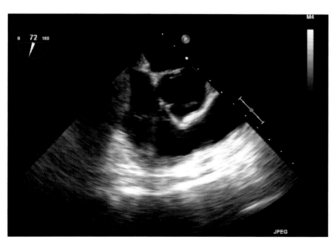

图 6-7　食管中段右心室流入流出道切面

8. 食管中段双腔切面　该切面是先将探头右转出现上、下腔静脉后再将探头旋转到 90°~110°所获得的左心房、右心房、上腔静脉(SVC)和下腔静脉(IVC)的图像(图 6-8)。在该切面可以使用彩色多普勒超声探测有无房间隔的分流。

9. 食管中段降主动脉短轴切面　该切面呈现降主动脉横截面,通过前进或后退探头可以显露降主动脉的全长(图 6-9)。

10. 食管中段降主动脉长轴切面　该切面是在食管中段降主动脉短轴切面的基础上将探头旋转到 90°所获得的降主动脉长轴切面图像(图 6-10)。该图像左侧为降主动脉远端,右侧为降主动脉近端。

11. 经胃左心室乳头肌短轴切面　该切面是将探头深入胃底呈现的左心室所有 6 个室壁的图像(图 6-11)。该切面可以评估心肌各个室壁的收缩情况以及评价左心室的充盈情况。

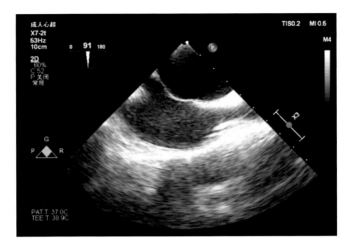

图 6-8 食管中段双腔切面

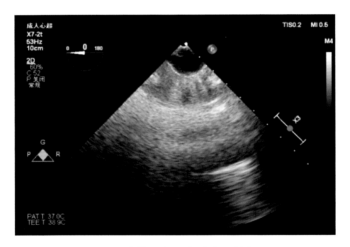

图 6-9 食管中段降主动脉短轴切面

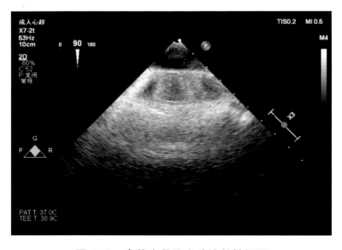

图 6-10 食管中段降主动脉长轴切面

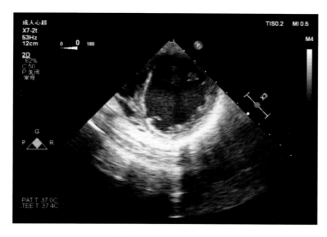

图 6-11　经胃左心室乳头肌短轴切面

12. 经胃底左心室两腔切面　经胃底左心室两腔切面（80°～100°）中，可依次显示左心室下壁和二尖瓣瓣膜下结构（图 6-12）。

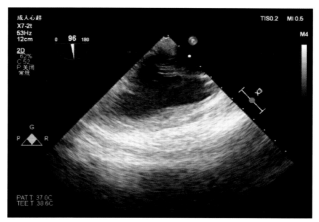

图 6-12　经胃底左心室两腔切面

13. 经胃底左心室基底部短轴切面　该切面可以显示左心室基底部 6 个室壁结构，二尖瓣前叶（A3）的后半部分以及后叶紧邻探头的后联合部位（图 6-13）。

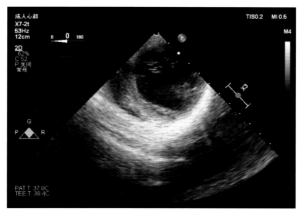

图 6-13　经胃底左心室基底部短轴切面

14. 经胃底左心室长轴切面 该切面类似于食管中段主动脉瓣长轴切面,但该切面能更准确地测量主动脉瓣的频谱多普勒参数(图 6-14)。

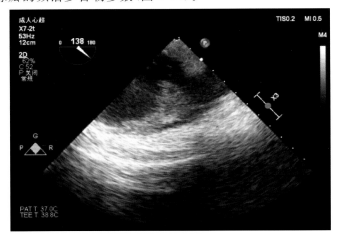

图 6-14 经胃底左心室长轴切面

15. 经胃深部长轴切面 该切面能更加准确地测量主动脉瓣的流速(图 6-15)。

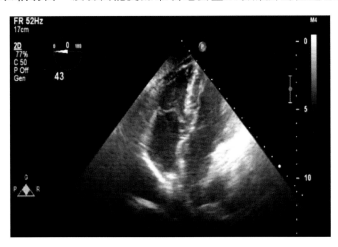

图 6-15 经胃深部长轴切面

16. 经胃底右心室流入道切面 以经胃底左心室两腔切面为基础,右转探头,观察右心房、三尖瓣、右心室流入道、三尖瓣腱索、乳头肌(图 6-16)。

17. 食管上段主动脉弓长轴切面 该切面显示主动脉弓的横截面,主动脉弓近端位于图像左侧,远端位于图像右侧,通过前进与后退探头可以获得大血管顶部和颈部的图像(图 6-17)。

18. 食管上段主动脉弓短轴切面 主动脉弓呈短轴,似圆形,位于近场,常显示左锁骨下动脉开口;肺动脉呈长轴,肺动脉瓣位于远场。该切面用来观察主动脉夹层、动脉导管未闭、肺动脉内赘生物及异常血流。该切面是测量肺动脉前向血流速度的最佳切面(图 6-18)。

19. 食管中段升主动脉长轴切面 升主动脉呈长轴,位于中场;右肺动脉呈短轴,位于近场。体外循环插管前、后监测升主动脉前壁,警惕插管部位粥样硬化斑块形成和急性夹层(图 6-19)。

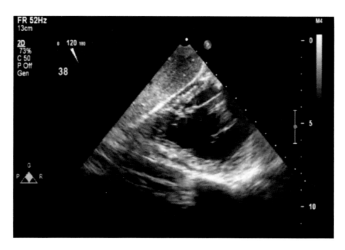

图 6-16 经胃底右心室流入道切面

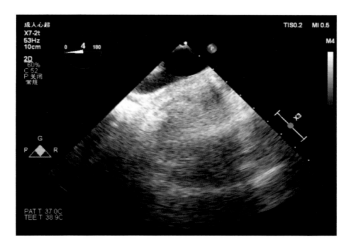

图 6-17 食管上段主动脉弓长轴切面

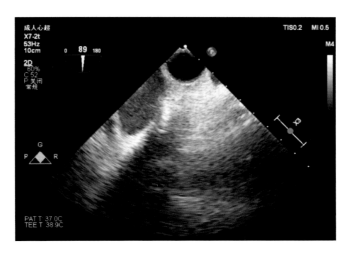

图 6-18 食管上段主动脉弓短轴切面

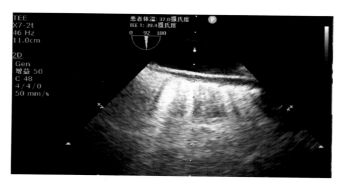

图 6-19 食管中段升主动脉长轴切面

20.食管中段升主动脉短轴切面 该切面从主动脉上方开始,依次显露右肺动脉(长轴)、升主动脉(短轴)和上腔静脉(短轴)(图 6-20)。

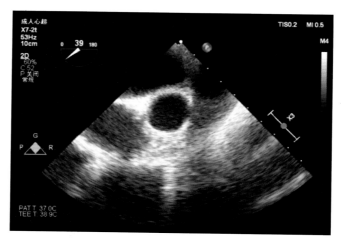

图 6-20 食管中段升主动脉短轴切面

（二）常用 TEE 技术

常用 TEE 技术与 TTE 的类型基本一样,分为 M 型、二维(2D)、多普勒(脉冲或连续多普勒、彩色血流多普勒、组织多普勒)、实时三维(3D)超声心动图等[4]。

1.M 型超声心动图 从空间角度看,M 型超声心动图图像是一维的,但由于其超声信号依时间而展开,故事实上是二维的。M 型超声心动图可获得心脏及大血管径线、波动幅度及瓣膜活动测得值,并可根据不同公式计算出有关心功能及血流动力学的数据。由于 M 型超声心动图连续记录时可显现多个心动周期变化,故较切面图能更清晰、更方便地观察舒张、收缩两期变化,心壁与瓣膜的活动规律,明确心腔的缩短分数与射血分数。

2.二维超声心动图 二维超声心动图能将心脏断成许多平面,提供二维空间图像,有助于直观地了解心内结构的空间方位,图形与心脏解剖相似,对解剖异常的识别能力更强。

3.多普勒超声心动图

（1）脉冲多普勒是以一定的脉冲重复频率向特定部位发射超声束,超声束被运动的心脏组织或红细胞反射后,频率发生变化并且被同一(或一组)晶片接收的技术,可以进行定点血流速度测定。但是受脉冲重复频率的限制,其在检测高速血流速度时,容易出现混叠,因此主要用于测量低速血流速度。

(2)连续多普勒可以同时发射和接收超声波,适用于记录高速血流信号,由于其接收的超声信号是整个声束通道上全部信号的总和,因此其无法对反射源进行定位,主要用于测量高速血流速度。

(3)彩色血流多普勒以脉冲多普勒为基础,利用运动目标显示器、自相关函数计算、数字扫描转换和彩色编码技术对血流进行彩色显像。一般红色代表朝向探头运动的血流,蓝色代表背离探头运动的血流。当血流速度过快,超过脉冲多普勒奈奎斯特(Nyquist)极限时,就会出现彩色血流信号的反转或混叠。

(4)组织多普勒只提取来自心肌运动的多普勒频移信号进行分析,以彩色二维、M 型或频谱等形式,实时展现心肌室壁运动的信息。组织多普勒可以早期识别各种病因引起的心功能不全、评价存活心肌情况、检测心脏移植后急性排斥反应;对于疑似冠心病患者,组织多普勒结合负荷试验可预测死亡和心肌梗死发生率。

4. 实时三维超声心动图　早期的三维超声心动图系统采用二维图像采集和徒手扫描,图像经离线采集和重建创建三维数据集,数据采集技术复杂、离线数据分析时间较长,使用受到限制。实时三维超声心动图利用全采样矩阵阵列传感器、高通道数据处理以及三维空间定位系统实现对心脏结构全方位的动态观察。成像模式包括窄角实时三维成像、实时三维局部放大成像、全容积成像、彩色血流容积成像和实时双平面成像等。

三、TEE 在机器人黏液瘤切除术中的应用

黏液瘤是成人最常见的心脏原发性肿瘤,占所有心脏原发性肿瘤的 30%。心脏黏液瘤最好发的部位为左心房,但其也可以起源于右心房或心室,只是后者比较少见。黏液瘤通常都有蒂,而且肿瘤的表面相对光滑。黏液瘤最常见的附着部位为房间隔左心房面卵圆窝的周边,少数位于游离壁、房室环或房室瓣的心房面。黏液瘤生长较缓慢,而且在很长的一段时间内患者无明显症状。该瘤可生长到很大,大者可占据整个左心房腔,阻挡二尖瓣瓣口的血流。

实时动态超声心动图是早期黏液瘤的首选检查方法,彩色血流多普勒可动态观察血流阻塞情况,频谱多普勒有利于定性判断左心室流出道梗阻程度。TTE 对黏液瘤的前缘尚能显示清楚,后缘则显示欠佳;一般亦可显示黏液瘤的蒂,但当蒂较短小或不附着于房间隔时,则难以显示。TEE 在检查心脏肿瘤来源方面具有优势,因为 TEE 具备更高的分辨率,且探头的晶片更靠近心脏偏后方结构。TEE 可以准确定位黏液瘤、蒂附着点,测量黏液瘤大小,尤其是对黏液瘤后缘显示得更为清晰,还可以判断其是否对二尖瓣造成阻挡。实时三维超声心动图对确定瘤蒂部位有十分重要的作用。准确的术前诊断有助于手术切口以及术式的选择,若肿瘤附着于二尖瓣,则很有可能会涉及二尖瓣置换术。全面的三维图像观察为选择合理的术式提供了可靠的参考依据。术前和术中 TEE 通过食管中段各个切面可评估肿瘤切除完整程度,评估各个瓣膜关闭情况,评估心功能情况(表 6-1)。

表 6-1　TEE 在黏液瘤切除术前和术中的评估内容

项目	术前	术中
壁	确定黏液瘤位置、蒂附着点,评价心功能	评估肿瘤是否有残留,评价心功能

续表

项目	术前	术中
腔	测量各腔室大小,评价梗阻程度	与术前对比
瓣	确认瓣叶形态	确认瓣叶形态
流	评估梗阻情况,各瓣有无狭窄、反流	与术前对比,有无改善

四、TEE 在机器人房间隔缺损修补术中的应用

房间隔缺损(atrial septal defect,ASD)是先天性心脏病中较为常见的一种。ASD 分为继发孔型、原发孔型、静脉窦型及冠状静脉窦型四类,ASD 占成人所有先天性心脏病的30%。继发的生理学改变取决于缺损的大小及左向右分流的程度。缺损的大小、心室顺应性、肺动脉压决定分流程度。较大缺损会引起肺血容量过大,导致右心容量负荷过重,从而引起右心房、右心室及肺动脉扩张。

先天性心脏病往往不是独立的解剖病变,可能是多发的共存缺损的复杂病变。TEE 在房间隔缺损患者中的应用广泛,它可以获得 TTE 无法获得的解剖信息,尤其是在成人心前区声窗不理想时。TEE 可清晰显示房间隔缺损特征,预测血流动力学变化及评价心室功能。另外,术中 TEE 还可以评估外科手术修复是否成功,是否造成外科并发症,或是否伴有其他未发现的解剖病变。

术前 TEE 检查目标:确定缺损部位及大小,测量右侧心腔及血管内径,观察二尖瓣有无脱垂或瓣叶裂,评价肺静脉血流,评价心室功能。多普勒超声心动图检查目标:观察穿过缺损处的血流,观察三尖瓣或二尖瓣反流,测量三尖瓣反流速度以评估收缩期肺动脉压。房间隔缺损的 TEE 评估切面:食管中段 90°双房切面,可以观察 ASD 上缘和下缘的长度、边缘韧度;食管中段 60°双房切面,可以观察 ASD 前上缘和后下缘的整体情况,以及与主动脉之间的关系。

ASD 修补完成后有必要在食管中段双房切面的基础上进行 360°扫查,检测是否存在残余心房水平分流,评价瓣膜功能,评价心室功能,观察补片是否对肺静脉血流造成影响。

五、TEE 在机器人二尖瓣手术中的应用

(一)二尖瓣反流

心脏瓣膜手术的患者常规进行围手术期 TEE 评估的目的:①明确和补充术前诊断,提出具体手术建议;②便于术后进行手术效果评价,辅助手术决策;③术中评估心功能和精准监测血流动力学;④评估左心耳血栓。

二尖瓣瓣环是具有动态变化性能的纤维肌性环,呈马鞍形,收缩期时瓣环径缩小,朝向心尖运动,舒张期时瓣环径扩大,背离心尖运动。二尖瓣有两个瓣叶,前叶约占二尖瓣周长的 2/3,后叶呈 C 形,盘绕在前叶周围,约占二尖瓣周长的 1/3,前、后叶在前外侧和后内侧交界处会合。前叶较垂直,后叶较水平。后叶被人为划分成 P1、P2、P3 三个小叶,对应的前叶可分为 A1、A2、A3,交界融合处为 C1、C2。二尖瓣瓣叶左心室面的腱索附着在两组乳头肌上,分别为前外侧乳头肌和后内侧乳头肌。各个小叶与 TEE 基本切面的对应关系如图 6-21所示。

超声心动图可以评估二尖瓣反流的严重程度和机制,对左心室(功能改变和解剖重构)、

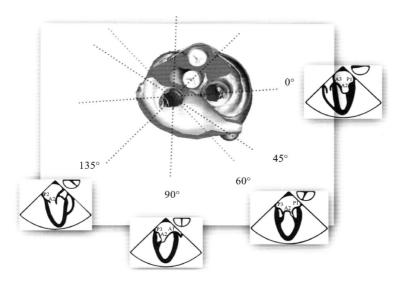

图6-21　TEE评价二尖瓣形态和功能的基本切面

左心房和肺循环的影响，以及能否外科修复。一般使用Carpentier分型（图6-22）对二尖瓣反流的机制进行分类，评估外科修复可行性。二尖瓣反流量化评估应综合进行，包括定性评估、半定量评估和定量评估。

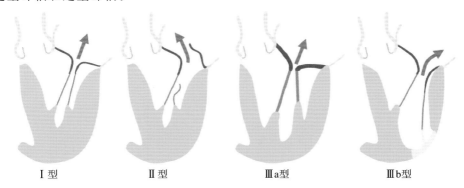

图6-22　Carpentier分型

Ⅰ型：瓣叶活动正常，二尖瓣反流呈中心性。Ⅱ型：瓣叶活动过度，二尖瓣反流偏向健侧。
Ⅲ型：瓣叶活动受限，又分为Ⅲa（结构性）和Ⅲb（功能性）两种亚型。

　　二尖瓣反流的严重程度分为微量、轻度、中度和重度，心脏二维超声检查常常可以提供明显的二尖瓣反流的影像学证据。这些证据可以是直接的，如较大的对合缺失或瓣叶的解剖异常，也可以是间接的，如重度二尖瓣反流的血流动力学后果为左心房、左心室容量负荷过重或出现肺动脉高压的征象（右心室扩张，右心室肥厚，室间隔平坦，肺动脉扩张，三尖瓣反流）。二尖瓣反流束最窄的部分称为"缩流颈（vena contracta）"，可以通过测量缩流颈直径来判断反流的程度，缩流颈直径≥5.5 mm与心导管测量的重度二尖瓣反流相关性很好。如果使用7 mm作为判断是否为重度二尖瓣反流的截断值则会更有帮助，此时特异性强，但敏感性大幅下降。常用的二尖瓣反流严重程度评估指标见表6-2。

表 6-2　常用的二尖瓣反流严重程度评估指标

方法	评估指标	轻度	中度	重度
定性	彩色血流面积[a]	小	中	大
	血流汇聚[b]/cm	<0.3	0.3~<1.0	≥1.0
	连续多普勒信号强度	低密度	部分致密	全舒张期
半定量	缩流颈直径/mm	<3	3~6.9	≥7
	肺静脉血流 S 波	正常	正常或变钝	逆向
	二尖瓣前向血流	A 波	可变	E 波
定量	有效反流口面积/cm²	<0.2	0.2~0.39	≥0.4
	反流量/ml	<30	30~59	≥60
	反流分数/(%)	<30	30~49	≥50

奈奎斯特极限：[a]50~70 cm/s，[b]40 cm/s。

TEE 评估二尖瓣常用切面有食管中段五腔心切面、食管中段四腔心切面、食管中段二尖瓣联合部切面、食管中段长轴切面、经胃底左心室基底部短轴切面和经胃底左心室两腔切面等。食管中段五腔心切面可以观察二尖瓣 A1、P1 对合情况,通过彩色血流多普勒观察反流的方向,测量反流量。食管中段四腔心切面可以观察二尖瓣反流的方向,以及测量反流口面积。食管中段二尖瓣联合部切面可以观察 P1、A2、P3 对合情况,反流的方向,该切面往往会高估反流量,故不宜用于测量反流口面积。食管中段长轴切面可以观察 A2、P2 对合情况,测量瓣叶的对合高度。经胃底左心室基底部短轴切面可观察反流束所在瓣叶区域。经胃底左心室两腔切面可以观察瓣叶及瓣下结构的完整性。实施三维超声心动图可以直观、全面地观察二尖瓣的全貌,比如脱垂形态及位置,二尖瓣反流的位置和反流量,还可观察有无瓣周漏等并发症,极大地方便了超声医生与外科医生之间的沟通。

体外循环前需要通过 TEE 评估二尖瓣反流机制,瓣叶病变,瓣环大小,反流方向与严重程度,肺静脉血流变化,左心房、左心室大小及功能。术中 TEE 可以评估二尖瓣与重要毗邻结构的关系,及时发现外科并发症。体外循环后需要通过 TEE 评估二尖瓣修补后的形态,人工瓣膜置换后的功能,是否有残留二尖瓣反流,是否存在二尖瓣狭窄,左心室、右心室功能,三尖瓣反流程度,二尖瓣术后并发症。二尖瓣手术中容易损伤的毗邻结构:回旋支(靠近前外交界 3~4 mm 处);冠状静脉窦(贴近后叶附着处但比瓣环高出 5 mm);希氏束(靠近后内侧三角);无冠窦和左冠窦(瓣窦最低点距前瓣环 6~10 mm)。上述毗邻结构损伤后可造成后壁心肌缺血、冠状静脉回流受阻、房室传导阻滞、主动脉瓣窦损伤等并发症。

(二)二尖瓣狭窄

风湿性二尖瓣狭窄患者表现为瓣口面积进行性减小,当瓣口面积减小至 1.5~2 cm² 时为轻度二尖瓣狭窄,患者多无临床症状。当瓣口面积减小到 1~<1.5 cm² 时为中度二尖瓣狭窄,患者轻度到中度运动后可出现呼吸困难。当瓣口面积<1 cm² 时为重度二尖瓣狭窄。当瓣口面积<0.4 cm² 时,患者将难以存活(表 6-3)。TEE 评估二尖瓣狭窄的内容:瓣环钙化程度和舒张末期直径,瓣叶钙化程度、厚度、活动度,腱索钙化程度、厚度,瓣口面积,跨瓣血流峰速,跨瓣压差。二尖瓣狭窄可导致左心房压力增大、左心房扩大,继而导致心房颤动,左心房尤其是左心耳容易形成血栓。做 TEE 检查时除了应该对二尖瓣进行评估外,还应该评估左心房尤其是左心耳的血栓情况。

表 6-3　二尖瓣狭窄分期及评估要点

分期	定义	瓣膜解剖结构	瓣膜血流动力学	血流动力学后果	症状
A	高危期	舒张期二尖瓣瓣叶轻度凸起	跨瓣流速正常	无	无
B	进展期	风湿性瓣膜对合处出现融合以及舒张期二尖瓣瓣叶凸起,MVA>1.5 cm²	跨瓣流速增快,MVA>1.5 cm²,舒张期压力半降时间<150 ms	轻度到中度左心房扩张,静息状态下肺动脉压正常	无
C	无症状重度狭窄期	风湿性瓣膜对合处出现融合以及舒张期二尖瓣瓣叶凸起,MVA≤1.5 cm²(MVA≤1.0 cm² 为重度狭窄)	MVA≤1.5 cm²(MVA≤1.0 cm² 为重度狭窄),舒张期压力半降时间≥150 ms(舒张期压力半降时间≥220 ms 为重度狭窄)	重度左心房扩张,PASP>30 mmHg	无
D	有症状重度狭窄期	风湿性瓣膜出现融合以及舒张期二尖瓣瓣叶凸起,MVA≤1.5 cm²(MVA≤1.0 cm² 为重度狭窄)	MVA≤1.5 cm²(MVA≤1.0 cm² 为重度狭窄),舒张期压力半降时间≥150 ms(舒张期压力半降时间≥220 ms 为重度狭窄)	重度左心房扩张,PASP>30 mmHg	运动耐力减弱,劳力性呼吸困难

MVA:二尖瓣瓣口面积;PASP:肺动脉收缩压。

对于机器人二尖瓣置换术患者,通过食管中段切面和经胃底切面评估左心室功能时,注意排除冠状动脉回旋支受损,对置换后的机械瓣膜应从 0°～150°进行全方位扫查,及时发现有无瓣周漏、卡瓣等相关并发症。其他罕见的并发症包括邻近心腔的医源性瘘或主动脉瓣的潜在损伤。舒张期二尖瓣平均跨瓣压差应在心率正常时评估(表 6-4),同时应考虑体外循环后患者血红蛋白水平的影响,因为心率过快或严重贫血可显著增加舒张期血流量,进而导致多普勒血流速度增快和舒张期二尖瓣平均跨瓣压差升高。

表 6-4　二尖瓣狭窄严重程度超声评估

二尖瓣狭窄严重程度	瓣口面积/cm²	跨瓣压差/mmHg	压力半降时间/ms	动脉压峰值/mmHg
正常	4～6	—	40～70	20～30
轻度	1.5～2	<5	71～150	<30
中度	1.0～<1.5	5～10	151～220	31～50
重度	<1.0	>10	>220	>50

六、TEE 在三尖瓣手术中的作用

三尖瓣由附着在纤维环、腱索和乳头肌上的三个瓣叶(前叶、后叶和隔叶)组成。三尖瓣病变可能是解剖异常(如 Ebstein 畸形,三尖瓣发育不良、狭窄,起搏器导联导致的粘连、瓣叶连枷,复杂先天性心脏病的骑跨),或者是继发于右心系统病变(肺动脉高压、右心室功能不全和扩张)的功能失调,抑或是继发于左心系统病变(左心房充盈压升高和室间隔形态异常)的功能失调。

三尖瓣 TEE 评估的标准切面包括食管中段四腔心切面、食管中段右心室流入流出道切面、食管中段改良双房切面、冠状静脉窦切面、经胃底右心室短轴切面和经胃底右心室流入道切面。三维 TEE 最佳切面通常是使用从右心房视角观察的经食管中段四腔心切面获得的,此切面可以更好地明确三尖瓣功能障碍的机制。双平面二维成像和彩色血流多普勒成像方法是有效和实时的方式。

围手术期通过 TEE 进一步明确三尖瓣反流的病因、分类、分期和分级,进一步确定外科手术的要点和围手术期循环管理要点。原发性三尖瓣反流主要表现为器质性反流,应重点评估瓣叶的结构和三尖瓣开闭运动异常及其程度。继发性三尖瓣反流主要表现为功能异常,瓣叶结构通常是正常的,常由压力和/或容量超负荷导致的右心室功能障碍引起,应重点评估三尖瓣瓣环的扩张、变形程度,右心室的大小,右心室壁厚度,肺动脉和左心系统形态和功能异常程度。三尖瓣反流 TEE 评估的基本切面如图 6-23 所示。三尖瓣反流的严重程度分级可参照表 6-5 评估。三尖瓣狭窄患者较少,TEE 评估内容包括瓣叶厚度、瓣叶活动度、跨瓣血流峰速、跨瓣压差、瓣口面积等。机器人三尖瓣成形术心脏复搏后,使用常规切面对三尖瓣形态、反流程度(表 6-5)、右心功能进行再评估。

冠状窦切面(0°)
从食管中段四腔心切面进入食管胃底连接处,瓣膜接合部,可观察到三尖瓣以及冠状窦血流束

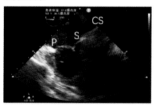

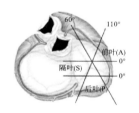

食管中段四腔心切面(0°)
瓣环直径(28±5)mm
三尖瓣反流方向+描记反流入右心房的血流面积

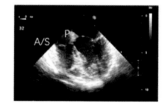

经胃短轴切面(0°～40°)
可同时观察到三个瓣叶,多普勒角度较差

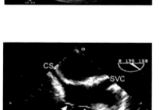

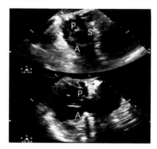

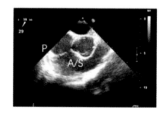

改良上下腔静脉切面(110°～140°)
从食管中段四腔心切面进入食管胃底连接处,瓣膜接合部,可观察到三尖瓣以及冠状窦血流束

经胃右心室流入道切面(90°～120°)
瓣下结构、腱索多普勒角度较差

食管中段右心室流入流出道切面(60°～75°)
(后叶/左侧,前叶或隔叶/右侧),多普勒角度较好

图 6-23　三尖瓣反流 TEE 评估的基本切面

表 6-5　三尖瓣反流严重程度分级

方法	评估指标	轻度	中度	重度
定性	反流口面积[ab]/cm²	＜5	5～10	＞10
	彩色多普勒反流密度	低,抛物线形	高密度,形状不定	高回声,三角形
半定量	反流束面积/cm²	不确定	不确定	＞7
	缩流颈直径[a]/cm	＜0.30	0.30～0.69	≥0.70
	PISA 半径[c]/cm	≤0.5	0.6～0.8	≥0.9
	肝静脉血流 S 波	S 波为主	圆钝	逆向
	三尖瓣前向血流	A 波	可变	E 波
定量	有效反流口面积/cm²	＜0.20	0.20～0.39	≥0.40
	反流量/ml	＜30	30～44	≥45

奈奎斯特极限:[a]50～70 cm/s,[b]不适用于偏心反流,[c]28 cm/s;PISA:近端等速表面积;S:收缩期。

七、TEE 在冠状动脉旁路移植术中的应用

　　TEE 已经成为心血管手术患者监护的重要组成部分,由于 TEE 对手术的进程不产生任何干扰,因此是最常应用的检查方法。TEE 可以用于检测血流动力学,确定心排血量、每搏量、肺动脉压及右心室收缩压。TEE 在冠状动脉旁路移植术中评价动力性瓣膜功能异常、诊断心肌缺血和急性血流动力学失衡以及帮助体外循环的建立和手术的实施等方面均具有重要的作用。大量研究结果表明,TEE 对改善患者预后具有重要的作用,尤其对于进行冠状动脉重建的高危患者。与以往相匹配的对照组比较,使用 TEE 进行术中评价,患者死亡率和发生心肌梗死的概率明显降低。

　　左心室收缩功能是 TEE 检查的重要内容,可以通过 M 型、二维、实时三维和多普勒等多种超声方法进行评估。定性评估可通过肉眼直观判断射血分数,定量评估可通过径线、面积测量后换算或者根据实时三维成像直接测量左心室容量来评估左心室收缩功能。应在食管中段四腔心切面测量左心室内径。测量时仔细选择与左心室长轴垂直的部位,在二尖瓣瓣尖水平进行测量。在经胃底左心室乳头肌短轴切面,测量左心室舒张末期内径和收缩末期内径并计算缩短分数,描记心内膜在舒张末期最大面积和收缩末期最小面积并计算面积改变分数。心肌性能指数是多普勒超声测量二尖瓣流入道和左心室流出道的流出血流频谱的指标,不受动脉压、心率以及前、后负荷的影响,可以评估心室收缩和舒张功能。二尖瓣瓣环位移速度可通过测定二尖瓣瓣环侧壁组织多普勒图像获得,反映左心室长轴运动速度。二尖瓣瓣环平面收缩位移(MAPSE)由食管中段四腔心切面的 M 型超声获得,与收缩期射血分数高度相关。直接测算心室舒张末期和收缩末期容量可以推算射血分数,常用的方法有 Teicholz 法和 Simpson 法,后者适合心室形态不规则或存在局部室壁运动异常的患者。左心室舒张功能障碍往往在收缩功能障碍之前即可出现。多普勒超声可以评估心室舒张功能障碍,左心室舒张功能的超声检查参数包括心室顺应性和充盈压等。常用的指标包括二尖瓣前向血流频谱 E 波与 A 波峰值比值、等容舒张期时间;二尖瓣瓣环的 S′波、E′波和 A′波;肺静脉血流 S 波和 D 波的峰值和峰值比值变化。左心室舒张功能障碍程度不同,上述指标的表现不同。左心室舒张功能障碍的常见原因包括高血压、冠心病和心血管手术(30%～70%)。

右心室收缩功能评估方法与左心室收缩功能评估大致相同,但是右心室收缩功能评估不如左心室收缩功能评估可靠,这是因为右心室形态不规则,形态受容量负荷影响较大。常用的指标有右心室射血分数(右心室搏出量与右心室舒张末期容积之比),右心室面积减少分数(在食管中段四腔心切面测量右心室收缩期面积差与舒张末期面积的比值),三尖瓣瓣环右心室壁侧收缩期最大位移,三尖瓣瓣环收缩期位移速度,右心室心肌性能指数。右心室舒张功能评估方法与左心室舒张功能评估也大致相同,但是其评估难度更大。评估右心室舒张功能的重要指标包括三尖瓣前向血流、三尖瓣瓣环的组织多普勒超声图像、肝静脉血流、下腔静脉直径和充盈度。其中三尖瓣血流 E 波与 A 波、E 波与 E'波峰值比值,减速时间和右心房大小是评价右心室舒张功能较有价值的指标。

TEE 对心肌局部缺血具有很高的敏感性,但是缺乏特异性。TEE 能鉴别发生在急性冠状动脉阻塞后几秒内的早期心肌缺血迹象,包括收缩性局部室壁运动异常。然而在手术期间经常会出现新的局部室壁运动异常,这主要由非缺血性原因引起,如心脏负荷的改变、心脏电传导的改变、体外循环后使用起搏器、体外循环期间心肌顿抑或心肌保护不佳。TEE 经胃左心室乳头肌短轴切面最常使用,它可显示为心肌供血的 3 条冠状动脉分支,但是心脏基底部或心尖部出现的局部室壁运动异常则完全看不见。TEE 监测心肌缺血实用性不大,因为所有室壁节段都必须连续、实时监测,并与术前检查结果进行对比。左心室 17 个节段模型适用于所有心脏影像学检查,包括超声心动图、CT 以及 MRI。冠状动脉旁路移植术中可以通过 TEE 观察左心室各个节段的运动情况以及反常运动来识别其与冠状动脉病变的相应关系。

TEE 有助于评估体外循环前的心功能、相关瓣膜病变(包括功能性二尖瓣反流)、主动脉硬化(影响主动脉插管和阻断的位置),检测卵圆孔未闭、左上腔静脉永存(影响冠状静脉窦逆行灌注)。心肌梗死后可能会发生一系列并发症,包括慢性节段性功能异常(经胃左心室中段短轴切面)、左心室扩张(食管中段切面测球形指数)、右心衰竭、缺血性二尖瓣反流、乳头肌功能异常或断裂、血栓形成、室壁瘤、室间隔穿孔和心包积液。TEE 可以协助确定主动脉插管位置,发现医源性主动脉夹层,协助置入股静脉和股动脉导管。TEE 还可以协助冠状静脉窦插管和肺动脉插管。肺动脉导管引流情况可以通过 TEE 观察左心室的膨胀程度来评估。TEE 还可用于判断容量状态,评估心室功能,指导血管活性药的使用,监测主动脉开放后及脱机时排气情况。

冠状动脉旁路移植吻合期间可能会出现严重的血流动力学变化,TEE 可以提供准确病因信息,如心脏压迫、心肌缺血、瓣膜关闭不全(二尖瓣或三尖瓣反流)、严重心肌收缩无力、右心室扩张等,还可以用于评估干预手段是否有效。

八、指导体外循环停机

体外循环停机前即时 TEE 评估能提供重要的参考信息。TEE 可以及时发现左心室和主动脉内的气泡,指导心腔内排气。右冠状动脉开口位置较高,容易在心脏复搏后发生气栓,冠状动脉进气后,其支配区域的心肌除运动减退外,还有回声增强表现。TEE 可以用于评估心功能状态、血容量状态、是否伴有血管麻痹,从而为选择正性肌力药或血管收缩药提供指导。TEE 还可以发现解剖异常和动力性功能异常,指导主动脉内球囊反搏(IABP)的定位。

（毛庆祥）

参 考 文 献

［1］ PERRINO A C,Jr，REEVES S T. 经食管超声心动图实用技术(第 2 版)［M］. 李治安,译. 天津:天津科技翻译出版公司,2011.

［2］ 陈杰,徐美英,杭燕南.心血管麻醉与围术期处理［M］.3 版.北京:科学出版社,2019.

［3］ 围术期经食道超声心动图监测专家共识工作组. 围术期经食管超声心动图监测专家共识(2020 版)［J］. 中华麻醉学杂志,2020,40(12):1409-1417.

［4］ VEGAS A.围术期二维经食管超声心动图实用手册［M］.2 版.鞠辉,冯艺,译.北京:北京大学医学出版社,2020.

第七章　机器人心血管手术的术后管理

一、前言

为了最大限度地减少手术创伤,给患者带来更多的益处,微创心血管手术成为心血管外科目前重要的发展方向之一[1]。随着体外循环技术的成熟和推广,小切口及胸腔镜辅助下手术在治疗瓣膜疾病及部分先天性心脏病方面已得到广泛应用[2]。但常规腔镜器械较难进行精细的心血管手术操作,也缺乏灵活性;普通腔镜的二维视野会造成深浅维度丧失,也增加了手术的难度[3]。机器人心血管手术事实上是一种更为高级的腔镜手术,克服了一些传统腔镜手术的困难,成为一种新的微创心血管手术。所以机器人心血管手术术后管理,与传统正中开胸手术、小切口手术、胸腔镜辅助下手术以及全胸腔镜手术术后管理相比有很多共同之处,但也有一些不同之处。

二、血流动力学管理

(一)容量管理

无论是何种形式的心血管手术,术后密切严格的血流动力学监测无疑是非常必要的。除了常规的心电监护、血压监测、中心静脉压监测以外,对于合并有左、右心功能不全,严重肺动脉高压及急性肺损伤的患者,为了方便监测血容量,精准监测左、右心的前、后负荷,以及机体的氧供、氧耗,推荐用"金标准"——漂浮导管热稀释法进行实时监测。对于病情较轻的患者,通过有创动脉波形和床旁心脏超声心动图检查往往就可以准确监测术后血流动力学的变化。

对于非体外循环机器人心血管手术,如机器人辅助下小切口冠状动脉旁路移植术和全机器人冠状动脉旁路移植术,为了手术的安全、顺利实施,术中往往会控制患者血容量,术后若补液不够,体温上升,患者回到 ICU 后常常是处于低容量状态,所以经常需要补充适当的容量。而对于体外循环机器人心血管手术,如机器人二尖瓣手术,由于心脏停搏液(如 HTK 晶体灌注液)进入体外循环,且不能像常规开胸手术一样被吸走,加上血液被稀释,患者术后容量负荷一般高于正常生理状态,应与体外循环医生和麻醉医生沟通管理液体入量,这种状态下,根据术后患者炎症反应的程度来管理患者的液体入量往往会更有利[4]。

对于心血管手术后是补充胶体液还是晶体液,尚无定论,但最近的随机对照研究表明,术后应避免以胶体液作为常规液体替代,如果不是必须补充胶体液,补充晶体液是更好的选择[5]。研究证明,补充平衡盐溶液优于补充生理盐水[6]。

同时,需要注意的是,术后患者的体液容量是不断变化的,通过实时连续密切观察,注意患者的尿量及肢体末梢微循环的改变,及时调整补液量或利尿,才是最重要的容量管理策略。

（二）血管活性药的应用

机器人心血管手术后血管活性药的应用原则与传统正中开胸手术基本一致。值得一提的是，如果出现不明原因血流动力学不稳定，则要考虑外周体外循环并发症的可能，处理措施是观察输注血管活性药的入路是否通畅、术中上腔静脉导管是否曾缠绕、腹部血管是否存在活动性出血及是否存在下肢动脉栓塞等。

（三）心率和心律的管理

机器人心血管手术后心率和心律的管理也与相应的疾病治疗原则一致。术后如发生室性心律失常及快速房颤，处理原则与相应疾病的处理原则类似，如对于冠心病手术，术后应注意控制心率，慢一些较为理想；对于左心室容积较小患者的二尖瓣手术，心率快一些较为理想等。当然，临床上判断个体最佳心率是以最终能增加患者的心排血量为准。对于心率较慢或术后有传导阻滞的患者，较常规手术不一样的是，机器人手术有时置入心外膜起搏电极较为困难，从股静脉或颈内静脉置入心内膜临时起搏电极是一种较好的办法。

三、神经系统的管理

随着外科技术的进步和体外循环等整体水平的提高，心血管手术后死亡率及并发症发生率已明显下降，但中枢神经系统并发症作为心血管手术后一种严重的并发症，发生率依然较高，是除心功能不全以外导致心血管手术患者预后不良的主要因素之一。其主要表现为脑血管意外、术后谵妄和神经认知功能障碍。心血管手术患者术后出现卒中和认知功能障碍的主要原因是缺血，还有小部分原因为出血（发生率＜2％）[7]。脑核磁共振加权成像可以作为一种有效的手段来评估术后脑血管疾病的发生情况[8]。心血管手术引起缺血性脑损伤的机制主要有栓塞、缺血、炎症反应和代谢紊乱，此外，缺血性脑损伤的发生还与心血管手术中的技术管理问题、体外循环本身导致血脑屏障发生障碍，以及已存在的脑血管病变、房颤、遗传易感性和遗传性疾病等疾病有关[9]。

（一）空气栓塞的预防

在机器人心血管手术中，胸腔内充满 CO_2 对预防空气栓塞非常有必要。CO_2 在血液和组织中的溶解度是空气的 25 倍，且相较于空气，CO_2 的密度要高得多，机器人手术中充入 CO_2 有利于空气的排出。研究表明，充入 CO_2 可显著降低脑部微气栓的发生率[10]。另外，在体外循环中使用 CO_2 预充整个体外循环管道再开放升主动脉也有利于空气栓塞的预防。

（二）斑块栓塞的预防

体外循环机器人心血管手术需要建立体外循环，在建立体外循环时，行股动脉插管使血流逆行灌注全身。有文献显示，体外循环主动脉插管血流逆行灌注有可能导致神经系统并发症，尤其对于合并血管病变的老年患者，神经系统并发症的发生率更高[11]。同时，机器人心血管手术因为学习曲线较长，可能需要较长的体外循环时间和主动脉阻断时间，这也有可能是术后神经系统并发症发生率高的原因之一。术后神经系统并发症管理重在预防，因此，在行体外循环机器人心血管手术前建议行全主动脉 CTA 及超声检查，仔细评估是否存在外周动脉粥样硬化、主动脉溃疡等情况。充分评估动脉的易损病变，预判斑块脱落致卒中的风险，从而制订微创手术插管的策略。同时，对于一些主动脉有粥样硬化斑块的患者，术中应进行持续脑氧监测，以准确了解术中脑组织灌注状态，便于术中及时处理。美国克利夫兰机器人心血管手术团队比较了不同手术方式的二尖瓣成形术,发现机器人手术组、右前外侧小切口手术组与标准胸骨正中切口手术组之间,神经系统并发症发生率无显著性差异,这可能与他们团队术前通过 CTA 和超声检查排除外周血管粥样硬化性病变患者有关[12]。由此可见,通过术前仔细、充分的影像学评估和术中密切的监护,可以尽可能预防术后神经系统并发症的发生。

另外,在机器人心血管手术中,TEE 可以进一步帮助排查术前漏诊的升主动脉内斑块,并判断其活动度[8]。如果判断在主动脉钳夹与开放时可能会发生动脉壁内斑块的脱落,可以考虑不阻断主动脉,而在心脏诱颤下完成心血管手术。

20%～25%的颈动脉狭窄会引起卒中,颈动脉粥样硬化也是术后发生卒中的独立危险因素[13-14]。建议术前对高危患者进行颈动脉超声或颈动脉 CTA 检查,以充分评估相关的危险因素,必要时进行多学科评估并干预。

(三)其他栓塞的预防

在机器人心血管手术中,由于视野的局限性,术中要避免其他物质(如脂肪颗粒及组织碎片)流入心脏,术后要充分检查及冲洗心腔。

房颤是心血管手术后常见的并发症之一,冠状动脉旁路移植术后发生率高达 30%,二尖瓣置换术后发生率高达 40%[15]。房颤虽然属于良性心律失常,但是房颤可增高脑血管意外及各种并发症的发生率,加重慢性心衰,延长住院时间,增加住院费用。术后房颤也与术后晚期卒中相关。β 受体阻滞剂、胺碘酮、临时心房起搏和左心耳缝闭均可降低围手术期房颤的发生率,从而降低术后晚期卒中的发生率[16]。对于既往有脑血管意外病史者,要在MRI 等影像学检查指导下慎重评估手术时机及手术风险。

(四)神经系统并发症的处理

严重的神经系统并发症往往是灾难性的,所以预防是重中之重。对于高危患者,术中应根据情况实行严密的监测,监测的方法主要有经颅多普勒超声、近红外光谱技术、颈静脉血氧饱和度监测、脑电图监测、脑电双频指数测定和体感诱发电位检查等。

若回到 ICU 的患者苏醒延迟,应警惕脑损伤的存在。脑电图、脑 CT、眼底检查等有助于判定脑损伤的情况,脑 MRI 有助于发现没有临床症状的脑损伤以及更早期的脑损伤[17]。

严重脑损伤患者往往出现中枢性高热,中枢性高热不仅增加氧耗,而且会进一步加重脑损伤。建议采用亚低温治疗,常规亚低温治疗是指使用亚低温治疗仪、冰毯联合肌松冬眠合剂,主要采用降低患者体表温度的方法达到亚低温效果。脑部采用水毯或冰帽低温保护,颈部、腋下、腹股沟等部位放置冰袋,并防止冻伤与压伤。

对于已出现的严重脑血管意外,除了预防性治疗脑水肿及纠正低氧外,药物治疗如皮质类固醇、乌司他丁、氯胺酮、利多卡因、右美托咪定及他汀类药物治疗,都缺乏随机对照试验证据,有一定争议。亚低温治疗及高压氧治疗脑血管意外的效果肯定[18]。另外,围手术期血糖的控制对术后脑损伤的预防和治疗也是目前关注的热点。

四、呼吸系统的管理

机器人心血管手术无须切开胸骨,机器人冠状动脉旁路移植术是从左胸入路进胸,机器人二尖瓣手术是从右胸入路进胸,都需要经过左或右胸进行操作,手术常常需要单肺通气,加上手术操作过程中物理性损伤相比于正中开胸手术损伤重,手术时间相比于正中开胸手术时间长,所以机器人心血管手术后肺部并发症往往比正中开胸手术表现得更为显著,也更需要引起重视。

机器人心血管手术后肺部并发症包括胸腔积液、肺不张、复张性肺水肿、急性呼吸窘迫综合征、肺部感染及低氧血症等。

(一)胸腔积液

一般机器人心血管手术后早期胸腔积液大多由引流不畅引起,部分中晚期胸腔积液由右心功能不全或感染引起。早期引流不畅往往是因为引流管放置位置不好、胸腔有粘连、出血过多等。应根据相应原因做针对性处理,对于引流管放置位置不好、胸腔有粘连的患者,重新放置或增加引流管;对于出血过多的患者,必要时再次手术查找出血点并止血。对术后发生胸腔积液的患者应多次复查胸部 X 线并进行超声观察。对于中晚期胸腔积液,要分析原因,是渗出液还是漏出液,是右心功能不全所致还是感染所致,根据原因进行相应的治疗。

(二)肺不张

机器人心血管手术后早期肺不张往往由胸腔积液或气胸压迫、单肺通气未充分膨肺引起,对于前者,需要处理好胸腔积液或气胸压迫,对于后者,气管插管时要充分吸痰后充分膨肺。拔除气管导管后出现肺不张者,往往与肺泡塌陷和痰液排出障碍有关,需要做好呼吸肌锻炼和排痰引流,并注意预防感染等。对于顽固性肺不张,可以通过纤维支气管镜检查,冲洗、吸出阻塞的痰栓。气管切开适用于年老体弱、无力咳痰的患者。

(三)复张性肺水肿

在机器人心血管手术中,复张性肺水肿是发生率不高但影响较大的并发症,其发生的原因可能是微创手术对肺的机械损伤、肺萎陷以及缺血再灌注损伤[19]。有报道表明,微创心血管手术后复张性肺水肿多发生在术中肺复张时到术后 24 h 期间,尤其是肺复张脱离体外循环初期。复张性肺水肿需与心源性肺水肿鉴别,经 TEE 可排除心脏收缩功能异常以及肺静脉狭窄或闭锁。临床表现可以是仅轻度低氧血症,给予适当呼气末正压通气(PEEP)后改善,也可以是氧合功能严重受损,单纯呼吸机支持难以维持。患者气道压升高,听诊可闻及明显的湿啰音,有时可见双腔支气管导管中,手术塌陷侧管内有粉红色泡沫样痰溢出,量大者可见淡粉红色透明液体淹没单侧导管。极少数可逐步进展到对侧肺,从而出现双侧肺水肿。患者常出现肺动脉压升高。危重患者肺氧合功能丧失,出现酸中毒、全身内环境紊乱、血压下降甚至休克,对血管活性药反应下降,危及生命。危重患者往往需要及时使用体外膜肺氧合(ECMO)进行肺替代治疗[20]。胸部 X 线检查常显示患侧肺变白甚至全肺变白,CT表现为斑片状的磨玻璃样改变。胸部 CT 检查的诊断敏感性要高于 X 线检查,但此类患者术中及术后早期病情危重,胸部 X 线检查更为安全、快捷[21]。

对于微创心血管手术中发生复张性肺水肿者,缩短体外循环时间,减轻炎症反应,缩短单肺通气时间及肺萎陷时间是根本的预防办法。乌司他丁是从男性尿中分离纯化的尿胰蛋白酶抑制剂,能够同时竞争性或非竞争性地抑制胰蛋白酶、磷脂酶 A2、透明质酸酶和弹性蛋白酶等多种水解酶的活性以及炎症介质的释放,从而减轻体外循环中的炎症反应,改善术后肺、肾及脑等重要脏器的功能,对体外循环后肺水肿也有一定的治疗效果。复张性肺水肿的治疗主要为对症支持治疗,维持氧合功能,确保全身的氧供。呼吸机治疗是主要的治疗手段,正压机械通气和 PEEP 有一定的改善效果。对于呼吸机治疗难以改善的患者,及时的 ECMO 支持往往是有效的。一般采用静脉-静脉 ECMO 支持[22]。必须认识到,微创心血管手术后复张性肺水肿多为临床个案报道,其病因病机尚未清晰,仍需进一步的研究。

(四)急性呼吸窘迫综合征(ARDS)

ARDS 是心血管手术后较为常见且严重的并发症。甚至有报道表明,多达 20% 的接受心血管手术的患者在围手术期会出现 ARDS,一旦发生,死亡率高达 80%[23]。

2012 年 ARDS 柏林定义标准:术后 7 d 内发作;胸部 X 线检查示双侧肺浸润不能用胸腔积液、肺大疱、肺不张、肺结节、心衰和液体超载解释[24]。根据氧合指数[氧合指数=动脉血氧分压(PaO_2)/吸入氧浓度(FiO_2)]和 PEEP 或者持续气道正压通气(CPAP)进行分级:轻度为 200 mmHg<PaO_2/FiO_2≤300 mmHg 且 PEEP(或者 CPAP)≥5 cmH_2O;中度为 100 mmHg<PaO_2/FiO_2≤200 mmHg 且 PEEP(或者 CPAP)≥5 cmH_2O;重度为 PaO_2/FiO_2≤100 mmHg 且 PEEP(或者 CPAP)≥5 cmH_2O。微创心血管手术后 ARDS 发生原因非常复杂,目前认为与体外循环引起的全身炎症反应、肺的缺血再灌注损伤、血液制品的输入、机体的降温、全身麻醉、单肺通气等密切相关[25]。

有研究证明,体外循环时间长和围手术期输血浆量大是心血管手术后发生 ARDS 的独立危险因素。对于 ARDS 高危患者,如果预计手术时间长、术前肺功能差及输血浆量可能大,应当采取积极的预防措施,这样可能会在一定程度上改善预后。对于已发生 ARDS 的患者,应延长呼吸机治疗时间,并采用以低潮气量通气为主的治疗方法。同时严格的液体出入量管理、尽可能少的血液制品输入、适当的营养和早期进行身体康复锻炼可能会改善结果。对于难治性低氧血症,高频振荡通气和 ECMO 都可以根据情况使用[26]。

机械通气是 ARDS 的主要治疗手段。近年来由于实施低潮气量(4~7 ml/kg)、限制性吸气期峰压(2.9 kPa,即 30 cmH_2O)、维持适度的 PEEP 以及容许性 PHC($PaCO_2$ 适当增高到 5.3~10.6 kPa,即 40~80 mmHg,pH 不低于 7.20)等肺保护性通气策略,ARDS 死亡率有所下降[27]。

五、出血及输血的管理

机器人心血管手术后的出血量理论上应少于传统正中开胸手术。因为传统正中开胸手术需要锯开胸骨,这样不仅对骨性胸廓有破坏,出血也难以避免。而孔洞型机器人手术切口小,对组织破坏少,手术创伤引起的出血量也相应减少。机器人心血管手术出血部位较传统正中开胸手术也有其特殊性。其出血部位除了心脏切口等外,还需要考虑下述部位:①外周体外循环建立引起的出血,包括颈静脉插管出血,股动、静脉插管出血等;②Chitwood阻断钳引起的肺动脉、左心耳误伤出血;③肺表面及有些粘连带出血;④心包及胸腺出血;⑤冠状动脉旁路移植术时乳内动脉床或桥血管出血;⑥胸壁上孔洞出血,这种出血往往是最易忽视的出血,也是再次手术止血的原因之一,这种出血需要术后用腔镜检查胸腔内壁的每一个孔洞并电灼止血;⑦另外还有一些少见但可能有严重后果的出血,如机器人器械压迫肝脏致术后肝脏破裂出血,外周体外循环引起夹层出血等[28]。

对于机器人心血管手术出血,与常规心血管手术一样,要尽可能去预防。在术前要排查影响凝血机制的疾病,如血管性血友病、肝功能衰竭等,并积极诊治;同时术前停用抗凝药物,需要注意的是,对于不稳定型心绞痛等冠状动脉严重病变且需要行冠状动脉旁路移植术者,可以不停用阿司匹林,但需要停用氯吡格雷及替格瑞洛 5 d 左右[29]。术中,麻醉后可以采自体血,分离出自体血小板备用;术中精细操作,尽可能避免出现误伤和副损伤;同时缩短体外循环时间,保护血小板功能和减少对纤维蛋白溶解作用的抑制;体外循环后采用动脉血超滤能快速滤除体内过多水分、及时纠正贫血、提高血小板及凝血因子浓度、减少渗血；术中利用血液回收系统回收术野失血。术后保持体温正常；严密监测引流量；引流量大时，及时二次开胸探查；对于冠状动脉旁路移植术和瓣膜置换术后引流量大者，宁可二次开胸探查止血，也要慎用止血药物。

需要认识到，微创手术的其中一个重要目标就是少输血甚至零输血，而不是较常规手术增加输血量。在我国，健康献血者的有限性继续制约着血液供给的质量和数量，血液制品特别是稀有血型血液制品短缺现象在各地区时有发生。如何努力减少同种异体血液在心血管手术中的使用是一个亟待解决的临床问题。过多输血已经被证明在心血管手术中是有害的，有研究表明，心血管手术后血红蛋白水平低于 70 g/L 才需要输血，否则输血有害无益[30-31]。所以机器人心血管手术的正确应用是减少输血量的方式之一。

六、术后镇痛的管理

机器人心血管手术需要在肋间置入腔镜以及手术器械，术后也需要在肋间放置胸腔引流管，这些对肋间神经都会造成压迫和损伤。临床观察发现，机器人心血管手术切口疼痛往往较传统正中开胸手术严重很多[32]，这就和微创的理念背道而驰，需要引起高度重视。

机器人心血管手术后疼痛主要由皮肤切口、深层组织损伤、肋间神经损伤、术后引流管刺激和炎症反应导致。同时随着呼吸、咳嗽等运动，胸廓侧方活动一般大于前方，所造成的疼痛会比较严重。这种疼痛会影响患者呼吸和咳嗽，严重疼痛可增高肺部并发症发生率，甚至导致预后不良，同时这种疼痛还可能使急性痛变为慢性痛，导致患者出现精神疾病。因此，围手术期充分、合理的镇痛治疗至关重要。一般不推荐使用阿片类药物等，这类药物除了对心肌功能有一定影响外，也影响患者早期活动，减慢早期康复速度。可选用胸段硬膜外麻醉、肋间神经阻滞、胸椎旁阻滞、竖脊肌平面阻滞、胸神经阻滞等方法来镇痛[33]。这些方法需要与麻醉医生充分沟通后实施。

七、外周体外循环并发症的处理

外周体外循环在机器人心血管手术中应用广泛，并取得了良好的临床效果。但其同时也导致了相关并发症，除了前文所述的神经系统并发症以外，还包括血管并发症、肢体远端缺血或坏死、腹股沟区域神经及淋巴管损伤等，其他并发症如腹腔脏器损伤比较少见，估计与导引导丝操作不当有关。

（一）血管并发症

外周体外循环相关的血管并发症包括动脉血管并发症和静脉血管并发症。动脉血管并发症主要为出血和主动脉夹层，常见于老年患者和由经验不足的外科医生操刀的患者。通常因股动脉插管过程中暴力操作所致。术前仔细地进行外周血管评估，术中超声引导导丝先进入胸降主动脉，之后在导丝引导下轻柔操作使导管进入髂动脉，通常可避免主动脉夹层或损伤的发生。静脉血管并发症主要是出血和后期血栓形成。出血与动脉夹层一样，往往也是因为解剖不清、动作粗暴导致静脉破裂，用导丝引导和超声引导可以避免。机器人手术后，下肢静脉血栓形成虽然未对患者中远期预后造成不良影响，但是增加了治疗费用，甚至可能导致术后二次入院。其发生原因主要考虑外周体外循环插管对静脉管壁造成损伤，另外还有术后卧床时间较长、活动较少。有报道表明[34]，达芬奇机器人心血管手术外周体外循环插管后需要常规抗凝治疗，较单纯物理治疗，采取药物加物理预防性治疗，能更有效地预防靶血管血栓的形成；预防药物方面，采用华法林或阿司匹林的临床效果无明显区别。

(二)肢体远端缺血或坏死

其临床表现从轻微疼痛的下肢缺血到严重的骨筋膜室综合征、肢体缺血坏死等均可发生。主要由股动脉插管后下肢缺血时间太长引起。所以对于手术时间比较长的患者，宜尽可能采用穿刺插管而不采用阻断切开动脉插管，并且可以考虑术中采用远端动脉插管转流的方式，以有效预防术中下肢缺血。

(三)腹股沟区域神经及淋巴管损伤

术中精细解剖，做到分离层次清晰，一般都可以避免腹股沟区域神经及淋巴管损伤。也可用经皮穿刺插管的方法来避免腹股沟区域神经及淋巴管损伤，同时也避免了因此而造成的切口愈合不良。

八、术后康复

目前，心血管手术后早期康复理念已越来越得到重视[35]。早期康复治疗是对心脏病患者在常规的诊断、药物治疗以及手术治疗后采取的以运动和日常生活能力训练为主的非药物治疗。

早期康复治疗有利于减少心血管手术后并发症的发生，加速疾病的恢复，缩短治疗时间。所以，对于机器人心血管手术，由于其创伤小，提倡尽早拔除气管导管，甚至对于较成熟的中心，可采用"快通道"麻醉，在手术室拔除气管导管，之后在生命体征平稳的前提下对患者进行肺功能、运动功能及生活训练，从而使患者尽快康复，真正体现微创的价值和意义。

九、小结及展望

目前机器人手术在心血管外科的应用尚显小众，由于设备限制及技术难度较大，手术数量还无法比拟小切口及胸腔镜辅助下心血管手术，所以目前的临床证据大多为描述性回顾性研究，缺乏多中心随机对照试验的证据。围手术期的管理规范也基本采用小切口心血管手术的经验。随着时代的发展、科技的进步及智能手术机器人的国产普及化，相信会有更多的机器人心血管手术临床病例，产生更有针对性的临床研究证据，从而规范机器人心血管手术围手术期诊疗方法，进一步提高机器人心血管手术的疗效。

（张成鑫）

参 考 文 献

[1] 高长青.中国机器人微创心血管外科的历史、现状与展望[J].中国医疗器械信息，2017,23(7):1-8.

[2] BALKHY H H,LEWIS C T P,KITAHARA H. Robot-assisted aortic valve surgery：state of the art and challenges for the future[J]. Int J Med Robot,2018,14(4):e1913.

[3] ISHIKAWA N,WATANABE G. Robot-assisted cardiac surgery[J]. Ann Thorac Cardiovasc Surg,2015,21(4):322-328.

[4] CHEN H L,JIANG W H,LI X G,et al. Efficacy of tolvaptan for fluid management after cardiovascular surgery：a systematic review and meta-analysis of randomized

control trials[J]. Exp Ther Med,2020,20(3):2585-2592.

[5] PARKE R L,GILDER E,GILLHAM M J,et al. A multicenter,open-label,randomized controlled trial of a conservative fluid management strategy compared with usual care in participants after cardiac surgery: the fluids after bypass study[J]. Crit Care Med,2021,49(3):449-461.

[6] BIGNAMI E,GUARNIERI M,GEMMA M. Fluid management in cardiac surgery patients: pitfalls, challenges and solutions[J]. Minerva Anestesiol, 2017, 83(6): 638-651.

[7] 中国研究型医院学会神经再生与修复专业委员会心脏重症脑保护学组,中国研究型医院学会神经再生与修复专业委员会神经重症护理与康复学组. 成人心脏外科术后脑损伤诊治的中国专家共识[J]. 中国组织工程研究,2020,24(32):5203-5212.

[8] DEVGUN J K,GUL S,MOHANANEY D,et al. Cerebrovascular events after cardiovascular procedures: risk factors,recognition,and prevention strategies[J]. J Am Coll Cardiol,2018,71(17):1910-1920.

[9] 韩宏光. 心脏外科围手术期脑保护中国专家共识(2019)[J]. 中华危重病急救医学,2019,31(2):129-134.

[10] HUSEBRÅTEN I M,FIANE A E,RINGDAL M I L,et al. Measurement of gaseous microemboli in the prime before the initiation of cardiopulmonary bypass[J]. Perfusion,2018,33(1):30-35.

[11] MURZI M,CERILLO A G,GASBARRI T,et al. Antegrade and retrograde perfusion in minimally invasive mitral valve surgery with transthoracic aortic clamping: a single-institution experience with 1632 patients over 12 years[J]. Interact Cardiovasc Thorac Surg,2017,24(3):363-368.

[12] MIHALJEVIC T,JARRETT C M,GILLINOV A M,et al. Robotic repair of posterior mitral valve prolapse versus conventional approaches: potential realized [J]. J Thorac Cardiovasc Surg,2011,141(1):72-80. e4.

[13] GOTTESMAN R F. Asymptomatic carotid stenosis in cardiac surgery patients: is less more? [J]. Stroke,2017,48(10):2650-2651.

[14] NAYLOR A R,BOWN M J. Stroke after cardiac surgery and its association with asymptomatic carotid disease: an updated systematic review and meta-analysis[J]. Eur J Vasc Endovasc Surg,2011,41(5):607-624.

[15] BAEZA-HERRERA L A,ROJAS-VELASCO G,MÁRQUEZ-MURILLO M F,et al. Atrial fibrillation in cardiac surgery[J]. Arch Cardiol Mex,2019,89(4):348-359.

[16] CONTE S M,FLORISSON D S,DE BONO J A,et al. Management of atrial fibrillation after cardiac surgery[J]. Intern Med J,2019,49(5):656-658.

[17] BROWN C H Ⅳ,FAIGLE R,KLINKER L,et al. The association of brain MRI characteristics and postoperative delirium in cardiac surgery patients[J]. Clin Ther,2015,37(12):2686-2699. e9.

[18] GROCOTT H P,MACKENSEN G B,GRIGORE A M,et al. Postoperative hyperthermia is associated with cognitive dysfunction after coronary artery bypass

graft surgery[J]. Stroke,2002,33(2):537-541.

[19]　INOUE K，HIRAOKA A，CHIKAZAWA G，et al. Preventive strategy for reexpansion pulmonary edema after minimally invasive cardiac surgery[J]. Ann Thorac Surg,2020,109(5):e375-e377.

[20]　KEYL C，STAIER K，PINGPOH C，et al. Unilateral pulmonary oedema after minimally invasive cardiac surgery via right anterolateral minithoracotomy[J]. Eur J Cardiothorac Surg,2015,47(6):1097-1102.

[21]　郭鹏飞,陈婷婷,周琪,等.微创心脏手术中复张性肺水肿的防治[J].中国体外循环杂志,2020,18(6):378-381.

[22]　VIOX D，DHAWAN R，BALKHY H H，et al. Unilateral pulmonary edema after robotically assisted mitral valve repair requiring veno-venous extracorporeal membrane oxygenation[J]. J Cardiothorac Vasc Anesth,2021,36(1):321-331.

[23]　STEPHENS R S，SHAH A S，WHITMAN G J. Lung injury and acute respiratory distress syndrome after cardiac surgery[J]. Ann Thorac Surg,2013,95(3):1122-1129.

[24]　FERGUSON N D，FAN E，CAMPOROTA L，et al. The Berlin definition of ARDS: an expanded rationale,justification,and supplementary material[J]. Intensive Care Med,2012,38(10):1573-1582.

[25]　SANFILIPPO F，PALUMBO G J，BIGNAMI E，et al. Acute respiratory distress syndrome in the perioperative period of cardiac surgery: predictors,diagnosis, prognosis,management options,and future directions[J]. J Cardiothorac Vasc Anesth,2021,36(4):1169-1179.

[26]　RONG L Q，DI FRANCO A，GAUDINO M. Acute respiratory distress syndrome after cardiac surgery[J]. J Thorac Dis,2016,8(10):E1177-E1186.

[27]　PIQUILLOUD L. ARDS after cardiac surgery: is it a problem,a problem of definition,or both? [J]. Respiration,2019,97(6):495-497.

[28]　DUAN J S，SUN T，GE S L，et al. A case of abdominal bleeding after mitral valvuloplasty assisted by da Vinci robotic surgery[J]. J Card Surg,2020,35(3):683-685.

[29]　KIM D H,DASKALAKIS C,SILVESTRY S C,et al. Aspirin and clopidogrel use in the early postoperative period following on-pump and off-pump coronary artery bypass grafting[J]. J Thorac Cardiovasc Surg,2009,138(6):1377-1384.

[30]　HENSLEY N B,KOSTIBAS M P,YANG W W,et al. Blood utilization in revision versus first-time cardiac surgery: an update in the era of patient blood management [J]. Transfusion,2018,58(1):168-175.

[31]　TERWINDT L E,KARLAS A A,EBERL S,et al. Patient blood management in the cardiac surgical setting: an updated overview[J]. Transfus Apher Sci,2019,58(4): 397-407.

[32]　潘鹏,李文志.心脏外科手术围手术期镇痛的应用进展[J].国际麻醉学与复苏杂志,2019,40(8):789-793.

[33]　王雪冬,史成梅.微创心脏外科围术期的镇痛方式[J].中国微创外科杂志,2019,19

(1):61-64.

[34] RAPHAEL I J,TISCHLER E H,HUANG R,et al. Aspirin：an alternative for pulmonary embolism prophylaxis after arthroplasty？[J]. Clin Orthop Relat Res，2014,472(2):482-488.

[35] ENGELMAN D T,BEN ALI W,WILLIAMS J B,et al. Guidelines for perioperative care in cardiac surgery：enhanced recovery after surgery society recommendations [J]. JAMA Surg,2019,154(8):755-766.

第八章 机器人心血管手术的团队建立、岗位要求及技能培训

机器人心血管手术作为一种全新的手术,不同于常规心血管手术。机器人心血管手术不仅涉及麻醉、体外循环和手术操作等步骤,还需要外科医生适应内镜下操作及机械臂操作规则,同时需要手术团队的密切配合。与任何一种新技术的开展一样,其中有一定的规律可循,也必须经过必要的学习曲线,总结相关经验,并建立标准化的培训模式。

截至 2023 年,以达芬奇机器人手术为代表的机器人手术在国内已经开展 16 年,国内机器人手术首先应用的领域是心血管外科。2007 年,高长青教授开展了中国大陆首例机器人心血管手术,自此,机器人技术在其他外科领域得到迅猛发展,特别是在泌尿外科、肝胆外科、胃肠外科、妇产科、胸外科等领域。目前,关于国内外机器人手术开展单位、数量、学术影响力,心血管外科一直处于"小众"地位。究其原因,心血管手术操作复杂、技术应用难度大、技术应用成本高、规范化培训欠缺、中远期效果不理想都是制约机器人心血管手术发展的重要因素。

机器人手术技术在心血管外科的发展,可以用"起步早,发展缓"来概括。2003 年,美国 FDA 批准机器人手术系统应用于外科手术。2007 年中国人民解放军总医院开展了中国大陆首例达芬奇机器人手术——机器人房间隔缺损修补术。可以看出,国内机器人手术开展时间同国际相比,并没有明显"代差",在 21 世纪初均处于起步阶段。当时使用的是达芬奇二代机,得益于病例资源、稳定的团队、政策扶持(费用优惠),机器人心血管手术在单中心得到了长足的发展,并完成了多种首创术式,手术数量、质量全面发展,该领域的国际影响力巨大,形成了技术引进吸收并对外输出的成功模式。但是,国内心血管外科领域的专家对此项技术有不同的声音,主要焦点在于对该项技术的安全性、有效性及性价比的质疑。该项技术设备庞大笨重、费用昂贵、需要重新配置手术室及无规范的操作、培训模式和认证标准,再加上机器人手术耗时长、缺乏触觉反馈、心血管外科医生腔镜手术经验缺乏,导致该项技术在国内心血管外科并没有得到推广,只在个别单位得以开展。同期,有腔镜应用经验的腹部外科医生逐步认识到机器人手术的优势和其带来的机遇,快速推广机器人手术在临床的运用,手术种类和技术创新呈爆发式增长,年手术量以 15% 的速度增长。在此阶段,从事机器人心血管外科的专家也进行了相应的推广工作,例如,进行各类培训工作、建立培训基地,与中华人民共和国卫生健康委员会(简称国家卫生健康委)合作编写"操作和培训管理规范",对中远期临床结果进行随访研究。从目前的结果来看,机器人心血管手术还是局限于个别中心,开展的手术数量同其他学科相比也有巨大的差异。

第一节 机器人心血管手术的团队建立

机器人心血管手术同其他心血管手术一样,需要团队成员的密切配合,同时除术者以

外,团队成员对手术的成功实施担负着同样重要的作用,团队的稳定性对于该项技术的开展也至关重要。

1. 床旁助手 由于术者远离手术台,第一助手扮演着床旁"术者"的角色,这就要求其有较为丰富的常规外科手术经验和较强的操作技能,并对机器人手术系统本身有充分的知识储备,以便应对术中的突发情况。因此,床旁助手除了掌握常规的手术知识和技能外,还需要熟悉机器人手术系统的结构、工作原理、日常维护、手术室内配置、故障排除方法等,同时具备一定的心血管外科腔镜手术经验。

2. 麻醉医生及体外循环医生 无论从机器人心血管手术麻醉涉及的技术内容来看,还是从其学习曲线来看,机器人心血管手术都给麻醉医生带来了前所未有的挑战。机器人心血管手术麻醉涉及的关键技术问题是单肺通气和 CO_2 人工气胸对呼吸和血流动力学的影响,其中包括胸腔压力增大引起的心排血量下降和肺血管阻力增大以及 CO_2 吸收产生的影响,这种病理生理变化又受到患者的年龄、呼吸功能、心功能及麻醉药物的多重影响。此外,外周体外循环的建立和经食管超声心动图(transesophageal echocardiography,TEE)的常规应用也是机器人心血管手术的特征,一些特殊导管的置入和采用需要体外循环医生掌握相关的技术和知识。毫无疑问,机器人心血管手术的麻醉是最复杂、最具技术含量的麻醉。麻醉医生要保持与机器人心血管手术技术快速进步相匹配的麻醉技术水平,关键在于,在精通常规心脏麻醉和胸外科麻醉的基础上,充分了解机器人心血管手术的技术特征,以及不同手术对病例的选择、对麻醉技术和监测手段的要求、可能存在的困难和可能发生的并发症等,以保证患者术中的安全和手术的成功。

3. 术中 TEE 医生 术中 TEE 在全机器人心血管手术中起重要作用:①在体外循环前行 TEE 检查,进一步明确诊断,为外科医生最终选择手术方式提供更有价值的参考信息;②在建立外周体外循环过程中,TEE 的正确引导有助于腔静脉顺利插管及升主动脉腔内心脏停搏液灌注针的正确放置,可避免穿刺相关并发症的发生;③心脏复搏后,TEE 可即刻评价手术效果,使患者更安全地离开手术室。因此,术中 TEE 在全机器人心血管手术中是有重要诊断价值的检查手段,这也要求术中 TEE 医生能够快速、准确地为术者提供指导信息。

第二节 机器人心血管手术的岗位要求及技能培训

为进一步规范我国机器人手术系统辅助实施心血管手术技术临床诊疗行为,保障医疗质量和医疗安全,《机器人手术系统辅助实施心脏手术技术培训管理规范(2012 年版)》由中国人民解放军总医院起草并由卫生部(现为国家卫生健康委)向全国颁布。该规范为国家卫生健康委对机器人手术系统辅助实施心脏手术技术培训基地以及培训基地组织开展培训工作的基本要求。拟从事机器人手术系统辅助实施心脏手术技术的相关技术人员应当接受系统培训并考核合格。该规范具体包括培训基地的设立条件、培训工作基本要求、各相关专业技术人员培训要求。

一、培训基地的设立条件

培训基地由国家卫生健康委认定,需具备下列条件。

(1)按照有关规定取得开展机器人手术系统辅助实施心脏手术技术临床应用资质的三级甲等医院。

(2)具备机器人手术系统辅助实施心脏手术临床应用能力,经卫生行政部门审定准予开展机器人手术系统辅助实施心脏手术技术。累计完成各类机器人手术系统辅助实施心脏手术400例以上。每年完成机器人心脏手术不少于100例。

(3)心脏大血管外科床位总数不少于80张。

(4)有具备机器人手术系统辅助实施心脏手术临床应用能力的指导团队,包括心脏大血管外科医师至少3名,其中具有主任医师专业技术职称任职资格的医师至少2名;麻醉医师至少2名,其中具有主任医师专业技术职称任职资格的医师至少1名;至少1名具有主任医师专业技术职称任职资格的医学影像科医师(熟练掌握多普勒超声心动诊断设备进行超声心动图检查);体外循环技师至少2名,其中具有主任技师专业技术职称任职资格的医师至少1名;专职负责该手术技术的手术室护士至少3名。

(5)有与开展机器人手术系统辅助实施心脏手术培训工作相适应的技术、设备和设施等条件。

(6)心脏大血管外科专业学术水平国内领先。

二、培训工作基本要求

(1)使用经国家卫生健康委认可的培训教材和培训大纲。

(2)保证接受培训的学员在考核前完成规定的培训内容。

(3)按照培训要求,对接受培训的学员进行理论知识、实践能力、操作水平测试和评估,培训结束后,对接受培训的学员进行评定、考核,出具是否合格的结论,并将相关专业技术人员名单及时报送国家卫生健康委。

(4)为每位接受培训的学员建立培训及考核档案。

(5)根据实际情况和培训能力决定培训学员数量。

三、各相关专业技术人员培训要求

拟开展机器人手术系统辅助实施心脏手术的人员,在相应专业技术人员指导下,参与完成至少5例不同种类机器人手术系统辅助实施心脏手术,达到以下培训要求,并经考核合格。

(一)心脏大血管外科医师

(1)熟练掌握机器人手术系统辅助实施心脏手术的适应证和禁忌证。

(2)熟练掌握机器人手术系统的结构和操作。

(3)熟练掌握各种机器人手术系统辅助实施心脏手术的技术方案、操作要点、患者体位、胸壁打孔位置(即机器人手臂放置位置)。

(4)熟练掌握外周体外循环的建立方法。

(5)在上级医师的指导下,参与手术患者全过程管理,包括术前检查、手术适应证的评估、手术方式的评估、可能发生的风险及应对措施、手术过程以及术后处理等。

(二)麻醉医师

(1)熟练掌握双腔支气管插管及术中患者的气道管理。

(2)熟练掌握术中单肺通气的病理生理。

(3)熟悉各种机器人手术系统辅助实施心脏手术的麻醉要点。

（4）与其他专业技术人员熟练配合。

（三）医学影像科医师

（1）熟练掌握多普勒超声心动诊断设备进行超声心动图检查。

（2）熟练掌握术中经食道超声技术。

（3）熟练掌握经食道超声观测项目。

（4）与其他专业技术人员熟练配合。

（四）体外循环医师

（1）熟练掌握建立机器人手术系统辅助实施心脏手术外周体外循环的技术与操作。

（2）熟悉各种机器人手术系统辅助实施心脏手术体外循环过程中可能发生的风险及应对措施。

（3）与其他专业技术人员熟练配合。

（五）手术室护士

（1）熟练掌握机器人手术系统的结构和日常维护。

（2）熟悉机器人手术系统辅助实施心脏手术的器械及其消毒、维护方法。

（3）与其他专业技术人员熟练配合。

另外，在境外接受机器人手术系统辅助实施心脏手术培训，完成规定病例数的相关专业技术人员，有培训机构的培训证明，并经考核合格的，可以认定为达到规定的培训要求。

（杨　明）

第九章　机器人房间隔缺损修补术

成人房间隔缺损(atrial septal defect,ASD)修补术的开展已有 50 多年历史。Lewis 和 Taufic 在 1953 年成功完成了第一例 ASD 修补术[1]。从那时起,开胸 ASD 修补术被认为是一种安全、有效的方法,并发症发生率和死亡率较低[2-3]。目前,心血管手术的所有领域对微创术式的兴趣日益增长。近年来,通过正中胸部切口进行的传统 ASD 修补术正在被逐步发展的微创技术所取代。同时,介入心脏病专家开发了多种不同的经皮导管介入技术修补房间隔的小缺损和卵圆孔未闭[4-5]。虽然导管介入技术具有偶发的严重并发症,但它进一步减小了患者的手术创伤且缩短了住院时间[6]。导管介入技术的成功率取决于缺损的大小和形状。目前,外科手术依然是治疗 ASD 的一种选择。随着外周体外循环技术的发展和主动脉内阻断技术的应用,皮肤切口可以进一步减小[7-9]。机器人手术的临床应用使全腔镜微创 ASD 修补术成为可能。2001 年 Torracca 及其同事首次报道了机器人 ASD 修补术[10],其他作者[11-13]随后报道了自己的经验。中国大陆首例机器人 ASD 修补术于 2007 年 1 月 15 日在中国人民解放军总医院完成。

一、病例的选择和术前准备

(一)适应证

(1)外科手术指征明确,ASD 的位置、直径及是否合并三尖瓣关闭不全并不影响术式的选择;

(2)患者身高大于 130 cm,体重大于 30 kg;

(3)肺功能、血气、胸部 X 线和气道检查正常,可行双腔支气管插管和耐受单肺通气;

(4)体外循环下机器人微创心血管手术对肺功能要求较低,血气分析正常的患者大部分可耐受手术;

(5)轻、中度脊柱畸形,轻度胸膜粘连不影响麻醉及手术实施;

(6)生化检验无肝、肾功能障碍及凝血功能障碍等,能够耐受体外循环;

(7)无双下肢股动、静脉及右侧颈内静脉狭窄或畸形,单侧下肢股动、静脉病变影响体外循环建立者可选择对侧股动、静脉;

(8)无严重的升主动脉粥样硬化、钙化;

(9)其他要求同常规心血管开胸手术相关要求。

(二)禁忌证

(1)合并重度肺动脉高压或慢性阻塞性肺疾病的患者不宜长时间单肺通气;

(2)严重的胸廓或脊柱畸形,影响双腔支气管插管或手术操作;

(3)重度患侧胸膜粘连;

(4)严重的升主动脉粥样硬化、钙化影响体外循环阻断升主动脉;

(5)严重的双下肢动、静脉畸形或狭窄,不适合建立外周体外循环;

（6）有心血管手术史、胸部手术史；

（7）体重指数大于 35 kg/m² 为相对禁忌证；

（8）合并需同期处理的其他复杂心内畸形。

二、手术策略及技术要点

（一）心脏停搏机器人 ASD 修补术

标准技术诱导麻醉，插入双腔支气管导管后行左侧单肺通气，使用纤维支气管镜检查导管的位置，放置 TEE 探头。将中心静脉导管和 15G 静脉引流管经皮插入右侧颈内静脉。体外除颤电极板放置于心脏最大长径处。患者右侧胸部抬高约 30°，右臂半垂位置于侧面（图 9-1）。全身肝素化（300 IU/kg）后，在 Seldinger 导丝和 TEE 引导下通过右侧腹股沟 2 cm 处横行切口行股动脉和股静脉插管（图 9-2），静脉引流通过颈静脉和股静脉导管实现[14]。

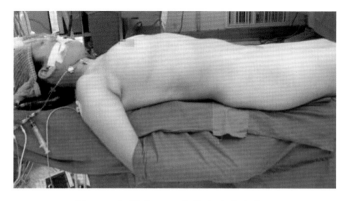

图 9-1　机器人 ASD 修补术中患者体位

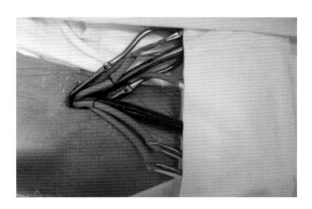

图 9-2　股动脉和股静脉插管

左侧单肺通气后，于第 4 肋间将 12 mm 内镜套管置于右侧胸腔中。胸腔内充入 CO_2，并插入 30°内镜。同一肋间、内镜孔下方 3 cm 左右，做一 1.5～2.0 cm 切口作为工作孔。此外，在第 2、第 6 肋间分别做一 8 mm 切口，插入左、右手机械臂。右手机械臂通常位于第 6 肋间工作孔外侧 4～6 cm 处。根据患者的肋骨方向和肋间隙大小，第四机械臂套管置于锁骨中线第 4 或第 5 肋间[14]，两个 16F 血管导管分别插入第 6 和第 4 肋间用于心包悬吊线的固定（图 9-3）。

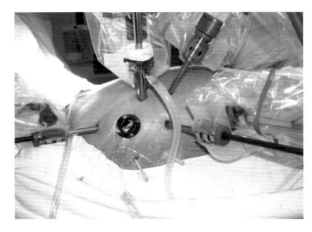

图 9-3　胸壁打孔位置

　　胸腔内手术以机器人心包切开并用缝线悬吊心包开始。在膈神经前方纵向切开心包（图 9-4）。向上延长切口并暴露上腔静脉，向下延长切口至膈肌并暴露下腔静脉。心包悬吊线置于心包右侧。第三心包悬吊线通过前胸置于心包的左上侧以暴露主动脉。

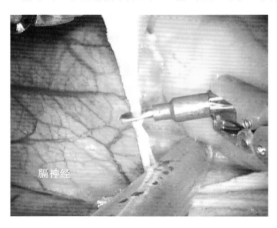

图 9-4　切开心包

　　分离腔静脉和肺静脉之间的区域（图 9-5）。将阻断带置于上、下腔静脉周围（图 9-6、图 9-7）。经腋中线第 4 肋间用 Chitwood 阻断钳阻断升主动脉（图 9-8）。经前胸（第 2 肋间）插入 14G 留置针顺行灌注冷心脏停搏液（图 9-9）。阻断上、下腔静脉后，切开右心房（图9-10）。经第四机械臂将心房牵开器送入右心房，暴露 ASD。经彻底探查，根据房间隔缺损的大小和位置，使用 4-0 Gore-Tex 线直接连续缝合或用自体心包补片修补 ASD（图 9-11、图9-12）。使用推结器在体外进行打结。关闭右心房之前检查是否存在残余分流。如果合并中重度三尖瓣反流，改变牵开器位置以暴露三尖瓣瓣环，行三尖瓣成形术，之后行注水试验（图9-13）。TEE 评估三尖瓣成形效果。用双层 4-0 Gore-Tex 线连续缝合关闭右心房（图 9-14）。通过心脏停搏液灌注针排气。缝合主动脉穿刺部位（图 9-15）。充分止血后，移除机械臂，并通过右手机械臂孔放置胸腔引流管。拔除体外循环导管后缝合右侧股动脉插管处。

　　（二）心脏不停搏机器人 ASD 修补术

　　心脏不停搏机器人 ASD 修补术可以避免阻断主动脉和灌注心脏停搏液[15]。在中低温

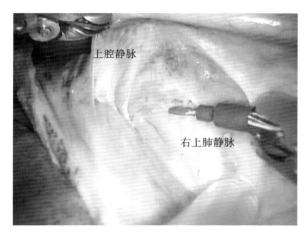

图 9-5　分离腔静脉和肺静脉之间的区域

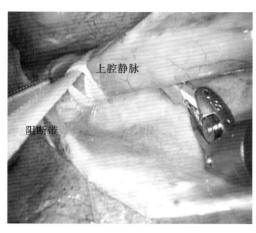

图 9-6　上腔静脉置阻断带

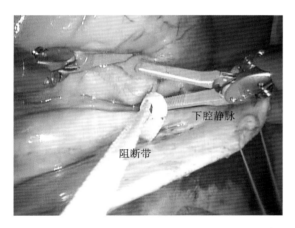

图 9-7　下腔静脉置阻断带

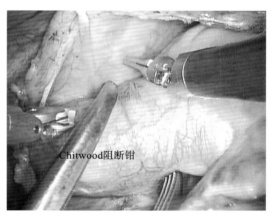

图 9-8　用 Chitwood 阻断钳阻断升主动脉

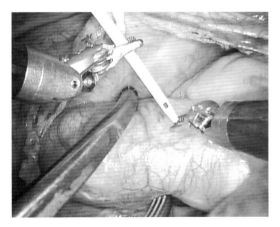

图 9-9　顺行灌注冷心脏停搏液

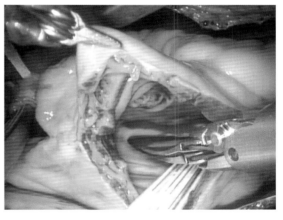

图 9-10　切开右心房

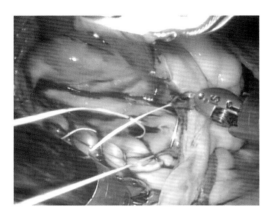

图 9-11　直接连续缝合修补 ASD

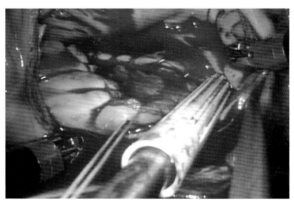

图 9-12　用自体心包补片修补 ASD

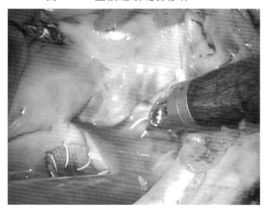

图 9-13　三尖瓣成形术后行注水试验

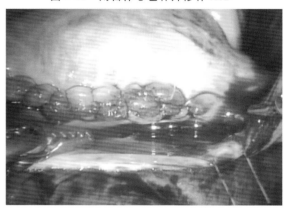

图 9-14　连续缝合关闭右心房

条件(直肠温度 34～35 ℃),保证平均循环压力大于 60 mmHg 情况下维持体外循环全流量。为了避免空气栓塞,向胸腔持续充入 CO_2 气体进行空气替换。在心脏不停搏条件下,阻断上、下腔静脉后行右心房切开,经第四机械臂用心房牵开器暴露 ASD。可选择连续缝合直接修补 ASD 或用自体心包补片修补 ASD(图 9-16)。房间隔闭合时,暂时膨肺。排出左心房中气体后拉紧缝线。该种方法的优点包括避免缺血再灌注损伤,在心脏更加接近生理状态的情况下进行手术,可减少正性肌力药的使用及缩短住院时间[16]。此外,近端主动脉硬化是主动脉阻断和松开时大栓子和微栓子的来源。与这种技术相关的潜在担忧可能包括由于在相对充血的区域中进行手术暴露比较困难,而限制了手术精确操作,增加了空气栓塞的风险以及限制了心脏不停搏修复非常大的 ASD[16]。

　　事实上,手术操作可以毫无困难地进行。因为经第四机械臂心房牵开器和经工作孔吸引导管可以提供足够的术野。此外,还可以容易地行三尖瓣同期修复术。为了防止空气栓塞,患者右侧胸部需抬高约 30°。此外,手术过程中左心房保持充满而不抽吸,同时向胸腔连续充入 CO_2 以进行空气置换。手术结束时,可以轻松完成左心房的排气。总体来说,体外循环心脏不停搏机器人 ASD 修补术是合理的。这种技术很简单,缩短了体外循环时间和总手术时间。此外,这种技术不增加中枢神经系统损伤的风险。目前尚不能确定是否发生微栓塞导致的轻微神经-认知功能障碍。神经认知评估是一个需要进一步研究的重要方面。由于栓塞的风险,心脏不停搏机器人 ASD 修补的禁忌证可能包括感染性心内膜炎伴活动性

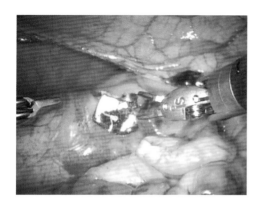

图 9-15　缝合主动脉穿刺部位

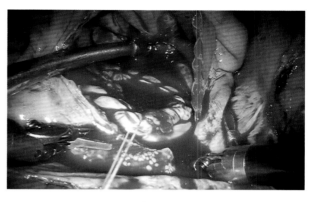

图 9-16　心脏不停搏 ASD 修补

赘生物或者左心房大血栓。

三、效果评价、并发症和术后管理特点

机器人 ASD 修补术依然是一个高度复杂的手术,其过程需要数个非常规手术步骤,如外周体外循环和机器人手术系统的应用。此外,这些患者的麻醉管理同样需要额外的非常规步骤,例如单肺通气和外周体外循环期间的 TEE 监测[13]。根据以往文献,与开胸手术相比,机器人 ASD 修补术是一个更耗时的手术,需要较长的体外循环时间和主动脉阻断时间[10-13]。然而,根据我们的经验,跨越学习曲线顶点后机器人手术将不再是更耗时的手术。学习曲线和手术时间对这样的术式有重要影响[13]。我们相信使用机器人手术系统的 ASD 修补术是可行的、安全的和简单的,在心脏停搏或心脏不停搏情况下,都具有良好的手术结局。

患者术后在 ICU 进行监护,一旦血流动力学和自主呼吸充分稳定,则将其转至普通病房。当胸腔引流量少于 50 ml/12 h 时,可拔除胸腔引流管。所有患者在出院前和术后 3 个月行经胸超声心动图检查。

（杨　明）

参 考 文 献

[1]　LEWIS F J,TAUFIC M. Closure of atrial septal defects with the aid of hypothermia: experimental accomplishments and the report of the one successful case[J]. Surgery, 1953,33(1):52-59.

[2]　MURPHY J G,GERSH B J,MCGOON M D,et al. Long-term outcomes after surgical repair of isolated atrial septal defect. Follow-up at 27 to 32 years[J]. N Engl J Med, 1990,323(24):1645-1650.

[3]　MINALE C. Atrial septal defect closure through a thoracotomy[J]. Ann Thorac Surg,1997,63(3):913-914.

[4]　RAO P S,SIDERIS E B,HAUSDORF G,et al. International experience with secundum atrial septal defect occlusion by the buttoned device[J]. Am Heart J,1994, 128(5):1022-1035.

［5］ EWERT P,BERGER F,DAEHNERT I,et al. Transcatheter closure of atrial septal defects without fluoroscopy：feasibility of a new method［J］. Circulation,2000,101 (8)：847-849.

［6］ WEBB G,GATZOULIS M A. Atrial septal defects in the adult：recent progress and overview［J］. Circulation,2006,114(15)：1645-1653.

［7］ IZZAT M B,YIM A P,EL-ZUFARI M H. Limited access atrial septal defect closure and the evolution of minimally invasive surgery［J］. Ann Thorac Cardiovasc Surg, 1998,4(2)：56-58.

［8］ GALLOWAY A C,SHEMIN R J,GLOWER D D,et al. First report of the Port-Access International Registry［J］. Ann Thorac Surg,1999,67(1)：51-58.

［9］ CHITWOOD W R,Jr,ELBEERY J R,MORAN J F. Minimally invasive mitral valve repair using transthoracic aortic occlusion［J］. Ann Thorac Surg,1997,63(5)：1477-1479.

［10］ TORRACCA L,ISMENO G,ALFIERI O. Totally endoscopic computer-enhanced atrial septal defect closure in six patients［J］. Ann Thorac Surg,2001,72(4)：1354-1357.

［11］ WIMMER-GREINECKER G,DOGAN S,AYBEK T,et al. Totally endoscopic atrial septal repair in adults with computer-enhanced telemanipulation［J］. J Thorac Cardiovasc Surg,2003,126(2)：465-468.

［12］ ARGENZIANO M,OZ M C,KOHMOTO T,et al. Totally endoscopic atrial septal defect repair with robotic assistance［J］. Circulation,2003,108 Suppl 1：Ⅱ-191-Ⅱ-194.

［13］ BONAROS N,SCHACHNER T,OEHLINGER A,et al. Robotically assisted totally endoscopic atrial septal defect repair：insights from operative times,learning curves, and clinical outcome［J］. Ann Thorac Surg,2006,82(2)：687-693.

［14］ GAO C Q,YANG M,WANG G,et al. Totally robotic resection of myxoma and atrial septal defect repair［J］. Interact Cardiovasc Thorac Surg,2008,7(6)：947-950.

［15］ GAO C Q,YANG M,WANG G,et al. Totally endoscopic robotic atrial septal defect repair on the beating heart［J］. Heart Surg Forum,2010,13(3)：E155-E158.

［16］ SALERNO T A,SUAREZ M,PANOS A L,et al. Results of beating heart mitral valve surgery via the trans-septal approach［J］. Rev Bras Cir Cardiovasc,2009,24 (1)：4-10.

第十章 机器人室间隔缺损修补术

室间隔缺损(ventricular septal defect,VSD)是常见的先天性心脏病之一,最佳的治疗时机一般是在幼年期。国内机器人心血管外科技术出现于 2007 年,而且该技术只适用于成人或身高大于 130 cm 的大龄儿童患者,而这部分患者在所有患者中占比较低,所以开展的病例数量有限;同时,由于 VSD 解剖的相对复杂性,机器人 VSD 修补术有一定的难度,一般适用于膜周部 VSD,对于干下型或肌部 VSD,应谨慎开展。

一、病例的选择和术前准备

(一)适应证

成人无症状限制性小 VSD 通常不需要外科手术,但是有必要接受心内膜炎预防治疗。通常来讲,如果肺循环流量:体循环流量>1.5:1 且计算的肺血管阻力<6 wood,那么就可以安全地进行 VSD 修补术,双腔右心室也是手术干预的指征。成人限制性 VSD 患者中感染性心内膜炎的发生罕见,但这是 VSD 修补的指征[1]。

(二)禁忌证

(1)合并重度肺动脉高压或慢性阻塞性肺疾病者;

(2)不宜长时间单肺通气者;

(3)严重的胸廓或脊柱畸形,影响双腔支气管插管或手术操作者;

(4)重度患侧胸膜粘连者;

(5)严重的升主动脉粥样硬化、钙化者;

(6)严重的双下肢动静脉畸形或狭窄,不适合建立外周体外循环者;

(7)既往有心血管手术史、右侧胸部手术史者;

(8)体重指数>35 kg/m² 为相对禁忌证;

(9)合并有需同期处理的其他复杂心内畸形者。

(三)术前准备

机器人手术系统辅助实施心血管手术,围手术期处理与传统手术基本一致,除常规心血管手术前检查内容外,机器人手术术前准备要点如下:

(1)术前常规行双侧颈部动静脉、下肢动静脉的超声检查,明确拟插管部位动静脉直径并排除外周血管病变;

(2)术前应常规行肺功能检查,必要时行胸部 CT,明确有无肺部潜在疾病和升主动脉直径及钙化情况;

(3)利用宣教资料向患者及其家属介绍机器人手术的相关知识,机器人手术与传统手术的区别和优缺点,让其对机器人手术有初步认识;

(4)指导患者进行有效咳嗽和吹瓶训练,以利于术后呼吸道管理。

二、手术策略和技术要点

患者麻醉诱导后行双腔支气管插管,体位采用与机器人 ASD 修补术相同的右侧卧位,右胸抬高 30°~40°。TEE 探头应预先放置,以明确静脉导管位置并在之后用于评估手术疗效。于左侧胸前及右侧背部放置除颤电极片。右肺塌陷后,于右侧胸壁腋前线内侧 8 cm 左右、第 4 肋间做直径为 1 cm 的小孔作为内镜套管插入部位;同一肋间、内镜孔下方 3 cm 再做 1.5 cm 小切口,作为工作孔;此外,在第 2、第 6 肋间分别做 8 mm 切口,用于放置左、右手机械臂,右手机械臂经工作孔外侧 4~6 cm 的第 6 肋间放置。第三机械臂经右侧锁骨中线第 5 肋间置入。将机器人床旁机械臂车推至手术床旁,连接各机械臂。同期于右侧腹股沟韧带上方 3 cm 处做 2~3 cm 切口,暴露右侧股动、静脉,股动脉缝制双层荷包,插入合适口径的股动脉导管,股静脉缝制单层荷包,超声引导下置入股静脉导管,右侧颈内静脉置入 15F 或 17F 的导管用于上腔引流。

于膈神经上方 1.5 cm 处纵向切开心包(图 10-1),向上延长切口并暴露上腔静脉及升主动脉,向下延长切口至膈肌并暴露下腔静脉。于心包切口上、下两端各置心包悬吊线 1 根(图 10-2),并经胸壁穿出固定于胸壁外,心包悬吊线置于心包右侧,旋转心脏以最佳地暴露右心房;心包切口左上侧置第 3 根心包悬吊线以暴露升主动脉(图 10-3)。

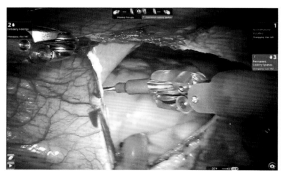

图 10-1　纵向切开心包

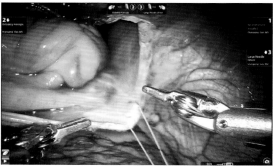

图 10-2　置心包悬吊线

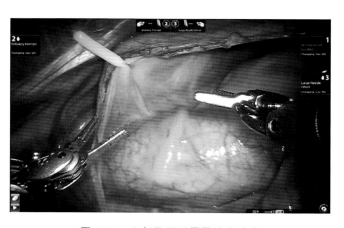

图 10-3　心包悬吊以暴露升主动脉

以电刀分离上腔静脉与左上肺静脉之间的区域,必要时分离主动脉后壁,以利于主动脉阻断;分离下腔静脉与右下肺静脉之间的空隙,上、下腔静脉套带。经腋中线第 4 肋间用

Chitwood 阻断钳阻断升主动脉,避免损伤左心房、左心耳及肺动脉(图 10-4),经前胸(第 2 肋间)插入 14G 灌注针、穿刺升主动脉并顺行灌注冷心脏停搏液(图 10-5)。

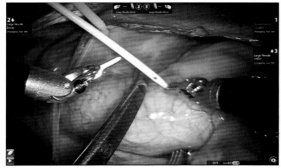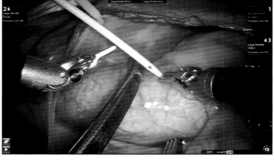

图 10-4 经胸壁插入 Chitwood 阻断钳,避免损伤左心房、左心耳及肺动脉　　图 10-5 灌注针穿刺升主动脉

阻断上、下腔静脉后,切开右心房,心脏停搏满意后,经第四机械臂将心房牵开器送入右心房,牵拉三尖瓣前叶或前隔交界处,暴露 VSD(图 10-6),并探查是否合并其他心内畸形。充分暴露 VSD 开口部位,必要时切开三尖瓣隔叶根部、室壁瘤瘤壁,探查 VSD 底部(图 10-7),间断缝合或用 Dacron 补片(图 10-8)修补 VSD。助手使用推结器在胸外打结,缝合完成、充分排气后开放 Chitwood 阻断钳。心脏复搏后,检查是否有残留分流和房室传导阻滞,必要时修复三尖瓣。缝线连续缝合右心房,然后停体外循环,缝合升主动脉穿刺点(图 10-9),拔除体外循环导管,检查心脏及胸壁各切口是否存在出血,并缝合胸壁切口。

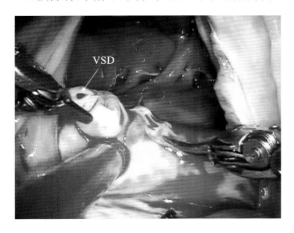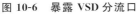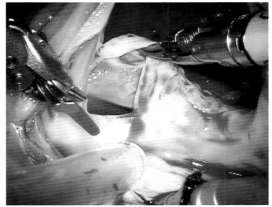

图 10-6 暴露 VSD 分流口　　图 10-7 切开三尖瓣隔叶根部,暴露 VSD 底部

三、术后管理特点、效果评价和并发症

(一)术后监护治疗要点

(1)术后患者使用转运呼吸机,由麻醉医生和手术医生共同转运至 ICU,保持循环稳定;

(2)术中单肺通气及体外循环可致部分患者肺氧合功能下降,术后早期可提高 PEEP 至 8~10 mmH$_2$O(1 mmH$_2$O=0.0098 kPa),促进氧合改善;

(3)动态观察动脉血气分析指标变化,及时纠正低血钾、酸中毒等内环境紊乱;

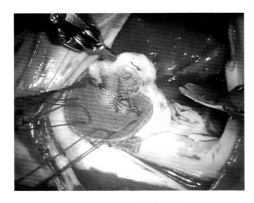

图 10-8 Dacron 补片修补 VSD

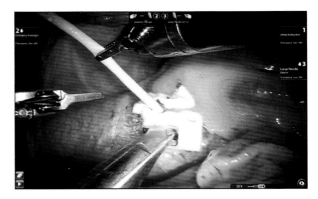

图 10-9 缝合升主动脉穿刺点

（4）根据心功能情况调整正性肌力药用量，适当补充血容量，维持循环稳定；

（5）查血常规、凝血功能，床旁检测 ACT，必要时适量追加鱼精蛋白中和肝素，防止"肝素反跳"；

（6）行床旁胸部 X 线检查，注意观察心脏纵隔位置是否居中及肺复张情况，是否存在气胸、皮下气肿及胸腔积液等；

（7）胸腔引流瓶接负压吸引装置，定时挤压胸腔引流管，保持引流管通畅，注意观察胸腔引流管有无水柱波动和气体逸出，观察引流液的量、颜色、性质，有无皮下气肿，防止胸腔引流管打折、扭曲、脱出等；

（8）术后注意观察下肢血供和活动情况，记录足背动脉搏动、肢体颜色和温度的变化等；

（9）术后常规给予镇痛泵治疗，引流量少时尽早拔除胸腔引流管，鼓励患者咳嗽咳痰，进行吹瓶训练，予氨溴索雾化吸入，定期翻身拍背、使用振肺仪等，预防肺不张发生；

（10）术后及时复查肝肾功能和血常规。术后第 1 天、第 3～5 天常规复查胸部 X 线，观察有无气胸、胸腔积液并及时处理。

（二）临床结果

笔者所在单位统计了一组机器人 VSD 修补术的临床结果，无严重并发症，手术时长为（225.0±34.8）min（180～300 min），体外循环时间为（94.3±26.3）min（70～140 min），升主动脉阻断时间为（39.1±12.9）min（22～75 min）。术后 TEE 提示室间隔完整，平均住院时间为 5 d，在平均 14 个月的随访中没有发现残余分流。体外循环时间和升主动脉阻断时间随病例数增加而降低。

（三）机器人 VSD 修补术围手术期潜在的并发症及预防方法

1. 术中组织器官损伤

（1）主动脉瓣的损伤：心脏停搏下手术，如果采用直接穿刺升主动脉灌注心脏停搏液，要严格在 TEE 监测下放置心脏停搏液灌注针，避免穿刺角度或深度不适而导致主动脉瓣瓣叶穿孔；术后常规行 TEE 以检查主动脉瓣情况，必要时开胸修复主动脉瓣。

（2）左心耳及肺动脉损伤：在放置 Chitwood 阻断钳时，术者于视频监测下引导助手缓慢置入，避免 Chitwood 阻断钳损伤肺动脉及左心耳，机器人手术条件下修补损伤的肺动脉及左心耳将非常困难，必要时转为开胸修补。

（3）肺组织损伤：胸壁打孔前，确保术侧肺部塌陷，可由麻醉医生经纤维支气管镜检查双腔支气管导管插入深度和位置;经工作孔或胸壁放置各种辅助器械或穿刺针时,必须在视频监测下进行,以避免肺组织损伤。

（4）膈肌及腹腔器官的损伤:部分体型较胖或胸腔较小的患者,膈肌位置较高。术前应常规进行胸部 CT 检查,明确膈肌位置,胸壁打孔及放置机器人器械时在视频监测下避开膈肌,防止膈肌及腹腔脏器的意外损伤。

2. 疼痛　术后患者因胸壁切口和肋间神经损伤而出现胸部疼痛。术后常规给予镇痛泵治疗,疼痛仍明显者可应用芬太尼透皮贴等充分镇痛;引流量少时及早拔除胸腔引流管可明显缓解疼痛;调整体位增强患者舒适感,做好解释工作消除患者顾虑,协助患者进行放松训练等有助于缓解疼痛。

3. 血胸、胸腔积液　术中创面渗血、损伤胸膜或肋间血管等均可造成术后出血,机器人手术后胸腔引流管一般从手术操作孔引出,此处非胸腔引流最佳位置,引流不畅时可出现血胸或血性胸腔积液。术后早期须注意保持胸腔引流管通畅,定时挤压胸腔引流管,引流不畅时可尝试调整体位或调整胸腔引流管位置。需警惕胸腔大量积血不能及时发现的情况,注意观察补液速度及循环稳定情况是否相符,伤口是否渗血,动态观察血细胞比容变化,术后 2 h 常规做床旁胸部 X 线检查,必要时复查。术后少量出血可通过追加鱼精蛋白调整凝血时间、补充凝血因子等进行处理,出血量多、怀疑活动性出血时需考虑行手术探查止血。胸腔积液量多时可予胸腔穿刺或闭式引流。

4. 气胸、皮下气肿　患者有肺部疾病或术中分离胸膜粘连、锐器损伤或用力牵拉等造成肺组织损伤,可致气胸发生。术后注意听诊、叩诊,观察患者呼吸情况,监测血氧饱和度,患者出现胸闷、气急等症状时应及时拍片,证实气胸后需延长胸腔引流管留置时间或重新行胸腔闭式引流术,待无漏气后拔除胸腔引流管。由于胸壁软组织完整性受损,胸腔引流管放置处缝合不严密时,容易发生皮下气肿,患侧胸壁、颈部较多见,严重时可累及面部和肢体。触诊握雪感明显、听诊时可闻及捻发音及胸部 X 线片提示皮下软组织积气影可明确诊断。发生皮下气肿后需检查胸腔引流管放置位置,确认缝合是否确实,轻度皮下气肿可待其自行吸收;严重皮下气肿可轻压皮肤,将皮下气体引向胸腔引流管切口处排出。

5. 股动、静脉插管并发症　股动、静脉插管可导致局部狭窄,动脉栓塞、静脉血栓、局部血肿等并发症。术中应注意手术操作轻柔,严密观察插管远端下肢皮肤温度和颜色。术后注意观察切口有无渗血、血肿,以及下肢血供和活动情况,观察足背动脉搏动情况及肢体颜色、温度变化等,鼓励患者尽早下地活动。无禁忌证的情况下,术后可采用抗凝药物预防下肢静脉血栓形成。

6. 切口愈合不良、感染　术中挤压严重、烧灼组织过多、局部血肿、创面对合不良,或缝合过紧致组织缺血等,可造成切口愈合不良或感染。可予定期换药或清除伤口异物、坏死组织后重新缝合,必要时换用敏感抗生素或接 VSD 负压吸引装置促进创面愈合。

四、小结

VSD 的修补可以通过传统的正中胸骨切开术完成,具有低复发率、费用相对低和长期结果优异的特点。然而,由于需要在胸部中线处做长切口,部分患者不愿进行手术,特别是成年、未婚患者,手术切口留下的难看瘢痕,可能是持续的心理障碍的根源。尽管 VSD 经导管封闭已经在一些中心开始应用,但应该高度关注三尖瓣关闭不全、主动脉瓣关闭不全和三度房室传导阻滞等严重并发症问题,偶有术后发生心内分流和封堵器脱出的病例报道。机器人手术的出现,提供了另一种不开胸修补 VSD 的选择。国内高长青教授于 2009 年 9 月完成了全世界首例全机器人微创不开胸下 VSD 修补术[2]。术中,整个 VSD 边缘的良好暴露是 VSD 修补成功的关键,使用动态心房牵开器抬高三尖瓣前叶,可通过三尖瓣实现 VSD 的良好暴露。虽然在有些情况下,缺损的边缘结构稍复杂,但在瓣膜钩的辅助下仔细探查缺损边缘、辨别重要解剖结构是能够完成修补的。在经过一个学习曲线后,术者可以顺利地通过补片或直接缝合完成 VSD 修补[3],且不延长手术整体时间和体外循环时间。不开胸可使患者更快地恢复,以较好的美容效果回到正常生活、工作中去。

（杨　明）

参 考 文 献

[1] COHN L H. Cardiac surgery in the adult [M]. 4th ed. Boston：McGraw-Hill Professional,2011.

[2] GAO C Q,YANG M,WANG G,et al. Totally endoscopic robotic ventricular septal defect repair[J]. Innovation(Phila),2010,5(4):278-280.

[3] GAO C Q,YANG M,WANG G,et al. Totally endoscopic robotic ventricular septal defect repair in the adult[J]. J Thorac Cardiovasc Surg,2012,144(6):1404-1407.

第十一章 机器人房室隔缺损矫治术

一、概况

房室隔缺损（atrioventricular septal defect，AVSD）占出生婴儿先天性心脏病的 4％～5％，较为常见，为一组病理结构变化很大的先天性心脏畸形，涉及房间隔、室间隔、左右房室瓣、冠状静脉口和传导束的病变，还可合并其他先天畸形，如法洛四联症、右心室双出口和完全型大动脉转位等。该病为胚胎时期心内膜垫和房室隔发育障碍所致[1]（图 11-1）。

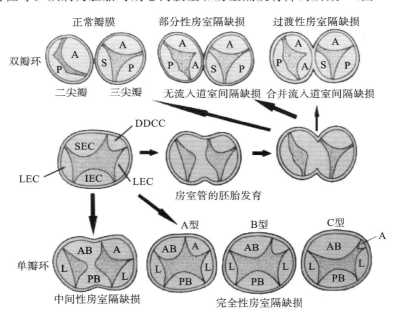

A.前叶；AB.前桥瓣；DDCC.右背侧圆锥垫；IEC.下心内膜垫；L.侧叶；LEC.侧心内膜垫；P.后叶；PB.后桥瓣；S.隔叶；SEC.上心内膜垫。

图 11-1 房室管的胚胎发育及部分性、过渡性、中间性和完全性房室隔缺损形成

房室隔缺损可根据病理畸形分为部分性房室隔缺损（包括原发孔型房间隔缺损）和完全性房室隔缺损，还有过渡性房室隔缺损和中间性房室隔缺损[1]（图 11-2）。其病理生理变化取决于房间交通、室间交通和房室瓣关闭不全程度，以及合并的畸形[1]（图 11-3）。临床表现与畸形严重程度、病理生理变化及年龄等密切相关，主要表现为活动后心悸和气短，进行性充血性心力衰竭（心衰），发绀，肺动脉高压和艾森门格综合征（Eisenmenger syndrome）等。根据胸部 X 线片、心电图和超声心动图即可明确诊断，必要时可行心脏 CT、心导管术和心血管造影等检查。

手术治疗在全身麻醉和体外循环下进行，根据房室隔缺损的不同类型，采用不同的手术方式，其目的是修补原发孔型房间隔缺损和/或室间隔缺损（或室间隔重建），分隔和修复二

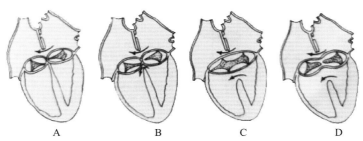

A.部分性房室隔缺损；B.过渡性房室隔缺损；C.完全性房室隔缺损；D.中间性房室隔缺损。

图 11-2　房室隔缺损分型

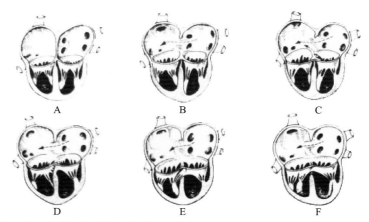

A.正常心脏；B.原发孔型房间隔缺损；C.部分性房室隔缺损；D.A型完全性房室隔缺损；
E.B型完全性房室隔缺损；F.C型完全性房室隔缺损。

图 11-3　房室隔缺损的房间交通和/或室间交通

尖瓣和三尖瓣，防止传导阻滞和尽量减少瓣膜关闭不全，并矫治合并的畸形。

　　机器人房室隔缺损矫治术目前还面临较大挑战，受限于外周体外循环和达芬奇机器人手术系统对身高和体重的要求，目前尚不能开展较小儿童的机器人房室隔缺损矫治术。尚未见机器人完全性房室隔缺损矫治术的相关报道，已开展机器人部分性房室隔缺损矫治术，并取得了较好的临床效果，但例数较少。

二、适应证和禁忌证

(一)适应证

　　房室隔缺损患者一般伴有严重的血流动力学障碍，特别是完全性房室隔缺损，因其畸形涉及多种结构改变，对血流动力学的影响更为显著，因此，房室隔缺损一旦确诊，均应择期手术。对于一些因房室隔缺损导致充血性心衰、肺动脉高压和反复肺炎的患者，应尽早施行手术。

　　目前，行机器人房室隔缺损矫治术的患者，尚需满足以下条件：
(1)患者的身高＞130 cm，体重＞30 kg；
(2)外周血管满足建立外周体外循环的要求；
(3)无广泛严重的术侧胸膜粘连，具有机械臂和相应器械进入和操作所需的空间；

（4）无严重的胸廓和脊柱畸形。

目前，满足上述条件的部分性房室隔缺损可行机器人房室隔缺损矫治术，而不能满足上述条件的部分性房室隔缺损和所有完全性房室隔缺损，尚不是机器人房室隔缺损矫治术的适应证。

（二）禁忌证

（1）严重肺动脉高压，出现阻塞性肺血管病者。

（2）严重的心、肝、肺、脑等重要脏器功能障碍和体质虚弱，不能耐受体外循环和大的创伤者。

（3）机器人体外循环心血管手术相关禁忌证：

①患者的身高＜130 cm，体重＜30 kg，根据实际情况此条件可以适当放宽；

②外周血管不能满足建立外周体外循环的要求；

③广泛严重的术侧胸膜粘连，不具有机械臂和相应器械进入和操作所需的空间；

④严重的胸廓和脊柱畸形。

三、术前准备

（1）对于充血性心衰患者，应予以药物治疗，调整和改善心功能，但药物治疗无效，非手术治疗难以改善充血性心衰时，宜尽早手术。

（2）对于合并严重肺动脉高压的患者，应通过药物治疗，降低肺血管阻力。

（3）对于呼吸道感染患者，应在控制心衰的基础上，予以抗生素治疗和控制感染，但非手术治疗难以控制呼吸道感染时，宜尽早手术。

（4）机器人体外循环心血管手术相关术前准备：

①行头颅 CT 和 MRI 检查，以评估患者能否耐受外周体外循环股动脉逆行灌注；

②行超声或 CT 检查，以评估血管（包括颈静脉、上腔静脉、股静脉、髂静脉和下腔静脉，以及股动脉、髂动脉、腹主动脉和胸降主动脉等）的走行、变异以及有无狭窄等；

③行胸部 CT 检查，以评估有无严重胸廓和脊柱畸形，以及广泛严重的胸膜粘连等。

上述检查可合并进行，防止过度和重复检查。

（5）汇总和分析患者的临床表现和所有检查资料，进一步明确诊断和手术适应证，确定手术方案和手术时机。

四、体位和麻醉

体位：见本书第五章相关内容。取左侧30°卧位，背部垫软垫，使患者冠状位与手术台成15°～25°角，右上臂向后外侧与腋中线成30°角，右前臂与腋中线平行并妥善固定于手术床旁。手术床头端和脚端降低5°（图5-18、图5-19）。

麻醉：见本书相关章节内容。采用双腔支气管插管，全身复合麻醉。麻醉医生或超声医生利用 TEE 对心脏病变进行全面评估，并与心血管外科医生详细交流和沟通。

五、机器人定泊和套管定位

将机器人推至患者左侧，根据激光十字标记调整好对接位置（图11-4），将机械臂逐一与机器人专用套管连接并固定，插入相应的专用器械和30°内镜。机器人心血管手术室的布局见图11-5。

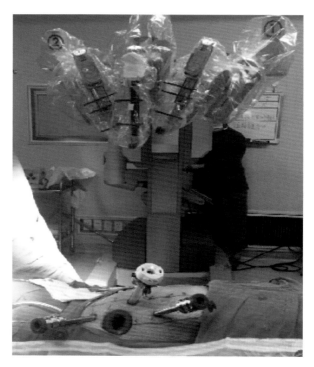

图 11-4   机器人定泊

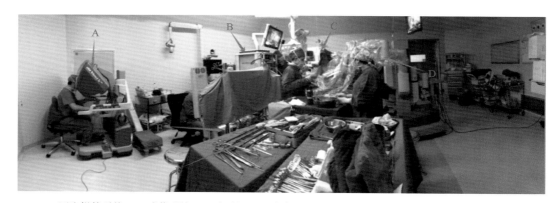

A.医生操控系统；B.成像系统；C.麻醉机；D.床旁机械臂系统；E.体外循环机；F.手术器械台。

图 11-5   机器人心血管手术室的布局

六、手术步骤

（一）外周体外循环的建立

麻醉成功后，摆体位，消毒铺巾。股动、静脉可直接切开插管，也可在超声引导下穿刺插管。在超声引导下经颈静脉穿刺上腔静脉，插管引流。

1.股动脉插管（图 11-6） 在右侧腹股沟上方 2 cm 处,沿皮肤方向做 2～3 cm 的切口,或在腹股沟下方纵向切开皮肤 2～3 cm。分离股动脉,可套带或不套带,在股动脉前壁用5-0 prolene 缝制荷包,在股动脉预留荷包内用 18G 留置针穿刺,置入导丝,11♯刀片在股动脉上紧贴导丝处稍切开,确认肝素化,插入股动脉导管,深度 6～10 cm,根据患者体重和股动脉直径选用 15F～24F 的股动脉导管,股动脉导管顶端到达腹主动脉或髂动脉近心端,连接动脉灌注管,并固定。

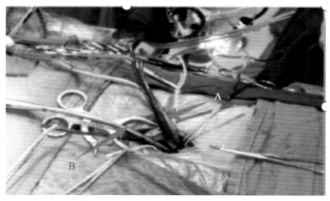

A.股动脉导管；B.股静脉导管。

图 11-6 股动、静脉插管

2.股静脉插管（图 11-6） 分离股静脉,可套带或不套带,在股静脉前壁用 5-0 prolene 缝制荷包,在股静脉预留荷包内,用 18G 留置针穿刺后送入导丝,11♯刀片在股静脉上紧靠导丝处稍切开,经股静脉、下腔静脉将股静脉导管置入右心房入口处。应用 TEE 确定股静脉导管尖端位置,避免插入右心耳或者经卵圆孔进入左心房；股静脉插管时一般选用 19F～28F 导管。最后,连接体外循环下腔静脉引流管道,并固定。

3.上腔静脉插管 在超声引导下,经右侧颈内静脉穿刺,送入导丝,TEE 确定导丝的位置,11♯刀片紧靠导丝切开皮肤,由细到粗依次放入扩张器,将 15F 或 17F 导管插入上腔静脉,连接体外循环上腔静脉引流管道,并固定。上腔静脉插管可由麻醉医生或心血管外科医生实施。笔者多采用股静脉插管和上腔静脉插管,引流效果满意,且更有利于手术显露和操作。该类疾病的手术更应采用股静脉插管和上腔静脉插管。

（二）打孔和机器人定泊

左肺单肺通气后,在右侧胸壁打孔。

1.内镜孔 位于右侧胸部第 4 肋间、腋前线内侧 6 cm 处,直径为 1 cm。女性患者需在打孔前贴手术保护膜并将乳房向内侧挪移,打孔时避开乳腺组织。

2.工作孔 与内镜孔在同一肋间,在内镜孔外侧 3 cm 处,沿肋间隙切开 2～3 cm。

3.左手机械臂孔 在第 2 肋间、腋前线内侧 3 cm 处开孔 1 cm。

4.右手机械臂孔 在第 6 肋间、腋前线内侧 3 cm 处开孔 1 cm。

5.第三机械臂孔 在第 5 肋间、右锁骨中线内侧 1 cm 处开孔 1 cm。

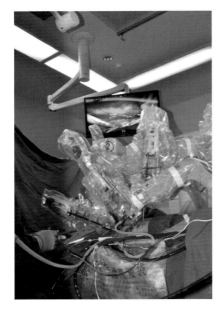

图 11-7　机器人定泊和连接

6. 阻断孔　在第 4 肋间、工作孔下方 2～3 cm 处或在第 3 肋间对应位置开孔 1 cm。

对于大多数患者,我们不做第三机械臂孔,而是利用右心房悬吊暴露手术目标。

在各孔插入穿刺套管,将机器人手术系统的床旁机械臂车推至患者左侧适当位置,将机械臂与穿刺套管连接,插入相应的专用器械,见图 11-7。

（三）手术操作

1. 倒 T 形切开心包　上至升主动脉心包反折处,充分暴露升主动脉和上腔静脉,下至近膈肌水平,充分暴露下腔静脉。在心包右侧对应上腔静脉远端和下腔静脉远端处进行心包悬吊,悬吊线经工作孔牵出（图 11-8）。注意事项:对于心包表面比较粗大的血管,可在切开心包之前予以电凝。对于影响视野的心包表面的脂肪组织,可予以切除,以改善显露。勿伤及主动脉和下腔静脉。

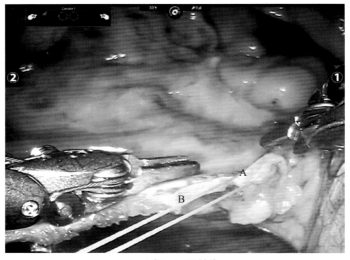

A. 心包；B. 悬吊线。

图 11-8　悬吊心包

2. 游离下腔静脉和上腔静脉　助手利用腔镜器械游离上腔静脉和下腔静脉,分别套带（图 11-9、图 11-10）,套带线经工作孔牵出。注意事项:勿伤及下腔静脉、右下肺静脉、左心房后壁、右肺动脉等。在游离下腔静脉困难时,可开始体外循环,减少右心房和下腔静脉的充盈,以利于显露和游离。

3. 插入冷灌针　在升主动脉近端的前壁靠右处,用 2-0 带垫缝线缝制褥式荷包,并将缝线穿过特制导尿管,经工作孔将长的冷灌针在荷包内刺入升主动脉,收紧导尿管并固定（图 11-11）。抽出冷灌针芯,将冷灌针连接于冷灌灌注系统。注意事项:荷包应缝制在升主动脉外膜相对结实处,防止缝针穿透升主动脉壁。对于主动脉壁粥样硬化较严重、主动脉壁较薄

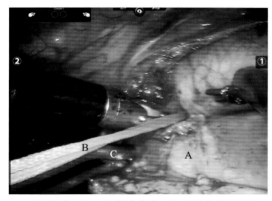

A.上腔静脉；B.上腔静脉套带；C.上腔静脉游离钳。

图 11-9　上腔静脉游离和套带

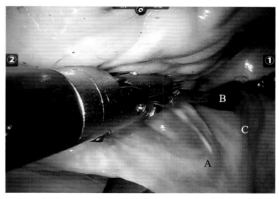

A.下腔静脉；B.下腔静脉游离钳；C.下腔静脉套带。

图 11-10　下腔静脉游离和套带

的老年患者,需小心操作,避免出血。确保冷灌针前端进入升主动脉腔内。冷灌管连接好之后,需灌注师倒吸来判断冷灌灌注系统是否通畅。

4. 放置左心房引流管　用 4-0 prolene 在右上肺静脉根部缝制荷包,并将荷包线穿过特制的阻断尿管,经荷包中央插入左心房引流管,并与体外循环左心房引流系统连接,收紧并固定特制的阻断尿管(图 11-12)。注意事项:若上腔静脉和下腔静脉引流充分,术野基本无血,可不插入左心房引流管。缝制荷包时应全层缝合,避免荷包撕裂。

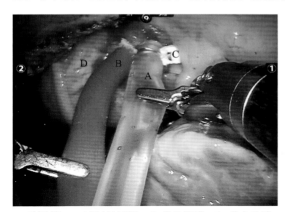

A.冷灌管；B.特制导尿管；C.带垫缝线；D.升主动脉。

图 11-11　插入冷灌针

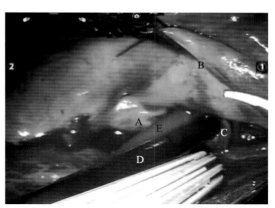

A.左心房；B.右心房；C.左心房荷包；
D.左心房插管；E.特制的阻断尿管。

图 11-12　放置左心房引流管

5. 阻断升主动脉和腔静脉　体外循环降温至鼻咽温度约 32 ℃时,助手经阻断孔伸进 Chitwood 阻断钳,在冷灌管的远端阻断升主动脉(图 11-13)。随后进行心脏停搏液的灌注,并阻断上腔静脉和下腔静脉。注意事项:阻断升主动脉时,主刀医生帮助助手显露主动脉后壁和右肺动脉,防止 Chitwood 阻断钳的下支损伤主动脉后壁和右肺动脉,防止夹闭左冠状动脉主干。防止 Chitwood 阻断钳的下支伸入过长损伤左心耳。避免升主动脉阻断不全。待心脏停搏液灌注完成后再阻断上腔静脉和下腔静脉,以防止心脏膨胀,在助手收紧阻断带时,主刀医生利用机械手帮助其勒紧,以防止阻断不全导致腔静脉的血液进入术野而影响手术。

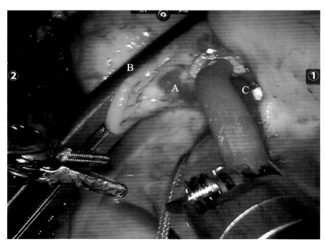

A. 升主动脉；B. Chitwood阻断钳；C. 冷灌管。

图 11-13　阻断升主动脉

6. 心内操作　纵向切开右心房，右心房的左缘悬吊于心包的左缘，显露手术目标，探查心内畸形（图 11-14），并行注水试验，与超声检查的二尖瓣和三尖瓣的情形进行对比。先行二尖瓣前叶裂的修补，可用 4-0 prolene 进行连续缝合（图 11-15），亦可间断缝合，随后行注水试验，以判断有无关闭不全（图 11-16）。用自体心包或牛心包修补原发孔型房间隔缺损（图 11-17），根据手术方式的不同，修剪心包的形状。原发孔型房间隔缺损的修补有两种方法，即将冠状静脉窦隔入左心房和将冠状静脉窦隔入右心房。前者是在用心包修补原发孔型房间隔缺损时绕冠状静脉窦口后外侧缝合，将窦口隔入左心房。后者包括 Pall 法和 McGoon 法。Pall 法是在冠状静脉窦口内缝合，窦口在右心房。McGoon 法是将心包缝在左下瓣叶根部至缺损下缘（图 11-18），然后过渡到冠状静脉窦口内侧，窦口在右心房（图 11-19）。开放主动脉。缝合右心房切口。注意事项：可通过第三机械臂插入拉钩，牵开右心房的左侧而实现术野的显露，也可用牵引线将右心房左缘悬吊于心包的左缘以显露术野。修补二尖瓣前叶裂时应在裂缘比较结实的部位进行缝合，防止撕裂。二尖瓣前叶裂修补后既要防止二尖瓣关闭不全，又要防止狭窄。心包的修剪由助手实施，主刀医生应与其充分沟通好具体的手术方式，根据不同的手术方式来修剪心包的形状。修补原发孔型房间隔缺损时既要防止损伤房室结和希氏束，又要防止因修补时缝及三尖瓣根部而导致三尖瓣关闭不全。

7. TEE 评估　采用 TEE 对各个切面进行充分和仔细的评估，判断手术的效果，如二尖瓣和三尖瓣有无狭窄和关闭不全，瓣缘的对合高度，房室隔缺损修补是否完善，有无残余分流，心腔内和主动脉内有无气栓。注意事项：应在心脏充盈和血压满意时进行评估，否则可能不准确。

8. 停止体外循环　体外循环复温至 35 ℃，即可逐步脱离体外循环。拔除冷灌管，荷包线打结，并加强缝合。依次拔除上腔静脉、下腔静脉和股动脉导管，并用鱼精蛋白中和肝素。注意事项：拔除上腔静脉导管后应在颈部相应部位压迫 15～30 min。股动、静脉插管处先用原荷包线打结，再用 5-0 prolene 加强缝合，防止缝合处狭窄。注意事项：若股动、静脉在缝合后有狭窄，应拆除缝线后重新缝合，防止血栓形成。缝合方向（进针和出针方向）应与血管纵

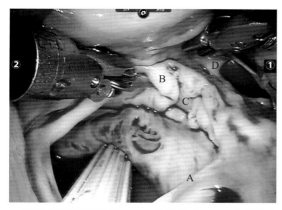

A.原发孔型房间隔缺损；B.二尖瓣前叶；C.二尖瓣前叶裂；D.三尖瓣瓣叶。

图 11-14　心内探查

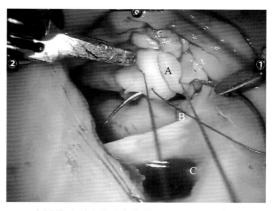

A.二尖瓣前叶裂连续缝合修补；B.原发孔型房间隔缺损；C.冠状静脉窦。

图 11-15　二尖瓣前叶裂修补

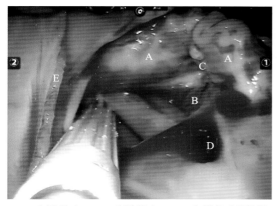

A.二尖瓣前叶；B.二尖瓣后叶；C.二尖瓣前叶裂修补处；D.冠状静脉窦；E.右心房切口。

图 11-16　注水试验

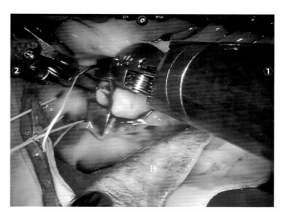

A.三尖瓣隔叶根部；B.牛心包补片。

图 11-17　原发孔型房间隔缺损修补

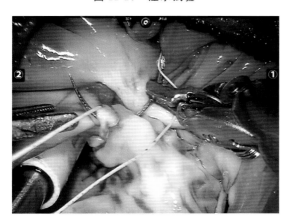

图 11-18　McGoon 法：将心包缝在左下瓣叶根部至缺损下缘

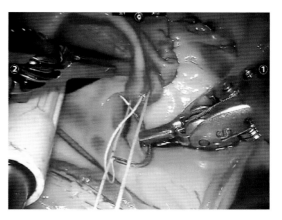

图 11-19　McGoon 法：过渡到冠状静脉窦口内侧

向平行,防止狭窄。

9. 止血和闭合胸壁空洞　心包电凝,检查各心脏切口和升主动脉冷灌口有无出血,在镜头下电凝各孔洞并缝合,经第 6 肋间的右手机械臂孔置入胸腔引流管。注意事项:胸壁穿刺套管和专用器械可能会损伤胸壁和膈肌而引起出血,需在镜头下仔细探查和处理。

机器人心血管手术的一个重要特点是,许多操作甚至某个动作,需要主刀医生与助手配合才能完成,如主刀医生缝合后需要助手拉线,互相帮助,默契配合,方能准确、快速地完成手术。所以,机器人心血管手术实际上有两个主刀医生,有的医院是两个主刀医生互为助手。

七、术后处理

术后患者由手术室转入心血管外科监护室,观察患者的呼吸、循环,水、电解质和酸碱平衡,重要脏器功能,并应用抗生素。此外,还应对胸壁、颈部穿刺部位,股动、静脉插管部位进行观察和处理,注意观察进行股动、静脉插管的肢体远端皮肤的颜色和温度,足背动脉搏动强度,是否有肿胀、缺血等,关注皮肤切口愈合情况(图 11-20)。

术后 1 个月、3 个月、6 个月、1 年和此后每年均应进行相应的检查和随访,并进行入网登记。

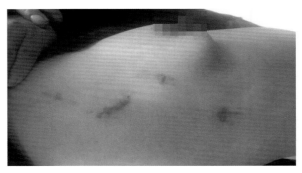

图 11-20　术后伤口愈合情况

八、并发症及其防治

1. 上腔静脉穿刺并发症　包括颈部血肿、邻近动脉损伤等。避免这些并发症发生的主要措施是在超声引导下精准操作。

2. 股动、静脉狭窄及血栓形成　导致该并发症的主要原因是穿刺插管部位缝合不佳,应注意避免,必要时将缝线拆除重新缝合,缝合方向(进针和出针方向)应与血管纵向平行,防止狭窄和血栓形成。

3. 其他与部分性房室隔缺损矫治相关的并发症　如传导阻滞等。在机器人手术系统操作下不会增加这些并发症发生的风险,相反,该系统因有高放大倍数的内镜,能更好地辨别三尖瓣根部、Todaro 腱、右下瓣叶和左下瓣叶的移行部等重要的解剖结构和标志,更有利于避免这些并发症的发生。

九、技术现状及展望

高长青等[2]在 2015 年报道了全机器人下成人部分性房室隔缺损的修补,Dang 等[3]于2018 年报道了全机器人下 2 例儿童房室隔缺损的修补。笔者团队亦开展了全机器人下部分性房室隔缺损的修补,效果良好。全机器人下成人或儿童的部分性房室隔缺损矫治术,由于其入路好,可及性好,术野暴露好,手术操作精细,可取得满意效果。笔者认为该术式的效果可以与传统术式和其他微创手术相媲美,且该术式具有更加微创、更加精准的优势。因此,该术式具有较好的应用前景。

（钟前进）

参 考 文 献

［1］　易定华,徐志云,王辉山.汪曾炜 刘维永 张宝仁心脏外科学［M］. 2 版.北京:人民军医出版社,2016.

［2］　GAO C Q,YANG M,XIAO C S,et al. Totally robotic repair of atrioventricular septal defect in the adult［J］. J Cardiothorac Surg,2015,10:156.

［3］　DANG H Q,LE T N,NGO L T H. Totally endoscopic surgical repair of partial atrioventricular septal defect in children:two cases［J］. Innovations (Phila),2018,13（5）:368-371.

手术视频:机器人部分性房室隔缺损矫治术

第十二章 机器人肺静脉异位连接矫治术

一、概况

肺静脉异位连接可分为完全性肺静脉异位连接（total anomalous pulmonary venous connection，TAPVC）和部分性肺静脉异位连接（partial anomalous pulmonary venous connection，PAPVC）。

（一）完全性肺静脉异位连接

完全性肺静脉异位连接较少见，占先天性心脏病的 1.5%～3%，是指所有肺静脉均不与左心房连接，而是通过异常血管间接或直接连接于右心房，导致肺静脉的氧合血间接或直接流入右心房，同时合并体循环和肺循环的分流（心房水平分流），以维持体循环血液一定的氧合进而维持患者的生存。

根据病理解剖，完全性肺静脉异位连接分为心上型、心内型、心下型和混合型四种类型[1]（图 12-1）。其病理生理变化取决于房间隔缺损的直径，异位连接处的梗阻和合并畸形情况等。患者出现呼吸困难、发绀、充血性心衰和肺动脉高压等临床表现。根据胸部 X 线检查、心电图、多普勒超声心动图可明确诊断，通过 CT、MRI、心导管检查和心血管造影等可以进一步明确肺静脉异位连接的类型、有无梗阻及其部位和程度，肺动脉高压程度等。

手术治疗在全身麻醉和体外循环下进行，根据完全性肺静脉异位连接的不同类型，设计不同的手术方式，其目的是通过手术矫治，使肺静脉氧合血进入左心房和体循环，同时矫治其他畸形。

完全性肺静脉异位连接的患者需在新生儿期或婴幼儿期进行手术，目前的机器人手术系统尚不能对该类患者实施手术。

（二）部分性肺静脉异位连接

部分性肺静脉异位连接是指正常连接于左心房的 4 根肺静脉中的部分而非全部间接或直接通过体循环静脉回流至右心房，往往合并房间隔缺损和其他畸形。

部分性肺静脉异位连接的病理解剖变异类型较多，达数十种（图 12-2），常见的类型有右肺静脉与上腔静脉或右心房异位连接、右肺静脉与下腔静脉异位连接、左肺静脉与左无名静脉或冠状静脉窦异位连接。其病理生理变化取决于异常回流的肺静脉血流量占总肺静脉回心血量的比例、异常回流肺静脉的起源位置、异常回流肺血管床病理改变、心脏的改变以及合并畸形情况。部分性肺静脉异位连接的患者可无症状，随着年龄的增长，可出现劳力性心慌气急、活动受限等。根据胸部 X 线检查、心电图和多普勒超声心动图可明确诊断，通过 CT、MRI 可以进一步明确肺静脉异位连接的走行等。对于复杂的病例，可行心导管检查和心血管造影检查。

手术治疗在全身麻醉和体外循环下进行，根据肺静脉异位连接的不同类型，采用不同的手术方式，其目的是通过手术矫治，使异位连接的肺静脉氧合血进入左心房和体循环，同时

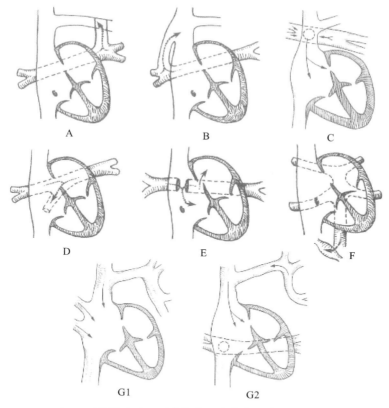

心上型：A.肺静脉总干–左垂直静脉–无名静脉–右侧上腔静脉；
　　　　B.肺静脉总干–右垂直静脉–无名静脉–右侧上腔静脉；
　　　　C.肺静脉总干直接开口于右上腔静脉。
心内型：D.肺静脉总干–冠状静脉窦；E.肺静脉分别汇入右心房。
心下型：F.肺静脉总干–门静脉–下腔静脉。
混合型：G1."3+1"型和G2."2+2"型。

图 12-1　完全性肺静脉异位连接的病理分型

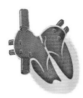

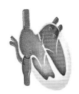

右肺静脉汇入右心房　　右肺静脉汇入上腔静脉　　右肺静脉汇入下腔静脉

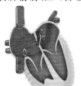

左肺静脉与冠状静脉
窦相连汇入右心房
(a) 心内型

左肺静脉通过垂直静
脉汇入左无名静脉
(b) 心上型

直静脉汇入门静脉
(c) 心下型

图 12-2　部分性肺静脉异位连接的类型

矫治其他畸形。

对于身高和体重满足条件的部分性肺静脉异位连接的患者,可利用机器人手术系统进行矫治,但例数较少。

二、适应证和禁忌证

(一)适应证

1. 完全性肺静脉异位连接　完全性肺静脉异位连接对血流动力学影响显著,有的还伴有肺静脉回流梗阻或肺动脉高压,因此,一旦确诊,应尽早、尽快手术治疗。

2. 部分性肺静脉异位连接　单纯性部分性肺静脉异位连接的患者,若无明显症状,可随访,但部分性肺静脉异位连接往往伴有房间隔缺损、左向右分流以及其他畸形,这类患者应手术治疗。

目前,机器人完全性肺静脉异位连接的矫治尚未见报道,机器人部分性肺静脉异位连接的矫治,尚需满足如下条件:

①患者的身高＞130 cm,体重＞30 kg;

②外周血管满足建立外周体外循环的要求;

③无广泛严重的术侧胸膜粘连,具有机械臂和相应器械进入和操作所需空间;

④无严重的胸廓和脊柱畸形。

(二)禁忌证

(1)严重肺动脉高压,出现阻塞性肺血管病者。

(2)严重的心、肝、肺、脑等重要脏器功能障碍和体质虚弱等,不能耐受体外循环和大的创伤者。

(3)机器人体外循环心血管手术相关禁忌证:

①患者的身高＜130 cm,体重＜30 kg,根据实际情况此条件可以适当放宽;

②外周血管不能满足建立外周体外循环的要求;

③广泛严重的术侧胸膜粘连,不具有机械臂和相应器械进入和操作所需空间;

④严重的胸廓和脊柱畸形。

三、术前准备

(1)对于充血性心衰患者,应予以药物治疗,调整和改善心功能,但药物治疗无效,非手术治疗难以改善充血性心衰时,应尽快手术。

(2)对于合并严重肺动脉高压的患者,应通过药物治疗,降低肺血管阻力。

(3)对于呼吸道感染患者,应在控制心衰的基础上,予以抗生素治疗和控制感染,但非手术治疗难以控制感染时,应尽早手术。

(4)对于肺静脉回流梗阻的患者,一旦明确,应尽快手术。

(5)机器人体外循环心血管手术相关术前准备:

①行头颅 CT 和 MRI 检查,以评估患者能否耐受外周体外循环股动脉逆行灌注;

②行超声或 CT 检查,以评估血管(包括颈静脉、上腔静脉、股静脉、髂静脉和下腔静脉,以及股动脉、髂动脉、腹主动脉和胸降主动脉等)的走行、变异以及有无狭窄等;

③行胸部 CT 检查,以评估有无严重胸廓和脊柱畸形,以及广泛严重的胸膜粘连等。

上述检查可合并进行,防止过度和重复检查。

（6）汇总和分析患者的临床表现和所有检查资料,进一步明确诊断和手术适应证,确定手术方案和手术时机。

四、体位和麻醉

（一）体位

见本书相关章节内容。取左侧 30°卧位,背部垫软垫,使患者冠状位与手术台成 15°～25°角,右上臂向后外侧与腋中线成 30°角,右前臂与腋中线平行并妥善固定于手术床旁。手术床头端和脚端降低 5°。

（二）麻醉

见本书相关章节内容。采用双腔支气管插管（图 12-3）,全身复合麻醉。麻醉医生或超声医生利用 TEE 对心脏病变进行全面评估,并与心血管外科医生详细交流和沟通。

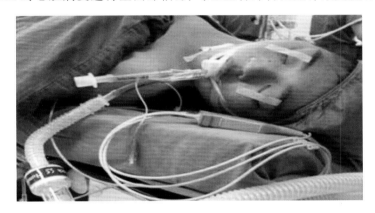

图 12-3　双腔支气管插管

五、机器人定泊和套管定位

将机器人推至患者左侧,根据激光十字标记调整好对接位置,将机械臂逐一与机器人专用套管连接并固定,插入 30°内镜。

六、手术步骤

（一）外周体外循环的建立

麻醉成功后,摆体位,消毒铺巾。股动、静脉可直接切开插管,也可在超声引导下穿刺插管。在超声引导下经颈静脉穿刺上腔静脉,插管引流。

1.股动脉插管　在右侧腹股沟上方 2 cm 处,沿皮肤方向做 2～3 cm 的切口,或在腹股沟下方纵向切开皮肤 2～3 cm。分离股动脉,可套带或不套带,在股动脉前壁用 5-0 prolene 缝制荷包,在股动脉预留荷包内用 18G 留置针穿刺,置入导丝,11♯刀片在股动脉上紧贴导丝处稍切开,确认肝素化,插入股动脉导管,深度 6～10 cm。根据患者体重和股动脉直径选用 15F～24F 的股动脉导管,股动脉导管顶端到达腹主动脉或髂动脉近心端,连接动脉灌注管,并固定。

2. 股静脉插管　分离股静脉,可套带或不套带,在股静脉前壁用 5-0 prolene 缝制荷包,在股静脉预留荷包内,用 18G 留置针穿刺后送入导丝,11♯刀片在股静脉上紧靠导丝处稍切开,经股静脉、下腔静脉将股静脉导管置入右心房入口处,应用 TEE 确定股静脉导管尖端位置。股静脉插管时一般选用 19F～28F 导管。最后,连接体外循环下腔静脉引流管道,并固定。

3. 上腔静脉插管　在超声引导下,经右侧颈内静脉穿刺,送入导丝,TEE 确定导丝的位置,11♯刀片紧靠导丝切开皮肤,由细到粗依次放入扩张器,将 15F 或 17F 导管插入上腔静脉,连接体外循环上腔静脉引流管道,并固定。上腔静脉插管不宜过深,不超过肺静脉异位汇入口的近端,以便于随后的手术操作。上腔静脉插管可由麻醉医生或心血管外科医生实施。

(二)打孔和机器人定泊

左肺单肺通气后,在右侧胸壁打孔。

1. 内镜孔　位于右侧胸壁第 4 肋间、腋前线内侧 6 cm 处,直径为 1 cm。女性患者需在打孔前贴手术保护膜并将乳房向内侧挪移,打孔时避开乳腺组织。

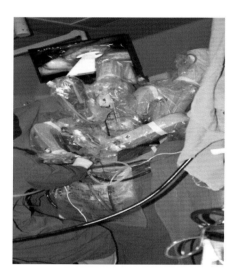

图 12-4　机器人定泊和连接

2. 工作孔　与内镜孔在同一肋间,在内镜孔外侧 3 cm 处,沿肋间隙切开 2～3 cm。

3. 左手机械臂孔　在第 2 肋间、腋前线内侧 3 cm 处开孔 1 cm。

4. 右手机械臂孔　在第 6 肋间、腋前线内侧 3 cm 处开孔 1 cm。

5. 第三机械臂孔　在第 5 肋间、右锁骨中线内侧 1 cm 处开孔 1 cm。

6. 阻断孔　在第 4 肋间、工作孔下方 2～3 cm 处或在第 3 肋间对应位置开孔 1 cm。

对于大多数患者,我们不做第三机械臂孔,而是利用右心房悬吊暴露手术目标。

在各孔插入穿刺套管,将机器人手术系统的床旁机械臂车推至患者左侧适当位置,将机械臂与穿刺套管连接,插入相应的专用器械(图 12-4)。

(三)手术操作

根据肺静脉异位连接的不同类型进行手术矫治。本部分以部分性肺静脉(右上肺静脉)异位连接(至上腔静脉)的病例为例进行描述(图 12-5)。

1. 倒 T 形切开心包　在切开心包之前,仔细探查右上肺静脉异位连接畸形,以及各解剖结构的位置。倒 T 形切开心包,上至升主动脉心包反折以远,充分暴露升主动脉、上腔静脉和异位连接的右上肺静脉(图 12-6),上腔静脉套带在异位连接的右上肺静脉以远(图 12-7);下至近膈肌水平,充分暴露下腔静脉。在心包右侧对应上腔静脉远端和下腔静脉远端处进行心包悬吊,悬吊线经工作孔牵出。注意事项:对于心包表面比较粗大的血管,可在切开心包之前予以电凝。对于影响视野的心包表面的脂肪组织,可予以切除,以改善显露。勿伤及主动脉和下腔静脉。

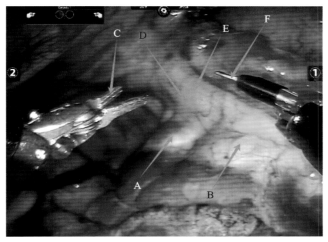

A.异位连接的右上肺静脉；B.右肺动脉；C.左手机械臂（镊子）；
D.上腔静脉；E.右侧膈神经；F.右手机械臂（电凝）。

图 12-5 右上肺静脉异位连接至上腔静脉（从心包外探查）

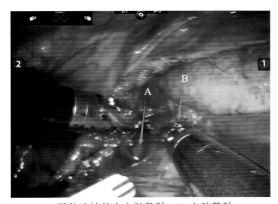

A.异位连接的右上肺静脉；B.上腔静脉。

图 12-6 右上肺静脉异位连接至上腔静脉
（从心包内探查）

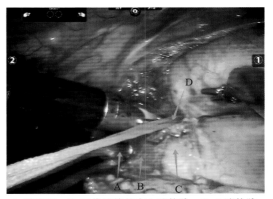

A.游离钳；B.异位连接的右上肺静脉；C.上腔静脉；
D.阻断带。

图 12-7 上腔静脉套带

2. 游离下腔静脉和上腔静脉 助手利用腔镜器械游离上腔静脉和下腔静脉（图 12-8），分别套带，套带线经工作孔牵出。注意事项：勿伤及下腔静脉、右下肺静脉、左心房后壁、右肺动脉等。在游离下腔静脉困难时，可开始体外循环，减少右心房和下腔静脉的充盈，以利于显露和游离。

3. 插入冷灌针 在升主动脉近端的前壁靠右处，用 2-0 带垫缝线缝制褥式荷包，并将缝线穿过特制导尿管，经工作孔将长的冷灌针在荷包内刺入升主动脉，收紧导尿管并固定。抽出冷灌针芯，将冷灌针连接于冷灌灌注系统。注意事项：荷包应缝制在升主动脉外膜相对结实处，防止缝针穿透升主动脉壁。对于主动脉壁粥样硬化较严重、主动脉壁较薄的老年患者，需小心操作，以避免出血。确保冷灌针前端进入升主动脉腔内。冷灌管连接好之后，需灌注师倒吸来判断冷灌灌注系统是否通畅。

4. 放置左心房引流管 用 4-0 prolene 在房间隔左心房侧缝制荷包，并将荷包线穿过特

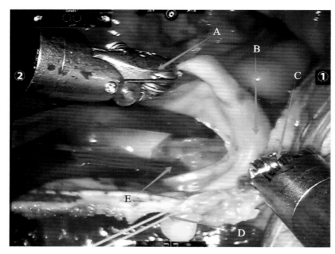

A.左手机械臂（镊子）；B.下腔静脉；C.右手机械臂（持针器）；D.心包悬吊线；E.助手游离钳。

图 12-8　游离下腔静脉

制的阻断尿管,经荷包中央插入左心房引流管,并与体外循环左心房引流系统连接,收紧并固定特制的阻断尿管。注意事项:若上腔静脉和下腔静脉引流充分,术野基本无血,可不插入左心房引流管。缝制荷包时应全层缝合,避免荷包撕裂。

5.阻断升主动脉和腔静脉　体外循环降温至鼻咽温度约 32 ℃时,助手经阻断孔伸进 Chitwood 阻断钳,在冷灌管的远端阻断升主动脉。随后进行心脏停搏液的灌注,并阻断上腔静脉和下腔静脉。注意事项:阻断升主动脉时,主刀医生帮助助手显露主动脉后壁和右肺动脉,防止 Chitwood 阻断钳的下支损伤主动脉后壁和右肺动脉,防止夹闭左冠状动脉主干。防止 Chitwood 阻断钳的下支伸入过长损伤左心耳。避免升主动脉阻断不全。待心脏停搏液灌注完成后再阻断上腔静脉和下腔静脉,以防止心脏膨胀,在助手收紧阻断带时,主刀医生利用机械手帮助其勒紧,以防止阻断不全导致腔静脉的血液进入术野而影响手术。

6.心内操作　纵向切开右心房,切口向上延长,绕经窦房结的外侧,至上腔静脉外侧(达肺静脉异位汇入口以远)。右心房的左缘悬吊于心包的左缘,显露手术目标,探查心内畸形,明确肺静脉汇入上腔静脉的确切位置(图 12-9)、房间隔缺损的类型和直径、左心房内肺静脉的开口数量和位置等(图 12-10),与超声检查结果进行对比。将肺静脉异位汇入口与房间隔缺损之间的房间隔组织隔膜剪断(图 12-11),形成同一个孔洞(图 12-12)。用牛心包修补该孔洞,并将肺静脉汇入口隔入左心房(图 12-13、图 12-14)。为防止上腔静脉回流受阻,用另一牛心包在上腔静脉和右心房连接部的外侧进行补片加宽(图 12-15)。缝合右心房剩下的切口,开放主动脉。注意事项:右心房切口向上延长时,注意避开窦房结,防止损伤窦房结。防止肺静脉异位汇入口狭窄。可通过第三机械臂插入拉钩,用拉钩牵开右心房的左缘而实现术野的显露,也可用牵引线将右心房左缘悬吊于心包的左缘以显露术野。牛心包的修剪由助手实施,主刀医生应与其充分沟通好具体的手术方式,根据不同的手术方式来修剪心包的形状。

7.TEE 评估　采用 TEE 对各个切面进行仔细评估,判断手术的效果,如肺静脉异位汇入口有无狭窄,房间隔缺损修补是否完善,有无残余分流,心腔内和主动脉内有无气栓。注意事项:应在心脏充盈和血压满意时进行评估,否则可能不准确。

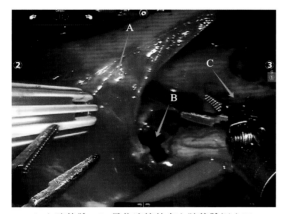

A.上腔静脉；B.异位连接的右上肺静脉汇入口；
C.房间隔。

**图 12-9　心内探查显示异位连接的右上肺
静脉汇入口**

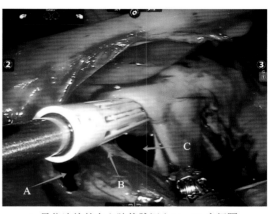

A.异位连接的右上肺静脉汇入口；B.房间隔；
C.房间隔缺损。

**图 12-10　心内探查显示异位连接的右上肺
静脉汇入口和房间隔缺损**

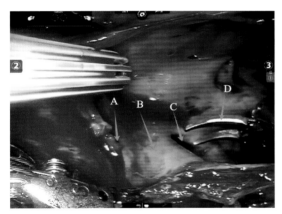

A.异位连接的右上肺静脉汇入口；B.异位连接的右上肺
静脉汇入口与房间隔缺损之间的房间隔组织隔膜；C.房
间隔缺损；D.剪刀（右手机械臂）。

**图 12-11　剪断肺静脉异位汇入口与房间隔缺损
之间的房间隔组织隔膜**

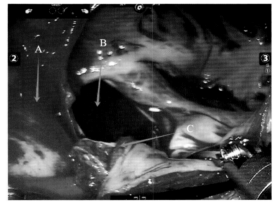

A.上腔静脉；B.异位连接的右上肺静脉汇入口与房间隔
缺损之间的房间隔组织隔膜被剪断后形成的单一孔洞；
C.剪断的房间隔组织残端。

**图 12-12　剪断肺静脉异位汇入口与房间隔缺损
之间的房间隔组织隔膜后形成的孔洞**

8.停止体外循环　体外循环复温至 35 ℃，即可逐步脱离体外循环。拔除冷灌管，荷包线打结，并加强缝合。依次拔除上腔静脉、下腔静脉和股动脉导管，并用鱼精蛋白中和肝素。注意事项：拔除上腔静脉导管后应在颈部相应部位压迫 15～30 min。股动、静脉插管处先用原荷包线打结，再用 5-0 prolene 加强缝合，防止缝合处狭窄。注意事项：若股动、静脉在缝合后有狭窄，应拆除缝线后重新缝合，防止血栓形成。缝合方向（进针和出针方向）应与血管纵向平行，防止狭窄。

9.止血和闭合胸壁空洞　心包电凝，检查各心脏切口和升主动脉冷灌口有无出血，在镜头下电凝各孔洞并缝合，经第 6 肋间的右手机械臂孔置入胸腔引流管。注意事项：胸壁穿刺套管和专用器械可能会损伤胸壁和膈肌而引起出血，需在镜头下仔细探查和处理。

机器人心血管手术的一个重要特点是，许多操作甚至某个动作，需要主刀医生与助手配

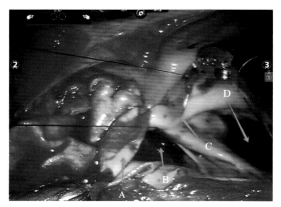

A. 牛心包补片；B. 异位连接的右上肺静脉汇入口与房间隔缺损之间的房间隔组织被剪断后形成的单一孔洞；C. 缝针；D. 冠状静脉窦口。

图 12-13　用牛心包修补孔洞，并将肺静脉汇入口隔入左心房

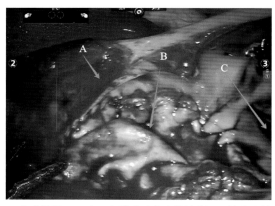

A. 上腔静脉；B. 牛心包补片（完全修补孔洞，并将肺静脉隔入左心房）；C. 冠状静脉窦口。

图 12-14　补片完全修补孔洞

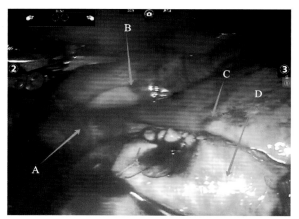

A. 上腔静脉；B. 升主动脉；C. 窦房结；D. 牛心包补片（加宽上腔静脉和右心房连接部）。

图 12-15　补片加宽上腔静脉和右心房连接部

合才能完成，如主刀医生缝合后需要助手拉线，互相帮助，默契配合，方能准确、快速地完成手术。所以，机器人心血管手术实际上有两个主刀医生，有的医院是两个主刀医生互为助手。

七、术后处理

术后患者由手术室转入心血管外科监护室，观察患者的呼吸，循环，水、电解质和酸碱平衡，重要脏器功能，并应用抗生素。此外，还应对胸壁、颈部穿刺部位，股动、静脉插管部位进行观察和处理，注意观察进行股动、静脉插管的肢体远端皮肤的颜色和温度，足背动脉搏动强度，是否有肿胀、缺血等，关注伤口的愈合情况（图 12-16）。

术后 1 个月、3 个月、6 个月、1 年和此后每年均应进行相应的检查和随访，并进行入网登记。

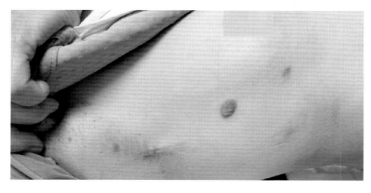

图 12-16 术后伤口愈合情况

八、并发症及其防治

1. 上腔静脉穿刺并发症 包括颈部血肿、邻近动脉损伤等。避免这些并发症发生的主要措施是在超声引导下精准操作。

2. 股动、静脉狭窄及血栓形成 导致该并发症的主要原因是穿刺插管部位缝合不佳,应注意避免,必要时将缝线拆除重新缝合,缝合方向(进针和出针方向)应与血管纵向平行,防止狭窄和血栓形成。

3. 其他与肺静脉异位连接矫治相关的并发症 如传导阻滞等。在机器人手术系统操作下不会增加这些并发症发生的风险,相反,该系统因有高放大倍数的内镜,能更好地辨别三尖瓣根部、Todaro 腱、右下瓣叶和左下瓣叶的移行部等重要的解剖结构和标志,更有利于避免这些并发症的发生。

九、技术现状及展望

肺静脉异位连接的矫治,通常是在全胸骨劈开、体外循环下完成,在机器人手术系统下完成肺静脉异位连接矫治的报道较少。目前仅见个别左侧或右侧肺静脉异位连接的机器人矫治的报道[2-3]。Pirelli 等[2]首先报道了机器人辅助、非体外循环下的左上肺部分性肺静脉异位连接的矫治。Onan 等[3]报道了机器人辅助下右侧部分性肺静脉异位连接至右心房的矫治,随后,他们又报道了机器人辅助下的左侧部分性肺静脉异位连接至冠状静脉窦的矫治[4]。笔者团队于 2017 年 6 月 20 日完成了 1 例全机器人右侧肺静脉异位连接至上腔静脉的矫治,目前尚未见其他相同报道。以笔者在机器人心血管手术方面的经验来看,对于大多数部分性和完全性肺静脉异位连接,运用机器人矫治是安全和可行的,但对于肺静脉异位连接合并其他心脏畸形的复杂病例,机器人矫治可能存在困难,或者难以完成。因此,对于肺静脉异位连接的矫治,是否能够在机器人辅助下完成,要严格掌握其适应证,特别是要对手术入路、操作的可及性、操作的空间、操作的精准度和完善性有明确的思路、认识和把握,确保手术安全和有效。

(钟前进 李福平)

参 考 文 献

［1］　易定华,徐志云,王辉山.汪曾炜 刘维永 张宝仁心脏外科学[M].2 版.北京:人民军医出版社,2016.

［2］　PIRELLI L,KLIGER C A,PATEL N C,et al.Minimally invasive robotically assisted repair of partial anomalous venous connection[J].Innovations(Phila),2017,12(1):71-73.

［3］　ONAN B,AYDIN U,TURKVATAN A,et al.Robot-assisted repair of right partial anomalous pulmonary venous return[J].J Card Surg,2016,31(6):394-397.

［4］　ONAN B,AYDIN U,KADIROGULLARI E,et al.Robotic repair of left-sided partial anomalous pulmonary venous connection to the coronary sinus[J].J Robot Surg,2019,13(2):319-323.

手术视频:机器人肺静脉
异位连接矫治术

第十三章 机器人动脉导管结扎手术

一、概况

动脉导管未闭(patent ductus arteriosus,PDA)是动脉导管在出生后未闭合而持续开放的病理状态[1]。在胎儿循环时,肺动脉的大部分血经开放的动脉导管流至降主动脉。出生后,新生儿自主呼吸建立,动脉血氧含量升高,动脉导管收缩,又因肺动脉压下降,体循环压力加大,故通过动脉导管的血量显著减少,仅有少量左向右分流,在出生后数小时至数天,导管在功能上先闭合。1～2个月时,绝大部分婴儿的导管在解剖学上也已闭合。如此时导管继续开放,并出现左向右分流,即构成本病(图 13-1)。动脉导管的大小和形态各不相同,直径多为0.1～1.0 cm,长 0.7～1.0 cm。形态呈漏斗状、管状、窗状或动脉瘤状。女性患者多于男性,比例为(2～3):1,临床症状的轻重与动脉导管粗细有关。大多数病例的动脉导管较细,症状很轻或无症状,在健康检查时被发现。重症病例常有呼吸急促、心悸,易发生呼吸道感染,甚至早年发生心衰,体循环血量减少引起发育迟缓。临床无发绀,但若合并肺动脉高压,则可以出现差异性发绀。偶因扩张的肺动脉压迫喉返神经而引起声音嘶哑。

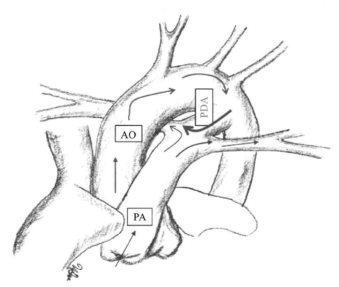

PDA.动脉导管未闭;AO.主动脉;PA.肺动脉。

图 13-1 动脉导管未闭示意图

年龄小,动脉导管比较细、不影响生长发育者可以观察。有症状、动脉导管比较粗者均应治疗。PDA 的治疗方法包括介入封堵术、开胸术、胸腔镜手术和机器人手术。对于一些过于粗大的 PDA,介入封堵术不适合,机器人辅助的胸腔镜手术具有明显的优势[2-3]。

与传统的胸腔镜手术相比,达芬奇机器人在许多胸腔内手术中已经表现出了明显的优势,如减少创伤、减轻患儿痛苦、恢复时间短。第四代达芬奇机器人打破了传统内镜工具的局限性,提供震颤过滤和运动缩放功能,并允许通过端口或套管针在受限空间进行灵活操作[4-5],这对于儿童 PDA 的治疗是很重要的,因为儿童的胸腔空间相对较小。我们预计,机器人手术最终将被证明优于传统手术,甚至优于胸腔镜下 PDA 闭合术。

二、适应证和禁忌证

(一)适应证

年龄＞6 月龄,体重＞6 kg,管状 PDA。

(二)禁忌证

年龄＜6 月龄,体重＜6 kg,窗口 PDA,胸部畸形,合并其他心血管畸形需要同期处理。

需要说明的是,目前机器人动脉导管结扎手术的应用很少。适应证和禁忌证是相对的。随着患者数量的增加,机器人动脉导管结扎手术的适应证范围可能会进一步扩大。

三、术前准备

所有患者心脏彩超明确证实为单纯 PDA,均接受胸部 X 线检查和胸部 CT,以排除胸部和肺部畸形。行心电图检查,以排除复杂心律失常。还需行其他必要的术前常规检查。排除麻醉禁忌证。术前禁食和禁水 6 h。

四、麻醉和体位

对患者进行全身麻醉和气管插管。将气管导管置于右主支气管,右肺单肺通气。行动脉血压监测和颈内静脉中心导管插入术。患者取右侧卧位,右腋窝适当抬高。在胸部和背部的适当位置垫软垫,防止身体倒下致体位改变。用两条宽度约 4 cm 的布带固定患者髂前上棘和肩缝(图 13-2)。

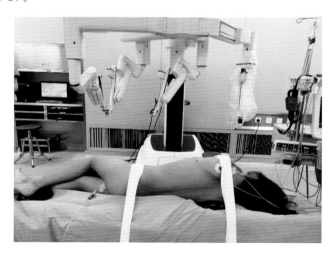

图 13-2　手术体位

五、机器人定泊和套管定位

机器人机械臂应放置在适当的位置。最好将机器人放在手术台右侧靠近头部的位置,机械臂位于患者头部一侧。助手站在手术台的右侧,靠近尾部。护士站在手术台的左侧(图13-3)。

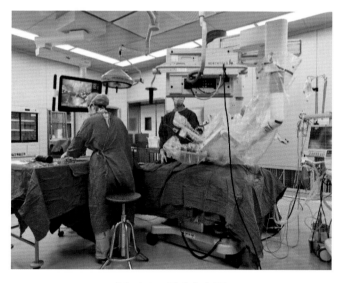

图 13-3 手术台布置

操作孔布置应考虑保持适当的机械臂角度,并密切注意端口深度。仔细检查解剖结构对确保手术安全至关重要。由于动脉导管位于上纵隔的左侧,因此,机器人机械臂放置在胸部左侧。根据目前的经验,年龄较小的儿童患者需要有辅助孔协助操作,而年龄较大的儿童患者不需要辅助孔协助操作(图13-4)。

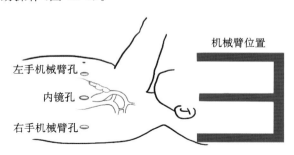

图 13-4 儿童患者及机械臂相对位置

操作孔布置的经验如下。首先,内镜孔位于腋中线第 5 肋间,手术孔位于肩胛中线第 6 肋间和腋前线第 4 肋间,辅助孔位于腋前线第 7 肋间,用于牵引肺组织以暴露 PDA 和协助结扎(图 13-5)。

内镜孔面向目标解剖区域。该区域不一定是病理部位,但一定是手术工作区的最远部位。对于 PDA 患者,它位于左锁骨下动脉或左肺心尖处(图 13-6)。定位镜头臂后,再依次定位左、右手机械臂(图 13-7)。

图 13-8 显示了机器人机械臂在患者身上的相对位置。当患者年龄超过 10 岁,最好将内镜孔和右手机械臂孔向上移动一个肋间。因此,患者的肋间组合可能为 4、4、5 或 4、5、6,由此既能避免下肺组织对镜头的阻挡,又能有足够的操作空间。人工气胸压力保持在 4~8 mmHg。

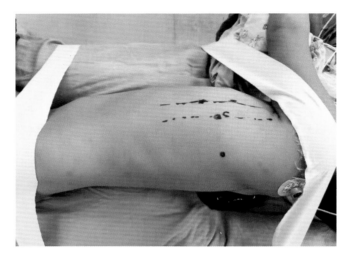

图 13-5　操作孔布置的解剖位置

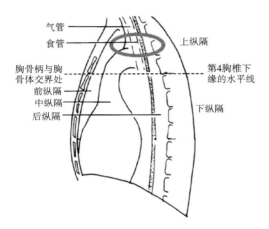
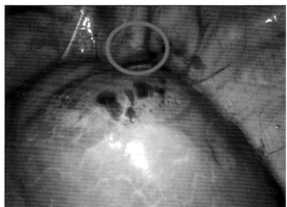

图 13-6　内镜孔定位解剖区域

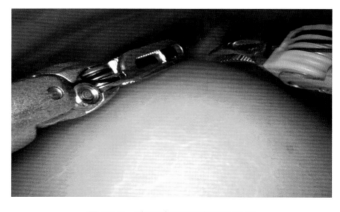

图 13-7　胸腔内机械臂相对位置

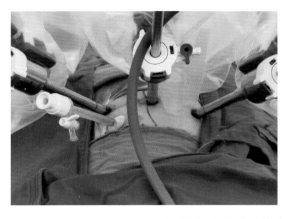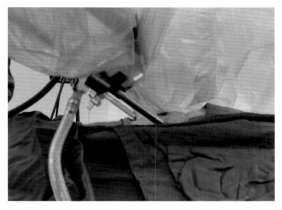

图 13-8　机器人机械臂在患者身上的相对位置

六、手术步骤

手术开始时,助手通过辅助孔协助主刀医生拉开左肺上叶,暴露 PDA。主刀医生将镜头拉近,充分暴露 PDA(图 13-9)。

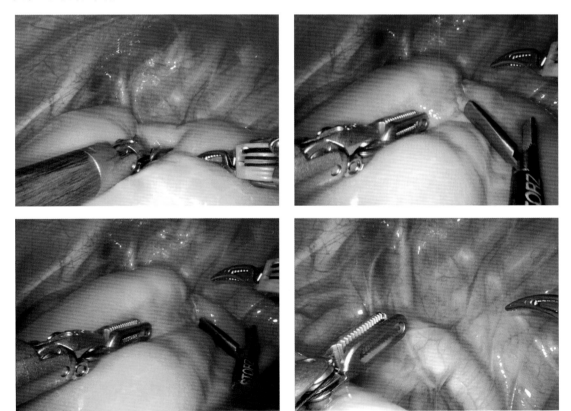

图 13-9　助手牵拉左肺上叶并协助主刀医生暴露 PDA

当动脉导管暴露良好时,主刀医生从左锁骨下动脉的起始部分开始,用电凝法切开内脏胸膜和主动脉外膜。助手轻轻拉开外膜暴露 PDA 的全貌,然后主刀医生游离并暴露 PDA

上窗和下窗(图 13-10)。

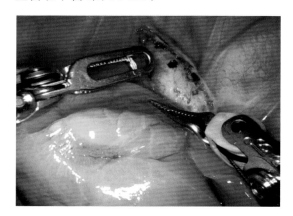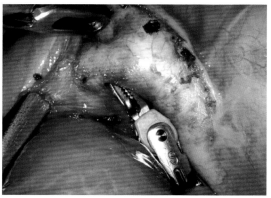

图 13-10　主刀医生游离并暴露 PDA 上窗和下窗

助手通过辅助孔将一根 7♯ 丝线递给主刀医生。根据动脉导管的粗细,丝线的长度选择为 6～8 cm。主刀医生将丝线放在动脉导管上方。丝线的位置应正好在左锁骨下动脉上,以确保主刀医生可以看到,并且很容易通过机械臂拿到。助手拉开系膜暴露动脉导管,注意不要夹住迷走神经。主刀医生将右手机械臂从 PDA 下窗绕到上窗并将丝线拉过 PDA。进行此操作时,主刀医生应确保 PDA 未被拉出或提起,然后结扎 PDA,确保原位打结,以避免拉动 PDA。根据经验,打结时机械臂最好位于 PDA 的上、下窗位置,并且能够被看到,打第二个结时避免牵拉线结,防止已结扎线结被拉松。第一道丝线结扎在靠近主动脉侧。打结完成后,助手协助减去多余丝线(图 13-11)。

采用相同的方法结扎第二道丝线。第二道丝线最好不要结扎到第一道丝线上,应靠近肺动脉一侧以避免结扎迷走神经和喉返神经。结扎好后,助手剪去多余丝线,并从胸腔拿出。检查胸腔内有无出血,结束手术。

七、术后处理

术后在复苏室复苏后拔除气管导管,转回普通病房,予以心电监护、鼻导管吸氧、禁食 6 h 后,可逐渐恢复正常活动。一般无须预防性使用抗生素。

八、并发症及其防治

1.喉返神经损伤　术中结扎第二道丝线时,应确保能看到喉返神经和迷走神经,避免丝线结扎迷走神经和喉返神经。助手和主刀医生在牵拉肺动脉侧丝线暴露 PDA 时应注意避免夹住神经。

2.气胸、出血　极少见,达芬奇机器人手术由于操作创伤小,很少有气胸和出血出现,术中注意避免损伤肺组织,防止术后气胸和出血的出现。手术结束时对肺组织和胸壁进行检查以排除此并发症。

3.动脉导管残漏　很少见,术中注意结扎牢固,尤其是对于一些直径超过 5 mm 的 PDA,必要时可以结扎 3 道丝线。术后行心脏超声检查,及时发现残余分流,及时予以处理。

九、技术现状及展望

目前达芬奇机器人辅助胸腔镜用于儿童 PDA 的结扎不存在技术问题[6-7]。国外已于十

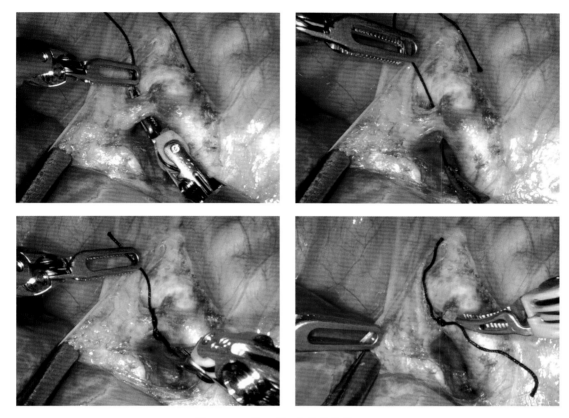

图 13-11　第一道 7♯丝线结扎 PDA

年前开始报道机器人辅助的腔镜手术用于治疗儿童 PDA,但数量有限[8]。国内最早于 2020 年 8 月在浙江大学医学院附属儿童医院开展该手术,其适应证范围越来越广。目前已有一些单位具备开展此手术的条件。目前,达芬奇机器人治疗儿童 PDA 存在创伤小、安全、恢复快、住院时间短等优势,在小儿心血管外科推广应用中具有良好的前景,相信达芬奇机器人用于儿童 PDA 结扎会越来越成熟。

与传统腔镜相比,第四代达芬奇机器人手术系统具有以下优势:①清晰准确的三维立体视野:普通腔镜为二维平面视野,二维平面视野中无法准确地进行距离的定位,而机器人的视野为三维立体视野,模拟人的双眼,视野更清楚,距离定位更准确。②智能动作:操控者手部和腕部的动作可被实时转化为精确的机械动作,与开刀的动作高度重合。③动作校正和震颤过滤功能:可转腕的手术器械的弯曲及旋转程度远超过人手的极限。震颤过滤和直觉式运动可让医生的操作更稳定、自然。④远程控制:操作者无须上手术台,可节省空间,避免主刀医生和助手间的拥挤,以及对术野的阻挡。⑤减缓术者疲劳:与传统手术和腔镜手术相比,良好的三维立体视野和简化的配合方式,符合人体工程学设计的医生操控系统能最大限度地缓解医生的疲劳以及减少身体损伤[9]。

达芬奇机器人动脉导管结扎手术同时存在以下技术要求:①机械臂操作时无力量反馈,在游离动脉导管后壁时需要特别小心,需通过对器械的位置感知来避免动脉导管后壁损伤,结扎动脉导管时需密切观察丝线的紧张度以防止用力过度导致丝线断裂。②该手术需要由有多年开胸结扎动脉导管经验的医生主刀,可以在紧急状态下行开胸动脉导管结扎手术。

除治疗 PDA 外,目前达芬奇机器人还可以用于血管环、双主动脉弓的手术治疗,但机器人辅助下体外循环治疗儿童先天性心脏病病种受限,因为建立外周体外循环需要患者年龄及体重达到一定的要求,国内只应用于大龄患儿房间隔缺损、室间隔缺损的手术治疗中[3-5]。

(舒　强　应力阳　刘喜旺)

参 考 文 献

[1] EILERS L F,KYLE W B,ALLEN H D,et al. Patent ductus arteriosus[J]. Pediatr Rev,2021,42(11):632-634.

[2] YING L Y,WANG X K,LIU X W,et al. Application of robot-assisted endoscopic technique in the treatment of patent ductus arteriosus in 106 children[J]. J Robot Surg,2023,17(4):1371-1379.

[3] 汤绍涛. 机器人手术在小儿外科中的发展现状及展望[J]. 机器人外科学杂志(中英文),2021,2(4):241-247.

[4] 张书豪,高志刚,钭金法,等. 机器人手术在小儿外科领域的应用现状[J]. 临床小儿外科杂志,2021,20(8):701-707.

[5] 应力阳,刘喜旺,谭征,等. 达芬奇机器人手术在儿童动脉导管未闭中的应用研究[J]. 临床小儿外科杂志,2021,20(12):1179-1182.

[6] SUEMATSU Y,MORA B N,MIHALJEVIC T,et al. Totally endoscopic robotic-assisted repair of patent ductus arteriosus and vascular ring in children[J]. Ann Thorac Surg,2005,80(6):2309-2313.

[7] LE BRET E,PAPADATOS S,FOLLIGUET T,et al. Interruption of patent ductus arteriosus in children:robotically assisted versus videothoracoscopic surgery[J]. J Thorac Cardiovasc Surg,2002,123(5):973-976.

[8] 李帅,汤绍涛. 机器人手术系统在小儿胸外科的应用及展望[J]. 机器人外科学杂志(中英文),2021,2(4):272-276.

[9] ONAN B,AYDIN U,KADIROGULLARI E,et al. Totally endoscopic robotic-assisted cardiac surgery in children[J]. Artif Organs,2019,43(4):342-349.

第十四章 机器人二尖瓣手术

一、概况

(一)总述

二尖瓣黏液退行性变早期常无任何症状,待出现心慌、乏力、晕厥、心绞痛、水肿等症状时瓣膜病变已较严重,二尖瓣关闭不全多见于中、重度瓣膜病变,左心室舒张末期内径已显著扩大。体格检查可发现心界扩大,心尖区闻及全收缩期杂音,P2亢进,部分患者可闻及二尖瓣关闭不全杂音,少部分患者有二尖瓣狭窄的杂音。超声心动图是术前诊断本病的主要手段。瓣环扩大、瓣叶脱垂、腱索及乳头肌拉长甚至断裂是本病超声改变的特点。术中所见可为疾病的诊断提供重要依据。术中可见瓣环扩大,瓣环及周围组织变薄,瓣叶延长或脱垂、腱索、乳头肌细长、薄弱,甚至呈细线状,部分腱索断裂,缺乏纤维化、钙化、挛缩等风湿性改变。

病理改变:肉眼可见二尖瓣瓣环扩大,瓣叶表面积增加,瓣叶密度降低而透明度增加。腱索延长变细,二尖瓣前叶较后叶更易受累。镜下见瓣叶纤维层溶解、断裂,致密纤维、弹性纤维明显减少,结缔组织中酸性黏多糖聚集。纤维层的改变可分为三级:Ⅰ级,纤维层排列疏松;Ⅱ级,部分纤维层溶解、断裂和黏液样变性;Ⅲ级,纤维层全层黏液样变性。海绵层的改变也可分为三级:Ⅰ级,海绵层占瓣叶厚度的30%以下;Ⅱ级,海绵层占瓣叶厚度的30%~50%;Ⅲ级,海绵层占瓣叶厚度的50%以上。

机器人心血管手术既能实现更精确的手术定位,又能提高手术精度。与胸骨正中切开的传统二尖瓣成形术相比,机器人心血管手术能最大限度地减小手术切口,并能降低手术相关创伤和感染的发生率[1]。一些研究表明,就死亡率、合并症和长期耐用性而言,机器人二尖瓣成形术与传统胸骨切开二尖瓣成形术相当[1-3]。2016年至本书截稿,首都医科大学附属北京安贞医院微创心脏外科中心共实施机器人二尖瓣成形术232例,取得了良好的手术效果,随访结果令人满意[4]。

(二)二尖瓣解剖

二尖瓣瓣膜由瓣叶、腱索和乳头肌组成,它们以环状连接到心室壁的基底孔。二尖瓣的解剖结构形成一个完整的功能单元,每个结构又有自己的功能(图14-1)。

心脏瓣膜必须同时打开和关闭。瓣叶打开受限会导致瓣膜狭窄,关闭不全会导致瓣膜反流。然而,心脏瓣膜瓣叶的关闭方式是瓣叶聚集在一起,并在被称为对合区的瓣叶表面上对合。这种大面积的接触可以使正常瓣膜实现完美闭合。但由于各种病变,对合区的失对合会破坏心脏瓣膜和影响心室功能。

腱索排列在三个层次中,即初级腱索、次级腱索和三级腱索。虽然这种描述在腱索分类上很有用,但它们的分布并不像字面描述那样清晰。仔细检查可以发现有的次级腱索是初级腱索的分支。腱索和瓣叶的结合点控制腱索的运动,而作用于它们的力量决定了瓣叶的

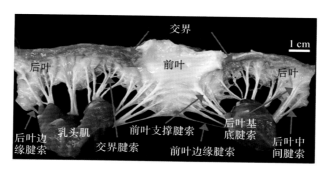

图 14-1 二尖瓣解剖

运动形式。

初级腱索连接瓣叶的前缘。在瓣膜关闭的早期阶段,这些初级腱索充当"绳索",防止瓣叶脱垂,确保瓣叶边缘在对合时相遇。但是初级腱索不是承重腱索。

次级腱索是重要的承重腱索。次级腱索以拱形结构接入瓣叶,这表明它们是重要的承重腱索。次级腱索将收缩的负荷均匀地分布在瓣叶上。瓣叶包括两层,次级腱索是室面层的重要组成部分。

三级腱索插入瓣叶基部和靠近瓣叶基部的心室壁。这些腱索在整个心动周期中都被拉紧,从而使心室-瓣叶/心房连接具有弹性。

乳头肌的形状和排列决定了腱索的排列和分布。通常有两个主要的乳头肌突起,近似马蹄形。相对于正中矢状面和冠状面,它们位于前外侧和后内侧。由乳头肌产生的腱索到达瓣叶连合处末端,可以最大限度地提高承载效率。每个连合处的末端由马蹄形乳头肌尖端产生的腱索支撑。远离连合处末端到达瓣叶边缘的腱索则离乳头肌肌体更远、更长。来自后内侧乳头肌的腱索比来自前外侧乳头肌的腱索长得多。

在后叶有裂隙的地方,腱索都会延伸到裂隙的深处,甚至是最深的部分,形成裂沟。一些基底的腱索到达瓣环的裂隙深处并与瓣叶结合。

二、适应证和禁忌证

美国心脏协会指南、欧洲心脏病学会指南和中国的专家共识等已经非常清楚地描述了二尖瓣手术的指征和干预的基本原理。本章总结了这些指南或共识中的建议,根据三个不同级别的证据将这些建议分为以下几类。

Ⅰ类建议适用于有效且应实施的治疗。Ⅱa类建议适用于有用或有效的治疗,只要它的执行或实施是合理的。Ⅱb类建议适用于在有效性不太确定但可以考虑治疗的情况下实施的治疗。Ⅲ类建议适用于无用或无效且可能有害的治疗,因此不应实施此种治疗。

指南或共识还描述了支持这些建议的现有证据强度。A级证据代表来自多个随机临床试验或荟萃分析的数据,其中评估了多个人群。B级证据代表来自单个临床随机试验或非随机研究的数据,其中评估了有限的人群。C级证据仅代表专家、案例研究或护理标准的共识意见,其中评估的人群非常有限。

(一)二尖瓣关闭不全手术指征及证据

对于有慢性重度原发性二尖瓣关闭不全和左室射血分数(LVEF)>30% 的有症状患者,推荐进行二尖瓣手术。因为严重二尖瓣关闭不全患者即使出现轻微症状也会对其长期预后产生不利影响,所以,即使没有左心室改变,仅出现轻微症状也应立即进行手术。

对于患有慢性重度原发性二尖瓣关闭不全和存在左心室功能障碍,LVEF 为 30%～60% 和/或左心室收缩末内径(LVESD)≥40 mm 的无症状患者,推荐进行二尖瓣手术。由于左心室收缩功能障碍的发生与较差的预后相关,因而理想情况下应在 LVEF<60% 或 LVESD ≥40 mm 之前对患者进行二尖瓣手术。超声心动图的监测很重要,因为左心室变化可能会在症状出现之前发生。如果较早手术,术后受损的心室可能发生反向重塑,从而使左心室功能恢复。对于左心室收缩功能正常的重度原发性二尖瓣关闭不全的无症状患者(LVEF>60%,LVESD<40 mm),若未及时进行手术干预,则其将有左心室逐渐扩大或 LVEF 进行性减低的趋势。

对于局限于后叶的慢性重度原发性二尖瓣关闭不全患者,当有手术治疗指征时,推荐行二尖瓣修复术而不是二尖瓣置换术。虽然没有前瞻性随机对照试验的支持,但二尖瓣修复术与二尖瓣置换术相比,二尖瓣修复术在降低手术死亡率、保存左心室功能(更好地保存了二尖瓣瓣下结构)以及预防人工心脏瓣膜相关并发症(如血栓栓塞、抗凝相关事件或结构性瓣膜退化)等方面更有优势。由于二尖瓣修复是孤立性退行性二尖瓣脱垂的标准治疗,因而应在具有外科专业知识的心血管外科中心进行,一般二尖瓣后叶脱垂的修复率>90%,手术死亡率<1%。在随访中二尖瓣后叶成形术 5 年以上生存率为 95%,15～20 年免于再次手术的概率为 95%,超过 80% 的患者没有复发中度及以上二尖瓣关闭不全。但是如果外科医生对二尖瓣修复术的耐久性有任何疑问,最好行二尖瓣置换术。

对于涉及前叶或双叶的慢性重度原发性二尖瓣关闭不全患者,如果可以实现成功且持久的修复,则推荐行二尖瓣修复术而不是二尖瓣置换术。与孤立的二尖瓣后叶脱垂患者相比,这些患者需要更复杂和更广泛的修复,并且耐久性较差,15～20 年免于再次手术的概率为 80%,再发中度及以上二尖瓣关闭不全的概率为 60%。尽管如此,二尖瓣修复术的长期预后仍然优于二尖瓣置换术。因此,对于这类患者应尝试行二尖瓣修复术,但应由经验丰富的二尖瓣外科医生进行。考虑到预后的复杂性,在需要对二尖瓣进行非常复杂的修复的年轻患者中,如果医生对二尖瓣修复效果有怀疑,可选择二尖瓣机械瓣置换术,其能够提供类似的预后结果。

对于因其他适应证需接受心血管手术的慢性重度原发性二尖瓣关闭不全患者,如进行冠状动脉血运重建或其他瓣膜手术的同时,需要进行二尖瓣修复或置换者,在某些条件下可以进行微创手术,但是进行机器人手术的条件不成熟。

对于因其他适应证而接受心血管手术的慢性中度原发性二尖瓣关闭不全患者,同时行二尖瓣修复术是合理的。然而,必须权衡二尖瓣修复术增加的风险与二尖瓣关闭不全继续进展的风险,同时也要考虑机器人手术的复杂性。

对于慢性重度原发性二尖瓣关闭不全和 LVEF≤30% 的有症状患者,可考虑进行二尖瓣手术。尽管大多数二尖瓣关闭不全失代偿和左心室功能差的患者有继发性二尖瓣关闭不全,但仍有少数晚期左心室功能不全患者可从手术中获益。然而,二尖瓣手术对这些患者长期预后的影响尚不清楚。这类患者如果瓣叶情况允许,可以考虑经导管的二尖瓣缘对缘缝合术。对于瓣叶情况复杂,可以耐受体外循环手术的患者,可以进行微创或机器人手术。

对于风湿性二尖瓣疾病患者,如果有可能进行成功且持久的修复,或者怀疑长期抗凝治疗的可靠性,则可以考虑进行二尖瓣修复术。风湿性二尖瓣疾病的特征在于整个二尖瓣瓣叶、瓣环及瓣下结构的广泛钙化和增厚,因此不太适合行二尖瓣修复术。只有在远期疗效确定或对长期抗凝治疗有困难的患者中，才应考虑修复风湿性二尖瓣瓣膜。机器人手术可以对条件符合的患者进行精准的二尖瓣修复。

对于因乳头肌断裂引起急性二尖瓣关闭不全的患者，以及接受 CABG 或主动脉瓣置换术（AVR）的慢性重度继发性二尖瓣关闭不全的患者，进行二尖瓣手术是合理的。对这些患者行二尖瓣修复术的益处尚不清楚，而行二尖瓣置换术可能避免二尖瓣关闭不全复发。机器人手术也不适用于此类患者。

对于慢性重度继发性二尖瓣关闭不全且有严重症状的患者，尽管针对心衰进行了药物治疗，但症状仍持续存在时，可考虑进行二尖瓣手术。对于这些患者，选择保留腱索的二尖瓣置换术是可行的。尽管慢性继发性二尖瓣关闭不全引起的容量超负荷与较差的预后相关，但很少有证据表明纠正严重的二尖瓣关闭不全可以长期改善症状。这类患者通过机器人手术修复二尖瓣是可行的，但是长期效果取决于患者的综合情况。

欧洲心脏病学会/欧洲胸心外科协会慢性重度原发性二尖瓣关闭不全的管理流程见图 14-2。

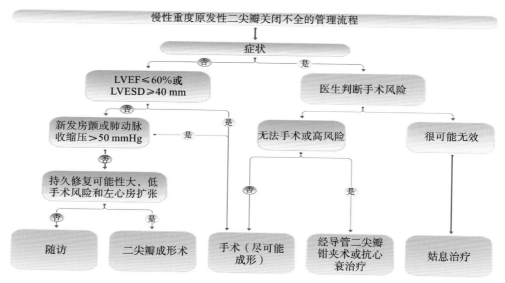

图 14-2　2021 欧洲心脏病学会/欧洲胸心外科协会慢性重度原发性二尖瓣关闭不全的管理流程

（二）二尖瓣狭窄手术指征及证据

二尖瓣手术（修复术、交界切开术或置换术）适用于有严重二尖瓣狭窄（MS，二尖瓣面积 $\leqslant 1.5 \ cm^2$）症状的患者（NYHA Ⅲ～Ⅳ级），手术风险不高于行经皮二尖瓣球囊成形术的患者或手术失败的患者。整个二尖瓣结构严重增厚和钙化，通常首选二尖瓣置换术。二尖瓣狭窄是一种缓慢进展的疾病，只有在患者出现严重症状（NYHA Ⅲ～Ⅳ级）时才应进行手术。

对于二尖瓣面积为 $1.6 \sim 2.0 \ cm^2$ 且因其他适应证接受心血管手术的患者，可考虑同时进行二尖瓣手术。

对于严重二尖瓣狭窄（二尖瓣面积 $\leqslant 1.5 \ cm^2$）且在接受充分抗凝治疗时反复发生血栓栓塞事件的患者，可考虑进行二尖瓣手术和左心耳切除术。无论是否存在房颤，二尖瓣狭窄是既往有血栓栓塞事件患者再次发生栓塞的危险因素。由于左心耳可能存在残余血流，左心耳应该被切除，而不仅仅是缝扎。机器人技术对于二尖瓣置换术是适用的但不是必要的。

(三)感染性心内膜炎

感染性心内膜炎(IE)患者因瓣膜功能障碍而出现心衰（HF）症状,需要在完成抗生素治疗后早期手术。对于赘生物直径＞10 mm 的自体瓣膜心内膜炎(NVE)患者,无论有无栓塞现象的临床证据,均可以考虑早期手术。对于此类患者,无论有无血栓栓塞事件,早期手术与常规手术相比,在死亡率方面没有优势,但早期手术组的血栓栓塞事件数量显著减少。

感染性心内膜炎患者行机器人二尖瓣修复术并不总是可行的,绝大多数患者需要行二尖瓣置换术。当发生瓣叶穿孔而没有广泛的瓣叶破坏或瓣环受累时,机器人手术由于修复精准,与其他手术相比更有优势。

(四)体外循环前的 TEE

TEE 极大地促进了二尖瓣成形术的发展。由于靠近左心房,TEE 能够获得比经胸超声检查更详细的二尖瓣解剖图像,因而其在有关二尖瓣修复可行性的决策以及确定修复技术方面起着重要作用。

二尖瓣 TEE 步骤如下。

当探头插入并推进到食管(距门牙约 30 cm)时,通常在 0°处看到初始的五腔心切面。首先观察二尖瓣的外侧部分(A1、P1 和前外侧交界),扫描结果是通过二尖瓣瓣叶的斜视图。此外可以看到主动脉瓣和流出道。

随着探头进一步推进(距门牙 30～35 cm),可以获得食管中段四腔心切面。此视图是通过二尖瓣中间部分(通常为 A2 和 P2)的斜切面(图 14-3)。

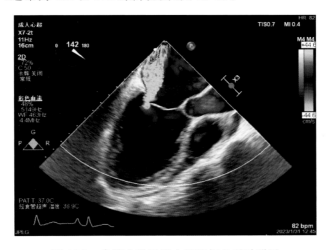

图 14-3　食管中段四腔心切面提示后叶脱垂

从食管中段四腔心切面推进探头,可见二尖瓣的内侧部分(A3、P3 和后内侧交界)。

然后将探头旋转约 60°角以获得食管中段双连切面,可以看到前叶和后叶(P3、A2 和P1)。

顺时针和逆时针旋转探头将分别显示二尖瓣后内侧和前外侧交界。可以在食管中段双连切面中测量交界间距离(长轴)、P1 和 P3 的瓣叶高度、乳头肌头到瓣环的距离和各自的角度。

在该视图中顺时针旋转探头可以分析对合线(A3～P3)和后内侧交界,而在该视图中逆时针旋转探头可以分析对合线的前外侧(A1～P1)和前外侧交界。

最后，将探头旋转约 135°角可以获得食管中段长轴切面，显示左心室流出道、主动脉瓣和主动脉根部，在该水平可以看到二尖瓣 A2 和 P2 区。与食管中段四腔心切面类似，探头可以稍微撤回或推进，以分别显示 A1～P1 或 A3～P3。

P2 和 A2 的瓣叶长度也可以在该切面（或五腔心切面）中测量。在确定二尖瓣前叶收缩期前向活动（SAM）风险时，这些测量是在瓣叶对合的收缩期进行的，而不是在瓣叶拉直时的舒张期进行的。在这个切面可以测量二尖瓣瓣环的前后径（短轴）。瓣环扩张的定义为瓣环直径＞35 mm 或瓣环与前叶长度之比＞1.3，两者均需在舒张期的同一图像中测量。

食管中段长轴切面还可用于测量瓣叶与二尖瓣瓣环相比突起的高度或对合距离（二尖瓣瓣环平面中心至对合点的距离，通常不大于 10 mm）、二尖瓣顶起面积（环形平面内，对合点和瓣叶边缘的面积）以及前角和后角（瓣环和瓣叶之间的角度）。

在食管中段测量完成后，将探头推进膈肌下方进入胃底以获得二尖瓣的经胃视图。最初在 0°，可以获得二尖瓣的基底短轴视图，当图像旋转时，可获得二尖瓣的"正面"视图。在这个视图中，可以看到所有的前叶和后叶以及两个交界，其中二尖瓣 A3～P3 区最靠近探头。在该视图中，在瓣叶尖端水平测量二尖瓣面积是测量二尖瓣面积的金标准。

经胃中短轴切面（0°）可用于评估手术时任何区域的心脏房室壁异常。此外，可以在此视图中测量收缩期的乳头肌长度（乳头肌的基部与头部之间的距离）。

最后将探头旋转至 110°～140°可以获得左心室长轴切面，以及评估二尖瓣瓣叶、瓣下结构（包括腱索和乳头肌）的详细视图，还可以测量乳头肌头部与瓣叶游离边缘之间的腱索长度（图 14-4）。

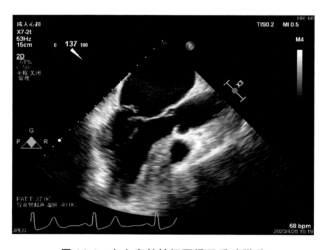

图 14-4　左心室长轴切面提示后叶脱垂

三、术前准备

机器人手术系统由带有终端手术器械的远程操纵器组成，可由外科医生通过医生操控系统进行远程控制。目前，达芬奇机器人手术系统是唯一获得批准并可用于执行心脏内手术的机器人手术系统。机器人 Si 手术系统于 2009 年首次商业化。该系统由医生操控系统、床旁机械臂系统、成像系统组成。机器人二尖瓣手术的整体手术室布置如下：床旁机械臂系统应在患者左侧，机械臂伸入右胸；单独的器械套管针和机械臂通过特定的肋间隙插入。在插入两个机械臂、内镜和左心房牵开器后，外科医生用两个传感器将指令传输到终端机器人手术器械。离合器构件可以不断调整外科医生的手部位置,以保持与视野相关的最佳人体工程学姿势。

机器人 Endowrist 手术器械具有七个符合人体工程学的自由度,这使得外科医生的惯用手和非惯用手均可以获得理想的灵活性;微型器械末端的腕状关节可以在手术空间里进行旋转操作,提高了其在狭窄空间中操作的灵巧性;左心房牵开器提供了理想的二尖瓣暴露视野,并且非常容易固定。这种能力对于需要完全暴露心房和二尖瓣瓣下结构的二尖瓣手术是非常必要的。

四、体位、体外循环和麻醉

右胸抬高至与水平面成 30°~40°角,插入 TEE 探头以评估静脉导管的位置和手术结果,最后放置外部除颤电极片。在一般情况下,使用股动、静脉导管(21F~23F)和颈内静脉导管(15F~17F)通过股动、静脉和右侧颈内静脉建立体外循环(图 14-5)。一般在 TEE 的引导下完成右侧股动、静脉和右侧颈内静脉插管。

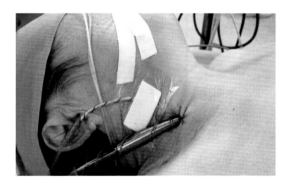
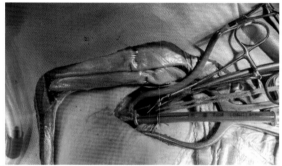

图 14-5 通过右侧颈内静脉和股动、静脉建立体外循环

麻醉医生需要在术前评估患者的心肺功能、心脏的病理生理变化以及患者对单肺通气和 CO_2 人工气胸的耐受性以及体外循环的效果。要求在血容量控制、正性肌力药的使用和通气管理等方面采取谨慎的措施,以保持血流动力学的稳定并有效处理低氧血症。从麻醉诱导到体外循环开始,维持稳定的血流动力学和充分氧合至关重要。二尖瓣狭窄及关闭不全患者的病理生理变化是此类患者麻醉管理的基础。

对于长期存在二尖瓣疾病的患者,左心房压力升高可导致肺动脉和肺静脉压力被动升高。在手术过程中,需要使用 CO_2 充满胸腔,这可能会人为地增加胸膜腔内压,以至于减少静脉回流而导致血容量相对不足。此外,大多数瓣膜病患者对心室前负荷的依赖性和敏感性增加。充足的血容量不仅有利于将心率保持在最佳范围内,而且有利于维持心脏前负荷。由于舒张期充盈时间缩短,心动过速对二尖瓣狭窄存在不利影响。对于二尖瓣关闭不全患者,尤其是心室扩张患者,常使用正性肌力药(多巴胺或肾上腺素)来维持稳定的血流动力学状态。

单肺通气期间可能发生低氧血症,尤其是在体外循环后阶段。以下因素可能导致低氧血症。首先,左侧单肺通气对氧合危害更大,这可能与右肺大于左肺有关。最近的一项研究还发现,在吸入氧浓度(FiO_2)为 100% 的情况下,单肺通气期间左侧手术的平均动脉血氧分压(PaO_2)为 280 mmHg,而右侧手术的平均 PaO_2 为 170 mmHg。其次,由于使用了双腔支气管导管,气道变窄,肺泡排空时间延长,单肺通气的高吸气压力将导致肺泡水肿,导致一些肺泡受损。单肺通气期间的潮气量可以维持在没有呼气末正压通气的双肺通气水平,目的是使CO_2正常化。因此,我们需要在术中保持双肺通气的潮气量并调节呼吸频率(10~15 次/分)。

五、机器人定泊和套管定位

左、右手机械臂孔分别在第 2 肋间、第 6 肋间腋前线交点内侧 2 cm;心房牵开器入口在胸骨右缘外侧 2cm,第 4 肋间或第 5 肋间;工作孔及内镜孔在右侧第 4 肋间,锁骨中线至腋前线间 5 cm(图 14-6)。

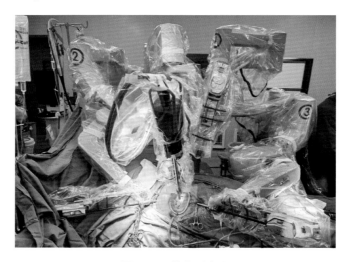

图 14-6 就位后全貌

六、手术步骤

(一)升主动脉阻断与心肌保护

机器人二尖瓣手术广泛应用 Chitwood 阻断钳(图 14-7),因为它安全、可靠、经济且易于使用。因为升主动脉阻断的时间较长,常常在升主动脉根部灌注心脏停搏液。通过内镜或在直视下放置心脏停搏液导管,有助于减少进入升主动脉根部的空气量。因为大多数非风湿性二尖瓣疾病患者的主动脉瓣功能良好,所以我们很少逆行灌注心脏停搏液。如果需要再次灌注心脏停搏液,应将左心房牵开器放低,以避免人为造成主动脉瓣功能不全,确保更好地保护心肌。

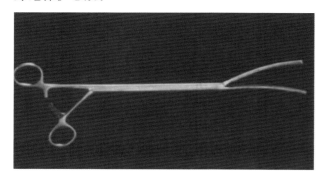 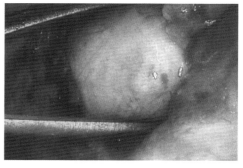

图 14-7 Chitwood 阻断钳与置入过程

(二)机器人二尖瓣修复术的手术器械

通常只使用四种专业器械来进行机器人二尖瓣修复术。为了抓住增厚的黏液样变性的瓣叶组织,常用 Resano 镊(8 mm)。Resano 镊具有间隔很宽的光滑齿,可以将抓握力分布在较大的瓣叶区域上。不要用持针器处理瓣叶或心房组织,因为会破坏瓣叶组织。

缝合时常使用大号 SutureCut 持针器,这种持针器具有强大的抓握力。主刀医生可以轻松地将缝线穿过坚韧和钙化的组织。这种持针器最大限度地减少了每次缝合时的无意旋转。SutureCut 持针器后部有一个切割面,这在机器人二尖瓣修复术中是一个巨大的优势,因为主刀医生将不必依赖位于患者侧的助手剪缝线。虽然大号 SutureCut 持针器极适合在间断缝合时使用,但是我们更愿意使用大号非切割持针器。大号非切割持针器有非常强的夹持力,可以用于去除瓣环钙化。

在剪切瓣叶、腱索和乳头肌时,通常使用 Endowrist 弯曲剪刀。这种剪刀非常适合进行楔形和矩形切除以及分割次级腱索。这种剪刀具有极长的切割面,可切开风湿性二尖瓣手术中增厚的腱索、乳头肌和交界。

(三)机器人手术环境下的二尖瓣暴露与分析

1. 机器人手术环境下的二尖瓣暴露　当使用 Chitwood 阻断钳阻断升主动脉并灌注心脏停搏液使心脏停搏后,从第 4 肋间腋前线外做 4 cm 的肋间切口,放置软组织保护套和肋间牵开器。如果膈肌上抬阻碍视野,则在中央肌腱缝牵引线并拉出切口外以暴露术野。在膈神经上方 2 cm 处打开心包,在心包边缘放置两根牵引线,并穿过胸壁向外。左、右手机械臂孔分别在第 2 肋间、第 6 肋间腋前线交点内侧 2 cm;心房牵开器入口在胸骨右缘外侧 2 cm,第 4 肋间或第 5 肋间;工作孔及内镜孔在右侧第 4 肋间,锁骨中线至腋前线间 5 cm。

给予肝素后先置入股静脉导管。在经皮穿刺技术(Seldinger 技术)和超声心动图引导下,将股静脉导管推进到上、下腔静脉。在开始体外循环后,可能需要调整股静脉导管以优化引流。如果引流不充分,应调整导管位置。当使用 Chitwood 阻断钳时,在升主动脉近端缝制一个 U 形荷包,并放置一根长的顺行心脏停搏液导管或排气针。当患者体温降至 32 ℃,通过第 3 肋间(尽可能向后)置入 Chitwood 阻断钳,穿过心包、上腔静脉交界处,并进入横窦。完全阻断升主动脉后,顺行灌注心脏停搏液。

如果没有良好的暴露,完成有效的二尖瓣修复是不可能的。通过左心房 Sondergaard 切口入路,切开覆盖在心房沟上的心外膜脂肪,分开两个心房,将两个心房分开几厘米,直到卵圆窝。心脏饱满时,比较容易分开两个心房。这种操作可以充分暴露左心房。传统入路中常用的进一步暴露瓣膜的操作是在右下肺静脉和下腔静脉之间延伸左心房切口,使二尖瓣交界和前环可见。由于机器人内镜通常能够伸入左心房并提供绝佳的二尖瓣视野,所以传统的扩大切开方式在机器人二尖瓣修复术中往往是非必要的。

2. 术中瓣膜分析　应系统地评估二尖瓣瓣环、瓣叶、瓣下结构,以确认二尖瓣关闭不全的原因,这有助于术者评估修复的可行性和选择手术方式。左心房心内膜上出现冲击斑,表明对侧瓣叶脱垂或同侧瓣叶运动受限,这些都是经常被忽视的有用线索。钙化可能会影响修复策略,因此应仔细评估其程度。如果有左心房血栓,应小心清除左心耳内的血栓,并封闭左心耳。

仔细检查瓣环,观察其扩张的程度和位置以及是否存在钙化。依次检查瓣叶。比较瓣叶与 P1 节段的高度,评估每个节段中瓣叶脱垂的严重程度,因为 P1 节段在退行性反流中受到的影响通常最小。脱垂的位置和严重程度对手术方案的制订有着决定性的作用。

1)后叶脱垂 广泛的后叶脱垂最有效的治疗方法是矩形切除脱垂节段。在这种情况下,大的楔形切除是不太合适的选择,因为它往往会在瓣叶的游离缘上形成过大的张力,从而导致窗帘效应,使反流瓣叶相邻凹痕或裂隙分离。通常通过折叠 P2 内侧的后瓣环以消除瓣叶缝线的张力。有限的后叶脱垂可以通过更保守的切除术达到有效治疗的目的。如果脱垂的面积小于后叶的三分之一,且几乎没有多余的瓣叶组织,楔形切除便是合适的修复方式。

理想情况下,后叶的最终高度应小于 20 mm,以降低修复后 SAM 风险,可以通过多种方式实现,例如矩形切除后的瓣叶 slide 成形术。对于后叶组织明显过多的瓣膜(如巴洛综合征),在瓣叶 slide 成形术之前以小角度修剪 P1 和 P3 的基部,可以进一步降低后叶高度。瓣叶 slide 成形术还有助于减少大段瓣叶切除时所需的后瓣环折叠量,从而降低回旋支动脉扭结的风险。另一种降低前叶和后叶高度以最大限度降低 SAM 风险的方法是使用 Gore-Tex 人工腱索,这种方法可能比广泛的瓣叶 slide 成形术更适合进行机器人手术。

2)前叶脱垂 有限的前叶脱垂的治疗方法是楔形切除脱垂区域后直接闭合。楔形切除不应涉及瓣叶主体或超过 10% 瓣叶面积。前叶脱垂的楔形切除术正越来越多地被人工腱索技术所取代,因为人工腱索技术更有效,对机器人手术的技术要求较低,并且具有更高的可重复性。在腱索移位技术中,先确定与脱垂区域相邻的次级腱索,在前叶主体上距腱索起点 2 mm 处分离腱索,如果在腱索基部(与瓣叶齐平位置)切开腱索,则会导致瓣叶意外穿孔;用 prolene 将要移植的腱索“8”字缝合至脱垂区域的前叶游离缘。当有大面积脱垂时,可以通过上述方式将几条次级腱索转移到游离缘,旨在保持腱索之间的距离在 5 mm 以下。如果没有合适的次级腱索,一个有用的替代方法是将后叶的腱索转位到前叶。

用 Gore-Tex 线构建人工腱索以修复二尖瓣前叶或后叶脱垂的方法,最早由 Robert Frater 提出,并由 Tirone David 和 Friedrich Mohr 推广。使用 Gore-Tex 线制作人工腱索,识别出对应于该段腱索起点的乳头肌头部,将 Gore-Tex 线以“8”字穿过乳头肌头部的纤维,然后将缝线的两端分别穿过瓣叶游离缘,必要时通过注水试验调整瓣叶对合高度。使用 Gore-Tex 线的数量取决于瓣叶无支撑游离缘的长度。腱索移位也可用于帮助确定正确的瓣叶高度,以及加强孤立的人工腱索。

3)交界脱垂 交界脱垂最有效的手术方案是交界融合,如瓣叶 slide 成形术或瓣叶环状缩减术,但这些技术通过机器人操作可能具有挑战性。使用 Gore-Tex 线构建人工腱索支撑瓣叶边缘,然后进行瓣叶局部的交界融合,在技术上更具可行性。

4)瓣环成形术 在正常二尖瓣收缩期间,二尖瓣瓣环前后径与横径之比为 3∶4。在患有退行性二尖瓣疾病和瓣环扩张的患者中,这个比例会倒置。二尖瓣瓣环层面成形的主要逻辑是恢复 3∶4 的生理比例,在不引起瓣膜狭窄的前提下增加瓣叶对合面积。使用完整的半刚性人工瓣环的目的是防止术后二尖瓣瓣环扩张,同时减小瓣叶缝线的张力,增加二尖瓣修复的耐久性。人工瓣环的大小由交界间距离和前叶表面积决定,可用测环器测量。在退行性二尖瓣疾病中,如果瓣膜大小位于两个尺寸之间,我们通常选择较大的尺寸。对于巴洛综合征患者,合适的人工瓣环尺寸通常为 36~40 mm,置入过小的人工瓣环会显著增加二尖瓣成形术后出现 SAM 的风险。二尖瓣成形环置线应沿二尖瓣瓣环等距缝制,环形缝线可以重叠,但应重叠在瓣环成形环上。

5)置入人工腱索 如果脱垂范围广泛,相对于瓣叶 slide 成形术进行大的瓣叶切除,我们更愿意置入人工腱索。置入人工腱索的第一步是用 Gore-Tex 线褥式缝合乳头肌顶端。随后,其中一根 Gore-Tex 线穿过脱垂的二尖瓣游离瓣叶边缘两次。此后,第二根 Gore-Tex 线从第一根线旁 2 mm 处穿过瓣叶边缘。使用机器人手术器械,将两根缝线系在一起,通过与非脱垂的瓣叶节段进行比较来估计合适的腱索长度。广泛的瓣叶脱垂通常需要植入 2~4 组人工腱索。最后再通过置入二尖瓣人工瓣环带来完成修复。

6)注水试验和术后 TEE　二尖瓣成形后,向心室腔内注射生理盐水,可以在不同阶段评估修复能力,并进行调整。在这一步上,即使瓣膜的水密性不是 100%,但是对合线是对称的(平行且最接近瓣环的后部),也可以认为是令人满意的结果。对合线不对称通常表示依然存在应该矫正的病变。如果后叶占瓣口面积的一半以上,那么后叶长度应降低到 15 mm 以下,以最大限度地减少 SAM 风险。二尖瓣前、后叶对合高度最好大于 10 mm,这是瓣膜修复术耐久性的预测因素之一。置入成形环后可以用同样的方式重新评估修复情况,但如上所述,在这个阶段解决残留病变更具挑战性。一旦脱离体外循环,TEE 将用于评估瓣叶运动、瓣膜对合能力及瓣叶组织是否过多。如果存在残余反流,TEE 对于确定反流的严重程度和原因至关重要,能证明再次体外循环和手术是必要的。任何患者离开手术室时不得有轻度以上的二尖瓣反流。除了极少数病例外,对于中度二尖瓣反流的患者,需要再次进行体外循环,以重新评估瓣膜情况并纠正残留的瓣膜功能障碍。

(四)体外循环后超声心动图

在撤除体外循环、二尖瓣修复术后需要评估许多因素,主要如下。

(1)二尖瓣的功能:经过长时间、复杂的修复,心脏组织水肿及损伤后,轻度二尖瓣反流是可以接受的。必须权衡再次进行体外循环手术的风险与存在残余轻度反流的风险对患者的影响。若二尖瓣关闭不全的风险更大,则需要进一步修复或置换瓣膜,因为一旦术后恢复正常的血流动力学状态,二尖瓣反流的程度将会更重。

(2)双瓣叶功能:两个瓣叶的良好活动度和对合高度大于 8 mm 通常意味着良好的长期结果和修复的耐久性。

(3)是否存在 SAM:如果存在,通常可以通过保守措施进行治疗,例如增加前负荷(输液)、减少心动过速(使心室充盈)、避免使用正性肌力药(如肾上腺素或磷酸二酯酶抑制剂)和增加后负荷(使用去甲肾上腺素使血管收缩)。如果这些都不起效,患者将需要再次进行体外循环手术来切除或植入新腱索从而降低后叶的高度,以使对合线向后远离左心室流出道,或植入更大的人工瓣环或进行二尖瓣置换。

(4)有无二尖瓣狭窄风险:瓣膜面积>1.8 cm^2 且平均压差<6 mmHg。接受了复杂修复的患者,包括切除瓣叶和植入的人工瓣环尺寸小于 32 mm 的患者,存在二尖瓣狭窄的风险。

(5)心室收缩力:在二尖瓣手术后需要评估左心室和右心室收缩力。尤其需要注意的是,排除涉及侧壁的左心室区域室壁的运动异常,因为这可能存在冠状动脉回旋支的损伤(该动脉紧邻 P1 和 P2 附近的后瓣环)。

(五)二尖瓣置换术

1. 术中 TEE　与机器人二尖瓣修复术一样,二尖瓣置换术中需要详细的 TEE 指引。术前 TEE 可以定义病理性二尖瓣(3a 型)狭窄的程度,并量化瓣膜狭窄或功能不全的水平。瓣膜下结构的成像有助于制订手术方案并确定复杂因素,如乳头肌和腱索的变形程度以及瓣叶和瓣环的钙化情况。显著的瓣叶钙化提示外科医生需要进行瓣膜置换而不是修复。此外,TEE 能够明确提示瓣下乳头肌和腱索的结构信息,有助于提供最佳的手术治疗方案。

2. 机器人二尖瓣置换术　机器人的镜头臂放置在右侧胸部、第 4 肋间离乳头 2～3 cm 处。外科医生在同一肋间取 2.5～3.0 cm 的切口作为工作孔。将软组织保护套嵌入该切口,也可以使用其他肋骨牵开器。机器人机械臂从右侧胸部的三个 8 mm 左右的套管口插入。右手机械臂通常在第 5 肋间。左手机械臂位于第 3 肋间。第四个套管口放置在第 5 肋间的锁骨中线上。

用于二尖瓣置换的机器人设置与用于二尖瓣修复的完全相同。体外循环与升主动脉阻断结合使用。机器人手术器械穿过胸壁放置在相同的位置。一些外科医生通过工作孔放置内镜,也有一些外科医生喜欢在第 4 肋间取一个单独的内镜孔。灌注心脏停搏液,待心脏停搏后,用左心房牵开器暴露二尖瓣。

风湿性二尖瓣由于有非常厚的纤维化或钙化组织,可能难以切除。我们使用机器人剪刀,从右纤维三角开始切除前叶,然后逆时针向左纤维三角切除。注意要留出 2 mm 的瓣叶组织边缘用于缝合,这一点非常重要。此后,从乳头肌顶端切除前叶腱索。柔韧的腱索应与连接到瓣环的瓣叶一起保留,以保持腱索对左心室的支持并最大限度地保留心室功能。若存在非常厚或钙化的前叶组织,我们将手术刀刀片送入工作孔,并用大号持针钳引导它径向切开前叶组织。如果前叶腱索被完全切除,则在残留的乳头肌和剩余的瓣叶边缘之间置入人工腱索以稳定左心室结构。

前叶切除后,我们通常保留整个后叶结构。但是有时为了在风湿性瓣膜病变存在的情况下获得足够的瓣环空间安放人工瓣膜,可能需要切除部分后叶。同样,在这些区域,我们用人工腱索替换被移除的腱索,以减少心室后壁破裂的机会并最大限度地保留心室功能。此后,通过工作孔测量瓣膜尺寸,并选择合适的人工瓣膜,沿瓣环或残余瓣叶组织放置 2-0 编织缝线。此缝线缝针应压住后叶,将其缝合在人工瓣环上。

我们一般将第一针缝线放置在右纤维三角。此后,缝线沿前瓣环置入。放置后瓣环缝线,从左纤维三角开始,逆时针向后环面缝合。从右纤维三角向后顺时针缝合直至完成。

在置入人工瓣膜后和缝合之前,必须确保生物瓣膜的三个支柱都位于心室中。此外,在插入机械瓣膜时,必须确保瓣膜下与左心室内组织有间隙,没有组织会阻挡人工瓣叶活动。对于理想的左心室排气,应该在人工瓣膜上设置一个通气孔。此后,左心房切口在心脏排气后缝合关闭。

切除风湿性瓣膜组织(尤其是瓣膜下组织)时必须小心。机器人高清内镜可以帮助精准分割组织,而不会产生可能导致心室撕裂的过度牵拉。

钙化增厚的瓣叶可能需要使用微创手术器械进行切除。机器人剪刀有时没有足够的力量来切割钙化组织。

离开工作孔时,缝线很容易扭曲。因此,在撤回单根缝线后,应使用蚊式夹仔细排列夹住缝线或将其放置在缝线线圈中。

如果必须切除腱索,应将其替换为人工腱索,以降低心室功能障碍或左心室撕裂的风险。

七、术后处理

术后患者在 ICU 照常接受监测,在血流动力学和自主呼吸充分稳定后即可转至病房。当引流量低于 50 ml/12 h 时,可以拔除胸腔引流管。所有患者在出院前和术后 3 个月内均需接受 TTE。

八、并发症及其防治

（1）股动、静脉插管并发症：包括血管壁撕裂、静脉血栓和局部血肿等，应以预防为主，导管大小应适宜，操作要轻柔。

（2）升主动脉根部和腔静脉插管处出血：早期多见，手术时注意操作轻柔，缝制荷包时缝线确实、避免贯穿全层，阻断牢靠、采用推结器打结，多能预防。

（3）胸壁切口出血：因切口小，有时难以发现，并且容易出现迟发性纵隔心包积液或心脏压塞，因此心内操作结束后，从心壁到胸壁反复、仔细查看并彻底止血。首都医科大学附属北京安贞医院微创心脏外科中心所有再次止血手术都是从操作孔探查止血而没有延长切口，出血点主要包括套管穿刺部位和肋间肌肉或血管等，在撤出机器人机械臂后需要保留高清内镜，通过操作孔探查所有穿刺位置和切口，直到止血满意。Glauber 阻断钳代替 Chitwood 阻断钳也是一个较好的办法，Glauber 阻断钳可以从操作孔直接阻断升主动脉，减少一个手术切口，也就减少了出血的可能。

（4）肺部并发症：术中单肺通气，由于肺内分流、气管内导管位置不当以及麻醉药物的影响等，患者易发生低氧血症，防治方法是间歇改为双肺通气。关胸前应充分膨胀萎陷侧肺组织，以防术后发生肺不张等并发症。

（5）如果发生以下情况应及时改为常规开胸手术：术中发现胸膜粘连紧密，升主动脉根部钙化严重，股动、静脉畸形无法建立外周体外循环，出血无法在腔镜下修复，发现合并其他畸形或意外情况而又无法处理。

九、技术现状及展望

（一）学习曲线

机器人手术的优点是众所周知的，如术后疼痛减少、住院时间短、手术切口小、不破坏胸骨结构、患者满意度高和术后恢复快。达芬奇机器人手术系统通过使用三维高清内镜来成像，可以观察到直视微创和正中开胸不易观察到的术野，例如左心室流出道和二尖瓣瓣下结构，精巧有力、可多角度运转的机械臂能过滤医生手部轻微的震颤，并进行精细操作，如瓣叶对合、腱索移植。在高倍内镜下，外科医生可以仔细观察术野和判断操作结果。但达芬奇机器人手术学习曲线长，术前准备复杂，可能会延长手术时间和增加手术费用。但是，在跨越学习曲线顶点后，机器人手术的手术时间、患者住 ICU 时间和体外循环时间是可以逐渐下降并趋于稳定的。这与机器人手术医生之间配合的熟练程度，镜下操作习惯的养成，手术解剖情况判断和术式选择有直接关系。手术量是跨越学习曲线顶点的关键，应在保证手术质量的前提下，逐渐加深难度积累经验，快速跨越学习曲线顶点。

机器人手术的主要参数随着经验的增加有了明显改进（图 14-8 至图 14-10）。手术时间、心肺流转术（CPB）时间和升主动脉阻断时间等均在完成 25 例以上机器人手术时跨越学习曲线顶点。为了尽快跨越学习曲线顶点，首都医科大学附属北京安贞医院微创心脏外科中心选择一位心血管外科医生专门进行医生操控系统主刀手术操作，两位心血管外科医生分别作为手术一助和二助。长期配合可以比较快速地形成配合习惯。在进行机器人手术之前，心血管外科医生最好有直视微创心血管手术的经验，否则学习曲线顶点将会更加难以跨越。在有丰富的直视微创心血管手术经验后，术中止血时间、体外循环时间将大大缩短。

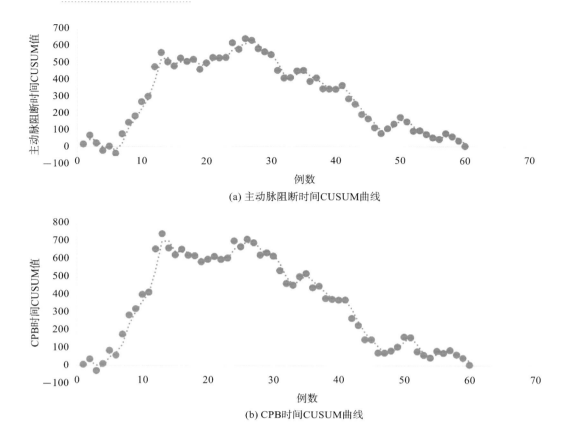

(a) 主动脉阻断时间CUSUM曲线

(b) CPB时间CUSUM曲线

图 14-8　机器人手术的学习曲线

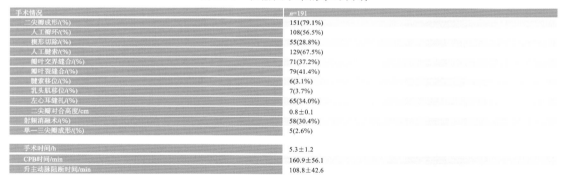

手术情况	n=191
二尖瓣成形/(%)	151(79.1%)
人工瓣环/(%)	108(56.5%)
楔形切除/(%)	55(28.8%)
人工腱索/(%)	129(67.5%)
瓣叶交界缝合/(%)	71(37.2%)
瓣叶裂缝合/(%)	79(41.4%)
腱索移位/(%)	6(3.1%)
乳头肌移位/(%)	7(3.7%)
左心耳缝扎/(%)	65(34.0%)
二尖瓣对合高度/cm	0.8±0.1
射频消融术/(%)	58(30.4%)
单一三尖瓣成形/(%)	5(2.6%)
手术时间/h	5.3±1.2
CPB时间/min	160.9±56.1
升主动脉阻断时间/min	108.8±42.6

图 14-9　主要术中资料

（二）现阶段随访

1. 随访结果　随访方式为电话随访和门诊超声心动图随访,2020 年 7 月随访完成率为 96.5%,临床随访时间大于 6 个月。随访时间中位数为 31 个月(7~55 个月)。2 例患者发生早期死亡,2 例患者在随访 1 年时发现中至重度二尖瓣反流。

2. 超声心动图结果　进行超声心动图随访的时间从 6 个月到 55 个月不等,达到 6 个月、12 个月和 36 个月的患者分别为 180 例、63 例和 13 例,随访时间中位数为 31 个月,术后超声心动图显示无临床终点病例,在随访 1 年时二尖瓣成形患者中有 2 例患者有中度以上反流情况。超声心动图随访出院时及术后 6 个月、12 个月、36 个月的 LVEF 分别为 59.8% ±7.6%、64.0%±7.9%、64.2%±7.4%、62.7%±4.6%。

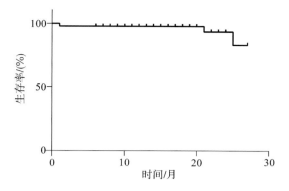

图 14-10　手术早期 K-M 生存曲线

（三）二尖瓣手术的安全性与有效性

心血管外科医生经常就达芬奇机器人二尖瓣成形术的安全性提出质疑。普遍的担忧是达芬奇机器人的机械臂没有触觉反馈，这有可能增加手术的复杂性和手术风险。而且心血管外科医生经常对主动脉阻断钳（即 Chitwood 钳）的使用是否增加脑梗死的风险，以及机器人手术条件下判断有效灌注和心肌保护提出疑问。而快速发展的体外循环技术和改良手术器械使机器人手术不断完善，有经验的医疗中心进行的大多数机器人二尖瓣手术的研究报告显示早期死亡率低于 1.0%。Suri 及其同事提出，术前多排 CT 检查升主动脉和股动脉，当存在动脉粥样硬化时，应避免动脉插管时触及硬化斑块，防止脑梗死的发生。根据 Seco 和 Cao 的综述，早期手术失败需要再次手术的概率为 1.5%～5.4%，而心脏复搏后 TEE 显示 81.7%～97.6% 的患者没有或仅有微量二尖瓣反流。本研究显示在手术期间使用各种方法成功修复了所有患者的重度二尖瓣关闭不全，术后无须二次转体外循环再次手术，或术中无须改为正中开胸手术。随访期间，因二尖瓣关闭不全达到临床终点的仅有 2 例患者，目前仍在进行强心利尿扩血管药物治疗，尚未达到再次手术标准。随访中，以超声心动图检查结果作为终点事件，而不是死亡率或再次手术，以防止患者不愿二次手术而影响机器人二尖瓣成形术随访结果。虽然标准严格了，但是 K-M 生存曲线依然显示患者有良好的预后，本研究随访时间为 1 年，应该进一步随访 5 年，以明确中期随访结果。

（四）二尖瓣修复的技巧

在二尖瓣脱垂修复术中，前叶或双叶的脱垂比单纯后叶脱垂更难以修复，需要更多的修复技术和经验技巧。令大多数心血管外科医生感觉困难的是，复杂的机器人二尖瓣成形术因为机械臂缺乏触觉反馈，在操作时不好控制人工腱索的置入、瓣叶的剪裁，不好预判心脏复搏充血后瓣膜受力情况以及瓣叶在活动后的对合面积和对合高度。本研究的经验：①在术中利用 TEE 判断乳头肌到瓣叶的腱索长度和瓣叶上需要缝合人工腱索的位置；②在人工腱索置入后，进行可调节打结，在行左心室注水试验后调节腱索长度，使其达到最佳的瓣叶长度和瓣叶对合高度；③行左心室盐水压力试验时用颜料在瓣叶上做标记，减压后查看瓣叶全程对合面积，并调整腱索；④在人工腱索无法处理的瓣叶冗长和瓣叶裂有反流的情况下，做二尖瓣交界融合或做瓣叶的楔形切除并融合，但在楔形切除后依然要保证瓣叶的对合高度达 8 mm。

（尤　斌　曲　政）

参 考 文 献

[1] CHITWOOD W R,Jr. Robotic mitral valve surgery:overview,methodology,results, and perspective [J]. Ann Cardiothorac Surg,2016,5(6):544-555.

[2] 刘国鹏,杨明,肖苍松,等. 机器人二尖瓣成形术术后 7 年随访结果分析[J]. 中华医学杂志,2016,96(29):2316-2320.

[3] ZHANG T,WANG Z,LIANG H G,et al. Transcranial focused ultrasound stimulation of periaqueductal gray for analgesia[J]. IEEE Trans Biomed Eng,2022,69(10):3155-3162.

[4] LI G,LI P,LIU S,et al. Follow-up of robotic mitral valve repair:a single tertiary institution experience in China[J]. Comput Math Methods Med,2022,2022:1997371.

手术视频:机器人二尖瓣
手术术前 TEE

手术视频:机器人
二尖瓣手术

手术视频:机器人二尖瓣
手术术后 TEE

第十五章　机器人主动脉瓣手术

一、概况

主动脉瓣疾病包括主动脉瓣狭窄和主动脉瓣关闭不全。

(一)主动脉瓣狭窄

主动脉瓣狭窄是指各种原因造成的主动脉瓣瓣叶开放受限,瓣口面积减小,瓣口狭窄,左心室血流进入主动脉受阻,导致左心室后负荷增加,左心室心肌肥厚。其病因包括先天性和后天性的各种因素,常见的病因是风湿性心脏病、老年性钙化和主动脉瓣二叶畸形等,而老年性钙化和主动脉瓣二叶畸形越来越常见。

主动脉瓣狭窄的主要病理生理改变较为缓慢,是由于主动脉瓣瓣口狭窄,左心室血流进入主动脉受阻,导致左心室后负荷增加和跨瓣压差增加,左心室收缩压升高,随后,左心室出现向心性肥厚,左心室的顺应性降低,舒张功能受损,舒张压升高,室壁张力增加。左心室压的升高超过冠状动脉灌注压时,可干扰冠状动脉供血,导致心肌耗氧量增加,心内膜下心肌血流灌注不足和缺血,间质纤维化,左心室收缩功能下降,收缩末期左心室残血量增加,进一步加重左心室舒张末压的升高。最终,左心室功能由代偿转变为失代偿,出现心衰。

主动脉瓣狭窄的主要症状包括心绞痛、晕厥、劳力性呼吸困难,严重者可猝死。主动脉瓣狭窄时,在主动脉瓣第一听诊区可闻及粗糙的收缩期杂音,并向颈部传导。值得注意的是,当主动脉瓣狭窄严重,或发生左心衰竭时,主动脉瓣狭窄的杂音可减轻甚至消失。

通过辅助检查,包括胸部 X 线检查、超声心动图,尤其是超声心动图,即可对主动脉瓣狭窄做出明确诊断。必要时可行胸部 CT 或心导管检查。

主动脉瓣狭窄的治疗包括内科治疗、介入治疗和外科手术治疗,外科手术治疗在全身麻醉和体外循环下进行,可根据不同情形,进行修复术和置换术,目的是解除左心室射血梗阻,改善左心室的功能。

(二)主动脉瓣关闭不全

主动脉瓣关闭不全是指由于各种原因导致主动脉瓣瓣叶在舒张期关闭不严,以至于血液经主动脉瓣瓣口反流至左心室。其病因远多于主动脉瓣狭窄,主动脉瓣病变和主动脉根部病变均可导致主动脉瓣关闭不全。常见的原因包括风湿性心脏病、主动脉瓣退行性变、感染性心内膜炎、主动脉瓣瓣环扩张、A 型主动脉夹层、白塞综合征和马方综合征等。

随着主动脉瓣关闭不全病程的进展,经历左心室代偿期、左心室失代偿期和全心衰期三个阶段。主动脉瓣关闭不全时,舒张期血液从主动脉反流至左心室,其反流量的大小取决于反流口的面积、舒张期的长短和体循环阻力的高低。反流造成左心室容量负荷增加,左心室代偿性扩大和肥厚,逐步出现心肌间质纤维化,心肌相对缺血,左心室功能受损,导致左心室功能失代偿。随后,出现左心房和肺静脉压升高,肺动脉高压形成,右心功能由代偿转变为失代偿,导致右心衰竭,最终形成全心衰竭。

主动脉瓣关闭不全的主要症状包括劳力性心悸、气短、端坐呼吸、夜间阵发性呼吸困难，甚至急性肺水肿等。可在主动脉瓣第二听诊区闻及舒张期典型的泼水样杂音，脉压增加，周围血管征阳性等。病程晚期可出现颈静脉怒张、肝大和双下肢水肿等右心衰竭的表现。

通过辅助检查，包括胸部 X 线检查、心动图，尤其是超声心动图，即可对主动脉瓣关闭不全做出明确诊断。必要时可行胸部 CT、心脏 MRI 或心导管检查。

主动脉瓣关闭不全的治疗包括内科治疗、介入治疗和外科手术治疗，外科手术治疗在全身麻醉和体外循环下进行，可根据不同情形，进行修复术和置换术，目的是消除主动脉瓣反流，改善心功能。

主动脉瓣狭窄和主动脉瓣关闭不全往往同时存在，成为联合病变，其治疗也包括内科治疗、介入治疗和外科手术治疗。

二、适应证和禁忌证

主动脉瓣狭窄和主动脉瓣关闭不全的机器人手术报道较少，笔者对全机器人主动脉瓣置换术进行了尝试，取得了较好的初步临床效果。

(一)适应证

1. 主动脉瓣狭窄 重度主动脉瓣狭窄伴有临床症状或运动试验出现症状，或 LVEF<50%，或需行其他心血管手术时均应手术治疗。

2. 主动脉瓣关闭不全 对于急性主动脉瓣关闭不全患者，若出现左心衰竭，应尽快手术。对于有症状的慢性主动脉瓣关闭不全患者，若出现症状，应尽快手术。对于无症状的慢性主动脉瓣关闭不全患者，若 LVEF<50%，或左心室舒张末内径(LVEDD)>50 mm，或中度关闭不全需同时实施其他心血管手术，亦应手术治疗。

目前，机器人主动脉瓣手术(置换术)尚处在初期阶段，相应的适应证如下：

①患者身高>130 cm，体重>30 kg，体形瘦长；

②主动脉瓣瓣叶病变较轻，无广泛严重钙化；

③主动脉瓣瓣环和主动脉窦部较宽；

④外周血管满足建立外周体外循环的要求；

⑤无广泛严重的术侧胸膜粘连，具有机械臂和相应器械进入和操作所需空间；

⑥无严重的胸廓和脊柱畸形。

(二)禁忌证

(1)严重的心、肝、肺、脑等重要脏器功能障碍和体质虚弱等，不能耐受体外循环和大的创伤者。

(2)机器人体外循环心血管手术相关禁忌证：

①主动脉根部窄小；

②主动脉瓣瓣叶或瓣环严重钙化；

③患者身高<130 cm，体重<30 kg，根据实际情况此条件可以适当放宽；

④外周血管不能满足建立外周体外循环的要求；

⑤广泛严重的术侧胸膜粘连，不具有机械臂和相应器械进入和操作所需空间；

⑥严重的胸廓和脊柱畸形。

三、术前准备

（1）对于心衰患者,应予以药物治疗,调整和改善心功能,但药物治疗无效,非手术治疗难以改善充血性心衰时,宜尽快手术。

（2）对于呼吸道感染患者,应在控制心衰的基础上,予以抗生素治疗和控制感染,但非手术治疗难以控制感染时,宜尽早手术。

（3）行头颅 CT 和 MRI 检查,评估能否耐受外周体外循环股动脉逆行灌注;行超声或 CT 检查,评估血管(包括颈静脉、上腔静脉、股静脉、髂静脉和下腔静脉以及股动脉、髂动脉、腹主动脉和胸降主动脉等)的走行、变异以及有无狭窄等情形;行胸部 CT 检查,评估有无严重胸廓和脊柱畸形,以及广泛严重的胸膜粘连等。

上述检查可合并进行,防止过度和重复检查。

（4）综合分析患者的临床表现和所有的检查资料,进一步明确诊断和手术适应证,确定手术方案和手术时机。

四、体位和麻醉

（一）体位

详见本书相关章节内容。取左侧 30°卧位,背部垫软垫,使患者冠状位与手术台成 15°～25°角,右上臂向后外侧与腋中线成 30°角,右前臂与腋中线平行并妥善固定于手术床旁。手术床头端和脚端降低 5°。

（二）麻醉

详见本书相关章节内容。采用双腔支气管插管,全身复合麻醉。麻醉医生利用 TEE 对心脏病变进行全面评估,并与心血管外科医生详细交流和沟通。

五、机器人定泊和套管定位

将机器人推至患者左侧,根据激光十字标记调整好对接位置,将机械臂逐一与机器人专用套管连接并固定,插入 30°内镜,随后开始操作(图 15-1)。详见本书相关章节内容。

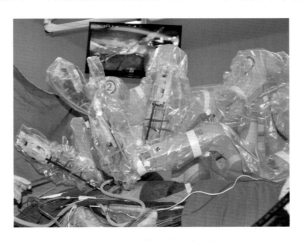

图 15-1 机器人定泊和连接

六、手术步骤

(一)外周体外循环的建立

麻醉成功后,摆体位,消毒铺巾。可直接切开股动、静脉后进行插管,也可在超声引导下穿刺插管。在超声引导下经颈静脉穿刺进行上腔静脉导管引流。

1. 股动脉插管　在右侧腹股沟上方 2 cm 处,沿皮肤方向做 2～3 cm 的切口,或在腹股沟下方纵向切开皮肤 2～3 cm。分离股动脉,可套带或不套带,在股动脉前壁用 5-0 prolene 缝制荷包,在股动脉预留荷包内,用 18G 留置针穿刺后送入导丝,11♯ 刀片在股动脉上紧贴导丝处稍切开,确认肝素化,插入股动脉导管,深度 6～10 cm。行股动脉插管时根据患者体重和股动脉直径选择 15F～24F 导管,股动脉导管顶端到达腹主动脉或髂动脉近心端,连接动脉灌注管,并固定。

2. 股静脉插管　分离股静脉,可套带或不套带,在股静脉前壁用 5-0 prolene 缝制荷包,在股静脉预留荷包内,用 18G 留置针穿刺后送入导丝,11♯ 刀片在股静脉上紧靠导丝处稍切开,经股静脉、下腔静脉将股静脉导管置入右心房入口处,或将双极管尖端送至上腔静脉与右心房连接处上方,保证双极管引流良好,应用 TEE 确定股静脉导管尖端位置。行股静脉插管时一般选择 19F～28F 导管。最后,连接体外循环下腔静脉引流管道,并固定。

3. 上腔静脉插管　在超声引导下,经右侧颈内静脉穿刺,送入导丝,TEE 确定导丝的位置,11♯ 刀片紧靠导丝切开皮肤,由细到粗依次放入扩张器,将 15F 或 17F 导管插入上腔静脉,连接体外循环系统中的上腔静脉引流管道,固定。上腔静脉插管可由麻醉医生或心血管外科医生实施。笔者多采用股静脉插管和上腔静脉插管,引流效果满意,便于术野显露和操作。

(二)打孔和机器人定泊

左肺单肺通气后,在右侧胸壁打孔(图 15-2)。

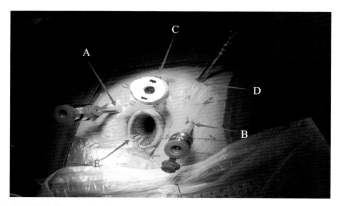

A.左手机械臂孔；B.右手机械臂孔；C.内镜孔；D.第三机械臂孔；E.工作孔。

图 15-2　右侧胸壁打孔

1. 内镜孔　位于右侧胸部第 4 肋间、腋前线内 6 cm 处,直径为 1 cm。女性患者需在打孔前贴手术保护膜并将乳房向内侧挪移,打孔时避开乳腺组织。

2. 工作孔　与内镜孔在同一肋间,在内镜孔外侧 3 cm 处,沿肋间隙切开 2～3 cm。

3. 左手机械臂孔　在第 2 肋间、腋前线内 3 cm 处开孔 1 cm。

4. 右手机械臂孔　在第 6 肋间、腋前线内 3 cm 处开孔 1 cm。

5. 第三机械臂孔　在第 5 肋间、右锁骨中线内 1 cm 处开孔 1 cm。

6. 阻断孔　在第 4 肋间、工作孔下方 2～3 cm 处或在第 3 肋间对应位置开孔 1 cm。

在各孔插入穿刺套管，将机器人手术系统的床旁机械臂车推至患者左侧适当位置，将机械臂与穿刺套管连接，插入相应的专用器械。

（三）手术操作

1. 倒 T 形切开心包　上至升主动脉心包反折，充分暴露升主动脉和上腔静脉，下至近膈肌水平，充分暴露下腔静脉。在心包右侧对应上腔静脉远端和下腔静脉远端处进行心包悬吊，悬吊线经工作孔牵出。注意事项：心包表面比较粗大的血管，可在切开心包之前予以电凝。对于影响视野的心包表面的脂肪组织可予以切除，以改善显露。勿伤及主动脉和下腔静脉。

2. 游离下腔静脉和上腔静脉　由助手利用腔镜器械游离腔静脉，分别套带，套带线经工作孔牵出。注意事项：勿伤及下腔静脉、右下肺静脉、左心房后壁、右肺动脉等。在游离下腔静脉困难时，可开始体外循环，减少右心房和下腔静脉的充盈，以利于显露和游离。

3. 放置左心房引流管　用4-0 prolene 在右上肺静脉根部缝制荷包，并将荷包线穿过特制的阻断尿管，经荷包中央插入左心房引流管，并与体外循环左心房引流系统连接，收紧并固定特制的阻断尿管。注意事项：若上腔静脉和下腔静脉引流充分，术野基本无血，可不插入左心房引流管。缝制荷包时应全层缝合，避免荷包撕裂。

4. 插入逆灌管　分别收紧上腔静脉和下腔静脉阻断带（图 15-3），纵向切开右心房，用 4-0 prolene 在冠状静脉口缝制荷包，直视下将逆灌管经工作孔插入冠状静脉窦口（图 15-4），并将缝线穿过特制导尿管，收紧并固定导尿管。将逆灌管连接于冷灌灌注系统。注意事项：阻断上腔静脉和下腔静脉时，助手收紧阻断带后，主刀医生利用机械臂帮其勒紧，以防止阻断不全导致腔静脉的血液进入术野而影响手术。缝制冠状静脉窦口的荷包时防止进针过深。逆灌管连接好之后，需灌注师灌注少量冷心脏停搏液以判定冷灌灌注系统是否通畅，并排空冷灌灌注系统的气体，然后插入逆灌管。

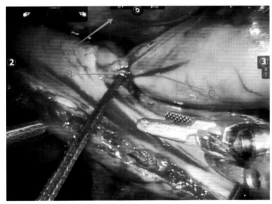

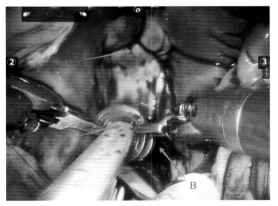

A.升主动脉；B.阻断带；C.上腔静脉。　　　　　A.逆灌管；B.冠状静脉窦口；C.三尖瓣。

图 15-3　上腔静脉阻断　　　　　　**图 15-4　直视下插入逆灌管**

5. 阻断升主动脉　体外循环降温至鼻咽温度约 32 ℃时，助手经阻断孔伸进 Chitwood 阻断钳，在升主动脉远端阻断升主动脉（图 15-5）。随后经逆灌管灌注心脏停搏液。注意事项:阻断升主动脉时,主刀医生帮助助手显露主动脉后壁和右肺动脉,防止 Chitwood 阻断钳的下支损伤主动脉后壁和右肺动脉,防止夹闭左冠状动脉主干。防止 Chitwood 阻断钳的下支伸入过长损伤左心耳。避免升主动脉阻断不全。

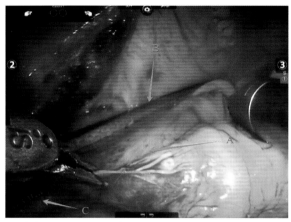

A. 升主动脉;B. Chitwood阻断钳的上支;C. Chitwood阻断钳的下支。

图 15-5　阻断升主动脉

6. 主动脉瓣置换操作　在升主动脉近端做升主动脉左高右低稍呈斜形的切口,并用经第三机械臂孔进入的拉钩向下拉开切口近端的主动脉前壁,以显露主动脉瓣。若显露不满意,可将主动脉前壁悬吊于心脏前方的脂肪组织,以优化显露。探查主动脉瓣,与超声检查结果进行对比。剪除主动脉瓣瓣叶(图 15-6),保留主动脉瓣根部。用主动脉瓣测环器测量(图 15-7),以选定人工主动脉瓣型号。用 2-0 带垫缝线从主动脉瓣左无交界处开始缝第 1 针(图 15-8),然后沿逆时针方向每个象限缝 5 针(图 15-9),所有缝线由助手经工作孔引出,并按照与缝主动脉瓣瓣环相同的顺序排列。由助手将缝线依次穿过人工主动脉瓣的缝合环,助手和主刀医生将人工主动脉瓣推入主动脉瓣瓣环并保证良好入座(图 15-10)。用打结器或自动打结装置打结。测试人工主动脉瓣瓣叶活动度。用四氟乙烯缝线(CV-4)双层缝合主动脉切口。在升主动脉壁置入排气管,开放升主动脉,拔除逆灌管,缝合右心房切口。注

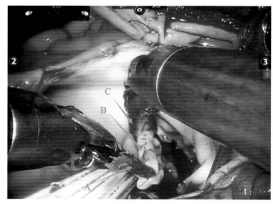

A. 左手机械臂(镊子)提起主动脉左冠瓣瓣叶;B. 左冠瓣瓣叶;C. 右手机械臂(剪刀)剪左冠瓣瓣叶。

图 15-6　剪除主动脉瓣瓣叶

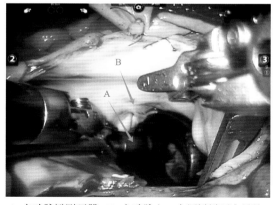

A. 主动脉瓣测环器;B. 主动脉左、右冠瓣瓣环交界处。

图 15-7　主动脉瓣测环器测量

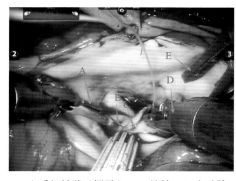

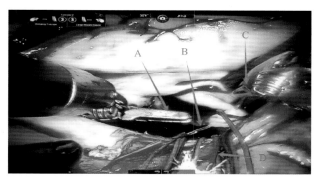

A.左手机械臂（镊子）；B.缝针；C.主动脉
瓣左无交界处；D.右手机械臂（持针器）；
E.第三机械臂（拉钩）。

A.左手机械臂（镊子）；B.缝针；C.右手机械臂（持针器）；
D.已缝于主动脉瓣无冠瓣瓣环上的缝线。

图 15-8　在主动脉瓣左无交界处缝第 1 针　　　图 15-9　在主动脉瓣右冠瓣瓣环上缝线

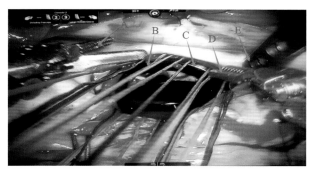

A.左手机械臂（镊子）；B.缝线；C.人工主动脉瓣；D.右手机械臂（持针器）；E.第三机械臂（拉钩）。

图 15-10　人工主动脉瓣入座

意事项：主动脉瓣显露十分关键，可通过第三机械臂插入拉钩，用拉钩牵开主动脉前壁的切口而实现显露，也可用牵引线将主动脉前壁缝于心脏外的脂肪组织来改善显露。人工主动脉瓣的选择在不形成患者-人工瓣膜不匹配的情形下宜小不宜大，以便于增加操作空间。主动脉瓣瓣环的缝线排列顺序一定要与人工主动脉瓣缝合环的顺序一致，否则将十分混乱。打结最好用自动打结装置，以缩短升主动脉阻断时间和体外循环时间。防止主动脉壁撕裂，严重撕裂出血可能导致中转开胸手术。若升主动脉阻断时间较长，一定要定时足量地灌注心脏停搏液，以确保心肌得到良好的保护。

7. TEE 评估　采用 TEE 对各个切面进行充分和仔细的评估，判断手术的效果，如人工主动脉瓣瓣叶活动度，有无瓣口狭窄和瓣周漏，心腔内和主动脉内有无气栓。注意事项：应在心脏充盈和血压满意时进行评估，否则可能不准确。

8. 停止体外循环　体外循环复温至 35 ℃，即可逐步脱离体外循环。拔除主动脉排气管，荷包线打结，并加强缝合。依次拔除上、下腔静脉和股动脉导管，并用鱼精蛋白中和肝素。注意事项：拔除上腔静脉导管后应在颈部相应部位压迫 15～30 min。股静脉插管和股动脉插管处先用原荷包线打结，再用 5-0 prolene 加强缝合，防止缝合处狭窄。注意事项：若股动、静脉在缝合后有狭窄，应拆除缝线后重新缝合，防止血栓形成。缝合方向（进针和出针方向）应与血管纵向平行，以防止狭窄。

9. 止血和闭合胸壁空洞　心包电凝,检查各心脏切口(特别是主动脉切口)有无出血,在镜头观察下,电凝各孔洞并缝合,经第 6 肋间的右手机械臂孔置入胸腔引流管。注意事项:有时胸壁穿刺套管和专用器械可能会损伤胸壁和膈肌而出血,需在镜头下仔细探查和处理。

机器人手术的一个重要特点是,许多操作甚至某个动作,需要主刀医生与助手配合才能完成,如主刀医生缝合后需要助手拉线,两者之间互相帮助,默契配合,方能准确、快速地完成手术,这对于机器人主动脉瓣置换这类难度较大的手术更为重要。所以,机器人心血管手术实际上有两个主刀医生,有的医院是两个主刀医生互为助手。

七、术后处理

术后患者由手术室转入心血管外科监护室,观察患者的呼吸,循环,水、电解质和酸碱平衡,重要脏器功能,并应用抗生素。此外,还应对胸壁、颈部穿刺部位、股动、静脉插管部位进行观察和处理,注意观察进行股动、静脉插管的肢体远端皮肤的颜色和温度,足背动脉搏动强度,是否有肿胀、缺血等。观察术后皮肤切口愈合情况(图 15-11)。

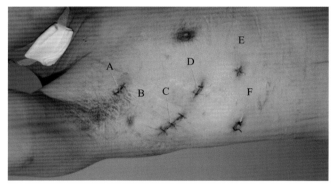

A. 左手机械臂孔皮肤切口;B. 主动脉阻断钳皮肤切口;C. 工作孔皮肤切口;D. 内镜孔皮肤切口;E. 第三机械臂(拉钩)孔皮肤切口;F. 右手机械臂孔皮肤切口。

图 15-11　术后患者皮肤切口

术后 1 个月、3 个月、6 个月、1 年和此后每年进行相应的检查和随访,并进行入网登记。

八、并发症及其防治

1. 上腔静脉穿刺并发症　包括颈部血肿、邻近动脉损伤等。避免这些并发症发生的主要措施是在超声引导下精准操作。

2. 股动、静脉狭窄和血栓形成　导致这些并发症的主要原因是穿刺插管部位缝合不佳。必要时将缝线拆除重新缝合,缝合方向(进针和出针方向)应与血管纵向平行,防止狭窄和血栓形成。

3. 其他与主动脉瓣置换相关的并发症　如瓣周漏、传导阻滞等。机器人手术系统辅助下操作不会增加这些并发症发生的风险,相反,因有高放大倍数的内镜,机器人手术系统能更好地辨别解剖结构和标志,更有利于避免这些并发症的发生。

九、技术现状及展望

2004 年,Folliguet 等[1]首先报道在机器人辅助下通过 8 cm 的右前外侧切口实施了 5 例主动脉瓣置换术,这种方法切口大,已不被应用。2005 年,Folliguet 等[2] 又报道,在 2004 年 2 月至 2004 年 9 月期间,他们利用 1 个 4～5 cm 的右前切口和 2 个右侧胸壁工作孔,完全由达芬奇机器人操作,成功完成 5 例主动脉瓣置换术。随后,有报道称应用免缝合主动脉瓣,可使机器人主动脉瓣置换术更加方便[3-4]。2021 年,Badhwar[5] 等报道,在 2020 年 1 月 10 日至 2020 年 7 月 1 日期间,他们利用与达芬奇机器人二尖瓣手术相同的右侧胸壁工作孔(3 cm)和打孔方法,连续完成了 20 例全机器人主动脉瓣置换术,并取得成功,获得良好效果。笔者团队[6] 从 2016 年 12 月开始在中国大陆首先实施全机器人心血管手术,连续完成 4 例,均获得成功。

　　总之,机器人主动脉瓣置换术的病例尚较少,同微创小切口主动脉瓣置换术和传统主动脉瓣置换术相比,手术时间、体外循环时间和主动脉阻断时间较长,但具有切口小、微创和精准的优点。在充分准备和经验积累的基础上,全机器人主动脉瓣置换术仍然有较好的发展前景。

(钟前进)

参 考 文 献

[1]　FOLLIGUET T A,VANHUYSE F,MAGNANO D,et al. Robotic aortic valve replacement:case report[J]. Heart Surg Forum,2004,7(6):E551-E553.

[2]　FOLLIGUET T A,VANHUYSE F,KONSTANTINOS Z,et al. Early experience with robotic aortic valve replacement[J]. Eur J Cardiothorac Surg,2005,28(1):172-173.

[3]　BALKHY H H,KITAHARA H. First human totally endoscopic robotic-assisted sutureless aortic valve replacement[J]. Ann Thorac Surg,2020,109(1):e9-e11.

[4]　NAGAOKA E,GELINAS J,VOLA M,et al. Early clinical experiences of robotic assisted aortic valve replacement for aortic valve stenosis with sutureless aortic valve [J]. Innovations (Phila),2020,15(1):88-92.

[5]　BADHWAR V,WEI L M,COOK C C,et al. Robotic aortic valve replacement[J]. J Thorac Cardiovasc Surg,2021,161(5):1753-1759.

[6]　SUN J Q,YUAN Y,SONG Y,et al. Early results of totally endoscopic robotic aortic valve replacement:analysis of 4 cases[J]. J Cardiothorac Surg,2022,17(1):155.

手术视频:机器人主动脉
瓣置换术

第十六章　机器人三尖瓣手术

一、概况

三尖瓣疾病分先天性和后天性两类,后天性三尖瓣疾病的病理改变表现为三尖瓣狭窄、三尖瓣关闭不全或二者并存。三尖瓣狭窄在临床上少见,常由风湿性病变导致;三尖瓣关闭不全多为风湿性心脏病左心瓣膜病变的继发性改变,也可为创伤、感染、肿瘤、退行性变以及右心室心肌梗死造成的器质性改变。

(一)外科解剖

三尖瓣装置包括右心房壁,三尖瓣瓣环、瓣叶、腱索、乳头肌及右心室壁[1]。

从右心房切口观察三尖瓣,三尖瓣分为三个瓣叶:前叶(A)、后叶(P)和隔叶(S)。贴附于游离心室壁的前叶最大,其瓣环部分也最长。隔叶为一窄条贴于室间隔右侧,是面积最小的瓣叶。后叶位于隔叶后端,面积也甚小。后叶的附着缘相当于右房室沟,因此也可将后叶切除,对该处进行环缩成形。

三尖瓣有三组乳头肌:前乳头肌、后乳头肌和圆锥乳头肌。圆锥乳头肌位于室间隔,常发育不良,部分腱索直接与室间隔相连。与二尖瓣不同,三尖瓣的腱索和乳头肌不如二尖瓣稳定,腱索也有较大的变异性,有的腱索可与瓣叶的游离缘或基底部相连接,与隔叶相连的腱索可以直接起源于室间隔和后壁的心肌[2]。

三尖瓣的隔叶瓣环、冠状静脉窦(CS)和 Todaro 腱组成 Koch 三角,Koch 三角顶点的心内膜深面为房室结(AVN)(图 16-1)。

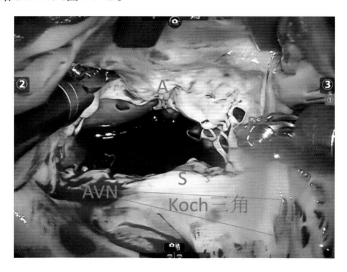

图 16-1　三尖瓣解剖

　　三尖瓣前叶面积约占整个三尖瓣瓣口面积的 2/3,前叶腱索连于前乳头肌,前乳头肌也是最大的乳头肌。因此三尖瓣成形术的关键是恢复和保持前叶的面积与活动度。

　　三尖瓣瓣环位于右心室房室交界上方约 2 mm 的心房壁内,由弹性纤维构成,是瓣叶与心房、心室的纤维连续。三尖瓣瓣环并不是一个二维的平面环,而是一个复杂的三维构型,前隔交界是最高点,后隔交界是最低点(相对于右心室心尖)。三尖瓣瓣环与无冠瓣、右冠瓣及希氏束毗邻(图 16-2),希氏束在距前隔交界 3~5 mm 穿过隔叶附着处,走行于膜部室间隔边缘。三尖瓣瓣环的周径在所有瓣膜中是最长的,成人为 10.0~12.5 cm,瓣口面积为 7 ~9 cm²。

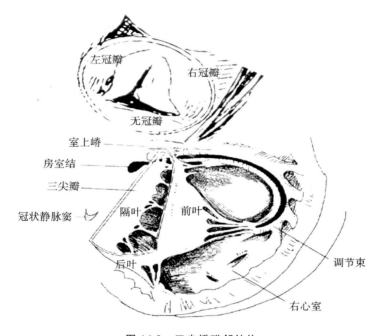

图 16-2　三尖瓣毗邻结构

　　功能性三尖瓣关闭不全通常继发于三尖瓣瓣环扩张,而三尖瓣瓣环扩张并非对称性扩张,后叶瓣环扩张最多(可扩张 80%),前叶瓣环扩张次之(约扩张 40%),隔叶瓣环扩张最少(仅扩张 10%)(图 16-3)。

　　(二)病因

　　1.三尖瓣狭窄　　三尖瓣狭窄器质性病变最常见的原因是风湿热,少见的病因为右心房肿瘤和类癌综合征,此外,心外病变也可引起三尖瓣狭窄。

　　(1)风湿性三尖瓣病变多与二尖瓣病变、二尖瓣和主动脉瓣联合病变并存,与单纯主动脉瓣病变并存者罕见,单纯风湿性三尖瓣病变亦罕见。风湿性三尖瓣狭窄占风湿性心脏病的 3%~5%,常与三尖瓣关闭不全并存,而单纯三尖瓣狭窄非常少见。病理改变为三个瓣叶交界融合,形成一个有固定中央孔的隔膜,瓣膜边缘增厚,卷缩较少见,少数可同时有腱索增粗、右心房扩大。腔静脉一般因淤血而扩张,并有肝静脉和肝脏扩大,甚至可导致心源性肝硬化。

　　(2)原发性右心房肿瘤较少见,其中以黏液瘤居多。

　　(3)类癌多发生于消化系统,可侵入心脏内膜形成纤维团(含酸性黏多糖、胶原纤维、平

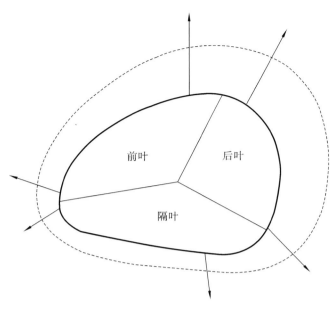

图 16-3　三尖瓣瓣环扩张情况

滑肌细胞)。该纤维团若位于三尖瓣,则可引起三尖瓣狭窄。

(4)三尖瓣狭窄也可由心包缩窄或心外肿瘤压迫引起。

2.三尖瓣关闭不全　三尖瓣关闭不全分为功能性和器质性两类[3],临床上以前者更多见。

1)功能性(继发性)三尖瓣关闭不全　临床上最多见,可见于能引起肺动脉高压、心衰的任何疾病,如风湿性瓣膜病[4-5]、肺栓塞等。

这些疾病常引起明显的肺动脉高压,右心负荷增大,右心室扩大,三尖瓣瓣环随之扩大,收缩期瓣环不能回缩,致使三尖瓣瓣叶不能合拢而形成三尖瓣相对关闭不全,三尖瓣瓣叶本身多正常。在慢性二尖瓣或双瓣病变手术病例中,伴有功能性三尖瓣反流者占20%～40%。

2)器质性三尖瓣关闭不全

(1)风湿性三尖瓣关闭不全:绝大多数器质性三尖瓣关闭不全是三尖瓣风湿性病变,可导致瓣膜边缘卷缩及腱索挛缩。右心室扩张,三尖瓣瓣叶僵硬,以及腱索和乳头肌短缩,都是造成三尖瓣关闭不全的因素。

(2)创伤性三尖瓣关闭不全:闭合性胸部外伤可造成三尖瓣撕裂,一个或多个乳头肌、腱索断裂,以前叶多见,可导致三尖瓣关闭不全。闭合伤所致三尖瓣关闭不全占闭合性心脏瓣膜损伤的6%。心脏装置导线损伤亦可导致三尖瓣关闭不全。

(3)三尖瓣心内膜炎:多发生于三尖瓣有病变者及吸毒者,可以在瓣叶上形成细菌性赘生物,炎症导致瓣叶穿孔,腱索断裂,形成三尖瓣关闭不全。常见的细菌为铜绿假单胞菌、葡萄球菌。

(4)其他:右心室心肌梗死、瓣膜退行性变、马方综合征、心内膜心肌纤维化、肿瘤、系统性红斑狼疮、硬皮病、辐射等,可导致三尖瓣瓣膜病变及三尖瓣关闭不全。

(三)病理生理

1.三尖瓣狭窄　三尖瓣狭窄使右心房血液在舒张期进入右心室受阻,血液淤积在右心房,导致右心房扩大及压力升高。正常的三尖瓣瓣口面积为 $7\sim9\ cm^2$,三尖瓣狭窄时可引起严重的血流动力学紊乱,测定三尖瓣的跨瓣压差可评价三尖瓣狭窄的程度。

正常情况下,三尖瓣的跨瓣压差很小,当三尖瓣狭窄时,舒张期右心房与右心室之间压差增大。若跨瓣压差超过 $5\ mmHg$,则可引起体循环淤血,临床上即出现右心功能不全的症状。在严重三尖瓣狭窄伴有低心排血量综合征和心率缓慢时,也可没有三尖瓣的跨瓣压差。当运动或吸气时,三尖瓣血流量增加,右心室舒张充盈期缩短,引起平均右心房压增高,舒张期右心房与右心室之间的压差增大;当呼气时,此压差可减小。静脉系统由于容量大、阻力低,对右心房压力升高有较大的缓冲作用,因此三尖瓣狭窄所致右心房压力升高不会太明显,极少超过 $15\ mmHg$。

当三尖瓣瓣口面积小于 $2\ cm^2$ 时,即出现明显的跨瓣压差,严重三尖瓣狭窄者瓣口面积可小于 $1.0\ cm^2$。右心房压力升高,心房壁增厚,出现颈静脉充盈或怒张、肝大、腹腔积液及组织水肿等。由于右心室舒张充盈减少,使右心室内径缩小,心排血量降低,肺循环血量减少,肺静脉回流入左心房、左心室的血量亦减少,因而也可使左心排血量降低,容易出现疲劳、呼吸短促等临床症状。

在多数三尖瓣狭窄患者中,平均右心房压可以正常,而平均右心房压增高的患者常常合并三尖瓣关闭不全,或伴有心衰。在窦性心律患者中,连续测量右心房压力可显示明显的 a 波,由于右心室快速充盈期消失,出现慢的 y 波,在少数患者中 a 波与 v 波相似。这些均提示右心房衰竭,预示着房颤的发生将随之而来。

2. 三尖瓣关闭不全　三尖瓣关闭不全所引起的右侧心脏的病理生理变化与二尖瓣关闭不全对左侧心脏的影响相似,但代偿期较长。收缩期部分血液由右心室反流入右心房,可引起右心房压增高和右心房扩大,导致静脉回流发生障碍,上、下腔静脉压增高,使全身静脉系统血流淤滞。而舒张期右心室除需收纳正常从上、下腔静脉回流入右心房的血液外,还需要接收反流入右心房的血液,故可导致右心室舒张期容量负荷过重而扩大,最终导致右心衰竭。此外,功能性三尖瓣关闭不全尚有原发性病变、肺动脉高压等所致的血流动力学紊乱。一般来说,肺动脉高压越重,病情发展越迅速。

三尖瓣关闭不全的严重程度取决于心脏收缩时三尖瓣瓣环内径大小、右心室收缩力和肺循环阻力大小以及瓣叶的病变程度。大量三尖瓣反流时,心排血量相应减少,右心房容积增大,颈静脉出现搏动,右心衰竭时,可出现全身水肿和肝大。

三尖瓣瓣环扩大的程度在三个瓣叶中并不相同。后叶受累最重,可较正常扩大 80%;前叶可扩大 40%;隔叶因受室间隔的限制可扩大 10%。瓣环扩大常累及瓣膜交界处,前后交界和后隔交界平均扩大 30%,前隔交界则扩大 20%。

(四)临床表现

1. 三尖瓣狭窄　三尖瓣狭窄患者大多有风湿热史,风湿热与三尖瓣狭窄症状发作的间期从几个月到 30 年不等,三尖瓣狭窄常与二尖瓣狭窄并存,在临床症状上后者比较明显。

1)症状　单纯三尖瓣狭窄的症状出现较缓慢,明显狭窄时,可出现心排血量降低所致的疲乏及体循环淤血引起的腹胀、纳差等症状。由于颈静脉的巨大 a 波,患者颈部有搏动感。虽然患者常合并二尖瓣狭窄,但二尖瓣狭窄的临床症状如咯血、夜间阵发性呼吸困难等症状不明显。若患者有二尖瓣狭窄的体征而无肺淤血的临床症状,应考虑可能合并三尖瓣狭窄。

2)体征　三尖瓣狭窄常有明显体循环淤血体征,如颈静脉怒张、巨大 a 波、肝大、压痛、腹腔积液、下垂性水肿。晚期病例可有肝脾大、黄疸、严重营养不良、全身水肿和腹腔积液，肿大的肝脏可呈明显的收缩期搏动。

三尖瓣狭窄的主要体征是三尖瓣听诊区出现舒张中晚期杂音，有时该杂音在剑突下最清楚。杂音的性质与二尖瓣狭窄相似，但常在卧位、吸气时增强，呼气时或瓦尔萨尔瓦动作（Valsalva 动作）屏气期减弱；而二尖瓣狭窄舒张期杂音正好相反。一般来讲，三尖瓣狭窄的舒张期杂音较弱，震颤少见，收缩期前增强不明显，音调比二尖瓣狭窄高，可以鉴别。三尖瓣狭窄时第一心音可亢进，以三尖瓣听诊区最清楚，当瓣膜明显钙化或活动度显著下降时，第一心音也可减弱。此外，三尖瓣狭窄也可产生三尖瓣开瓣拍击音，吸气时增强，在剑突下部听诊最清楚，肺动脉瓣第二心音正常或减弱，风湿性三尖瓣狭窄者常合并二尖瓣狭窄，后者常掩盖本病特征。

3）辅助检查

（1）心电图：三尖瓣狭窄时心律为窦性者，主要的心电图特征是锯齿样 P 波，大于 0.25 mV，在标准导联的 Ⅱ、Ⅲ 和 aVF 导联中更为明显，QRS 电轴正常，如没有右心室肥厚的特点，则可做出三尖瓣狭窄的诊断，但其特异性和敏感性均较低。另外，大约有一半的三尖瓣狭窄患者 P-R 间期可延长，因为三尖瓣狭窄总与二尖瓣狭窄并存，P 波呈现二尖瓣 P 波，表明双房增大。

（2）X 线检查：在大多数患者中，右心房扩大，右心缘突出。X 线检查显示右心房大小与三尖瓣狭窄的严重程度无关，三尖瓣狭窄合并三尖瓣关闭不全的部分患者在 X 线片上可以呈现正常的心影，右心房扩大的程度没有以三尖瓣关闭不全为主的患者明显。当有肺动脉段突出、左心房影增大时，常合并重度二尖瓣病变，这与肺动脉高压有关。

（3）超声心动图：对三尖瓣区进行 M 型超声心动图检查时，可发现三尖瓣前叶正常双峰曲线消失，EF 斜率明显降低，产生类似二尖瓣狭窄的城垛样改变，瓣膜回声增多、增强。鉴别此瓣膜活动曲线是二尖瓣还是三尖瓣的，关键在于二尖瓣在室间隔之后，即位于左侧心腔内，与胸壁距离较远；而三尖瓣在室间隔之前，位于右侧心腔内，距离胸壁较近。在舒张期，三尖瓣的前叶与隔叶呈矛盾运动，而后叶与前叶呈同向运动；间接征象包括右心房明显扩大。

二维超声心动图较易发现三尖瓣狭窄，对诊断三尖瓣狭窄较有帮助，其特征为三尖瓣于舒张期呈圆顶样向右心室突出伴开放滞缓、幅度减小，瓣叶回声增多、增强，瓣膜增厚，活动受限。

多普勒超声心动图可了解三尖瓣跨瓣压差和狭窄程度，测量瓣口面积，可估计右心房大小，并可了解合并的三尖瓣反流的程度，具有较大的诊断价值[6-8]。

（4）右心导管检查：右心导管检查示跨三尖瓣平均舒张期压差＞2 mmHg 时，即可考虑三尖瓣狭窄。如平均舒张期压差＞5 mmHg，则三尖瓣瓣口面积常小于 1.0 cm^2。因三尖瓣狭窄常合并二尖瓣狭窄，故肺动脉压也可增高。右心房压力曲线上，a 波振幅明显增高。

2. 三尖瓣关闭不全

1）症状　原发性三尖瓣关闭不全少见，多数继发于左心病变或阻塞性肺疾病，其临床表现常被原发病掩盖而缺乏特征性。

原发性三尖瓣关闭不全病情进展缓慢，轻到中度三尖瓣关闭不全患者多无症状，明显三尖瓣关闭不全时可出现心排血量降低及体循环淤血的表现，如活动后心悸、疲乏、腹胀、右上腹疼痛、纳差、水肿等症状。继发性三尖瓣关闭不全患者可出现原发病的症状，如呼吸困难、咳嗽、咳痰等。感染性三尖瓣关闭不全患者常有发热、胸痛、咯血等。外伤性患者常有明显外伤史。由于收缩期反流,反流至右心房的血液所产生的震动可传导到头颈部静脉,因此有头颈部静脉搏动感。

2)体征　三尖瓣关闭不全的主要体征如下:三尖瓣听诊区可闻及全收缩期杂音,此杂音比较表浅,呈吹风样反流性杂音,深吸气末增强,呼气时和 Valsalva 动作屏气期减弱,在杂音区较少扪及震颤。当右心室明显扩大时,由于心脏转位,杂音可传导到心尖区,易误诊为二尖瓣关闭不全,需予以鉴别。

三尖瓣听诊区第一心音常减弱。功能性三尖瓣关闭不全者,肺动脉瓣区第二心音亢进(P2 亢进)。三尖瓣关闭不全使肺动脉瓣提早关闭,偶尔可出现第二心音反常分裂。此外,舒张早期大量血液通过三尖瓣瓣口引起右心室壁震动,可有右心室性第三心音。少数患者可闻及第四心音。不少三尖瓣关闭不全患者可有房颤,这与合并的二尖瓣病变有关。重度三尖瓣关闭不全时,可在三尖瓣听诊区闻及短促的舒张中期隆隆样杂音,其产生机制是舒张期通过三尖瓣瓣口的血流量增加,三尖瓣相对性狭窄。

因右心房扩大,在胸骨右缘可见搏动,而右心室扩大常使心尖搏动点向左移位,心浊音界向左扩大,可见剑突下明显搏动。收缩中晚期肝脏扩张性搏动是三尖瓣关闭不全的特征性体征之一,检查时将左手置于患者肝脏后腹壁,右手放在肝脏表面,嘱患者暂停呼吸,于收缩晚期可见两手手指因肝脏扩张性搏动而分开。此外,颈静脉怒张伴搏动也是三尖瓣关闭不全的特异性体征之一,典型者每次心脏收缩均可见整个头部向左侧轻度运动,这是因为心脏收缩期反流到右心房的血流所产生的震动传导到颈静脉。三尖瓣关闭不全可有体循环淤血的体征,如肝大、肝颈静脉回流征阳性、腹腔积液和下垂性水肿等。

3)辅助检查

(1)心电图:心电图表现为心电轴右偏,右心室肥厚劳损,右心房肥大。常有右束支传导阻滞及 P-R 间期延长。

(2)X 线检查:原发性三尖瓣关闭不全与继发性三尖瓣关闭不全的 X 线表现有所不同。

原发性三尖瓣关闭不全者,X 线检查可发现肺循环血流量减少,右心房、右心室扩大;X线透视可见右心房和上腔静脉搏动。

继发性三尖瓣关闭不全者,X 线检查除有右心房、右心室扩大外,还可见肺动脉高压征象,即肺动脉增粗,左心缘肺动脉段隆突。此外,尚可见原发性心脏病变或肺部病变的相应X 线表现。

(3)超声心动图:对后天性三尖瓣关闭不全的诊断有重要意义,可显示瓣叶有无增厚、瓣膜活动度、瓣膜大小、瓣膜有无狭窄和赘生物。

M 型超声心动图可见三尖瓣前叶 EF 斜率增大,CE 振幅增大和右心房、右心室内径增大。

二维超声心动图可发现三尖瓣活动度增大,收缩期前、后叶与隔叶不能完全闭合,此为诊断三尖瓣关闭不全的直接征象。此外,还可发现右心房、右心室增大。

多普勒超声心动图可显示三尖瓣反流的程度、部位及方向,并检测出右心室与右心房收缩期压差,粗略估计反流量。

(4)右心导管检查及右心室造影:右心房压增高,右心房压力曲线上 a 波、c 波、v 波增高,y 波倾斜加重;右心室收缩压、舒张压增高。右心室造影可显示反流程度,右心房、右心室扩大[7]。

（五）诊断

根据症状、体征以及各项辅助检查，大多可以明确诊断。

（六）自然病程和预后

三尖瓣狭窄患者的自然病程通常取决于二尖瓣和/或主动脉瓣病变的程度。三尖瓣狭窄导致的体静脉压力增高、肝大、水肿会进一步加重病情。

三尖瓣关闭不全有逐渐加重的趋势，但容量负荷过重对右心室的损害作用比对左心室轻，如三尖瓣损伤患者可以数月甚至数年耐受三尖瓣反流。感染性心内膜炎累及三尖瓣可加重三尖瓣关闭不全的自然病程。

功能性三尖瓣关闭不全也有逐渐加重的趋势，部分患者即使左心瓣膜适当治疗后也不会改变这种趋势。这种进展可能与肺动脉高压和右心室心肌病变有关，所以进行左心瓣膜病变手术时应同期处理三尖瓣病变。

（七）手术适应证

风湿性二尖瓣和/或主动脉瓣病变合并三尖瓣狭窄或关闭不全，都应同期进行处理，否则会影响近期手术疗效和远期效果。多进行三尖瓣成形术，只有极少数瓣膜病变严重者需要瓣膜置换。

功能性三尖瓣病变合并左心瓣膜手术，中重度三尖瓣关闭不全时，以及功能性三尖瓣病变合并左心瓣膜手术，轻度三尖瓣关闭不全，瓣环扩大（前隔交界到后隔交界距离≥70 mm）时，均应行三尖瓣成形术。

感染性心内膜炎累及三尖瓣时，炎症控制后 4～6 周可考虑行三尖瓣成形术或置换术；若药物难以控制，且症状严重，也可以考虑手术治疗。吸毒引起的感染性心内膜炎，药物治疗失败，瓣膜置换术后感染难以控制，且容易再感染者，可切除感染的瓣膜组织，继续抗感染治疗，在瓣膜切除 6～9 个月控制感染后，再置入生物瓣膜。

单纯重度三尖瓣关闭不全合并右心功能不全或体静脉淤血者，应手术治疗，首选三尖瓣成形术，如成形效果不好，可考虑瓣膜置换。

外伤性三尖瓣病变合并其他损伤者，可在修复其他心脏损伤时，行三尖瓣手术。对于创伤引起的腱索断裂或瓣叶功能丧失者，可以行腱索重建术，包括植入人工腱索。损伤严重时需行三尖瓣置换术。

心脏移植患者多次心内膜心肌活检导致乳头肌断裂，其他原因如类癌综合征、抑制食欲药物导致三尖瓣器质性病变者，均应行三尖瓣置换术。

由于缺少专门的小儿达芬奇机器人心血管手术器械，选择患者时一般要求体重大于 40 kg，并且排除主动脉瓣疾病、高龄、肥胖、二次手术等原因造成的胸腔组织粘连、严重肺动脉高压或呼吸功能不全、严重肝功能不全、严重肾功能不全、严重心脑血管并发症、凝血功能障碍、股动脉及髂动脉狭窄或粥样硬化等。

（八）手术时机选择

单纯三尖瓣关闭不全者，由于病程长、进展慢，可以多年没有症状或症状较轻，这类患者可定期随访，不需手术。如随访心脏增大明显，出现心衰症状，心功能Ⅱ～Ⅲ级，要及时手术，以免延误手术时机。若心脏功能进一步恶化，再进行手术会增加手术风险。严重心衰，心功能Ⅳ级者，术前应认真准备，包括休息、加强营养、强心利尿，待心功能改善后限期手术。

风湿性心脏病、二尖瓣或主动脉瓣病变合并三尖瓣病变，心功能Ⅱ～Ⅲ级者，可择期手术,在左心瓣膜替换的同时行三尖瓣成形术,多数效果满意,手术死亡率低。心功能Ⅳ级,严重三尖瓣关闭不全,体循环淤血导致心源性肝硬化,恶病质,腹腔积液,肝功能不全,凝血酶原时间延长,营养不良,体重减少,心脏扩大,心肌组织变性、纤维化,肝、肺、肾、消化道及内分泌系统、血液系统功能不全者,术后住院时间长,费用多,手术死亡率高。对于这类患者,术前应认真进行全身准备,包括改善心功能、改善营养状况、鼓励饮食、肠外营养、应用生长激素、锻炼呼吸肌、改善呼吸功能、练习咳嗽咳痰等。待心功能及一般状态改善后限期手术。

(九)术前准备

(1)查血常规,尿常规,大便常规,凝血功能,肝、肾功能,电解质,血糖,甲功五项,血清B型脑钠肽。

(2)查心电图(有心律失常时查 24 h 动态心电图),胸部 CT,心脏超声,胸腹主动脉CTA,50 岁以上患者行冠状动脉造影。

(3)心功能Ⅳ级的患者,予以强心、利尿、扩血管等改善心功能治疗,至少待心功能改善至Ⅲ级后再行手术治疗,以提高机体耐受力和手术安全性。

(4)备好术中可能用到的修复材料和型号齐全的成形环,并做好瓣膜置换的准备。

二、手术策略和技术要点

(一)患者体位

患者体位既要方便机器人操作,又要避免伤害患者。医生及助手站于患者的右侧,床旁机器人位于患者左侧。为了找到更好的术野,通常在患者右肩背部垫一胸垫,使患者冠状位与手术台成 15°~25°角,右侧胸壁与床沿平齐,右手机械臂用中单固定,位置低于腋后线水平,以更好地暴露胸壁。尽管患者与手术台成一定角度,主刀医生仍然会要求将手术台向对侧倾斜,以更好地抬高并暴露术野。由于患者胸壁抬高,麻醉医生一般会在患者头部下垫一硅胶垫,使其下巴与胸骨中线平齐,从而避免手术台向对侧倾斜时患者头部向对侧扭动,进而导致臂丛神经的牵拉损伤。

(二)电除颤

由于机器人手术属于微创手术,除颤仪的电极板无法进入患者体内,所以医生通过患者体表电极片来完成电除颤和电复律。电极片通常贴于患者右侧肩下部和左侧胸壁,使两电极片连线通过心脏长轴,以便于电流通过心脏。因为电流同样经过肌肉,为了防止电烧伤,在电除颤时应将机器人器械从患者体内撤出,同时进行短暂通气,使胸腔内压力及 CO_2 气体量降低,从而减小电阻抗,增加电复律的成功率。如果不能进行体外除颤,也可将儿科器械插入胸腔内充当电极板进行除颤。

(三)血管通路

机器人手术的血管通路与常规开胸手术基本相同。术前不仅需要外周静脉置管,也需要中心静脉置管以便于测压和注射药物。通常在左侧桡动脉置入动脉测压管。原因如下:①手术体位导致右侧手臂略低于腋后线,使手腕和肘部略弯曲,有时可致回血,导致动脉波形不准,并且体外循环时难以调整该部位。也可在右侧桡动脉置管,应用血管内阻断时可以通过右侧桡动脉检测无名动脉是否受阻[9]。②当右侧股动、静脉插管困难时,会改为左侧股、动静脉插管,因此应尽量避免经股动脉置入动脉测压管[10]。

（四）麻醉与镇痛

尽管机器人手术获得了很高的评价[11]，但术后患者仍然会感到切口疼痛，原因包括切口创伤的刺激、术中机械臂牵拉、术后引流管刺激等。有研究表明，机器人手术的术后疼痛程度与常规开胸手术并没有太大不同[12]。麻醉医生通常会应用一些静脉药物、局部麻醉药对患者进行镇痛。虽然胸部硬膜外镇痛可能被视为一种理想的术后镇痛方法，但这种方法并不普及。术前或术后应用肋间或者椎旁神经阻滞能够达到很好的镇痛效果[13]。

（五）单肺通气

由于机器人心血管手术通过胸壁小切口进行操作，因此，体外循环前后应给予单肺通气。术中单肺塌陷的方法有两种，一种是双腔支气管插管，另一种是带有支气管阻塞器的单腔支气管插管。鉴于大部分患者术后带气管导管，一些外科医生更倾向于带有支气管阻塞器的单腔支气管插管，因为双腔支气管插管后要更换为单腔支气管插管，会增加操作量。与双腔支气管插管相比，单腔支气管插管的患者停止体外循环后更容易发生供氧不足。停止体外循环后，单肺的氧合指数（PaO_2/FiO_2）可能会比体外循环前减小 50% 以上。供氧不足经常出现于体外循环后的单肺通气过程中，可能是因为塌陷肺的血流量增加导致通气肺的通气与血流灌注比值严重失调。

当套管针置入胸壁并行单肺通气以后，主刀医生通常会在右侧胸腔充入 CO_2 气体，以减少胸腔中的空气含量。这样，在停止体外循环时，可以避免空气进入心脏[11]。然而，CO_2 的增加也会使胸膜腔内压增高进而导致静脉回心血流受阻[9]。控制 CO_2 流量在 2~3 L/min，或者控制胸膜腔内压低于 10 mmHg[9]，能够有效避免上述情况的发生。有些外科医生提出在胸腔内置入一个 18G 的静脉导管作为 CO_2 进出的通道[9]，能够有效避免胸膜腔内压过高。不管采用哪种方法，都应尽量保证这段时间血流动力学的稳定，避免静脉回心血流受阻。

（六）体外循环

机器人三尖瓣手术通常通过股动、静脉建立体外循环。体外循环静脉导管一般应用 20F~28F 导管，经股静脉直通下腔静脉置入右心房。插管前行 TEE 确认是否存在心房水平分流。应用 TEE 确认静脉导管是否插入右心耳或者经卵圆孔进入左心房。

静脉导管的位置取决于上腔静脉及肺动脉的引流情况，同时与主刀医生的习惯有关。主要有三种方式[14-17]。

（1）单管回流。单管回流时，静脉导管的顶端进入上腔静脉与右心房连接处，或者位于上腔静脉以上几厘米。TEE 再次确认静脉导管进入上腔静脉的位置。需要注意的是，当左心房拉钩拉起左心房时，静脉导管可能因为牵拉作用而从上腔静脉退回右心房。因此，置入静脉导管时要将静脉导管伸入上腔静脉 3~5 cm。

（2）加入上腔静脉管回流。为保证静脉回流，有时会经右侧颈内静脉将上腔静脉导管置入上腔静脉，上腔静脉导管型号一般为 15F~18F，体外循环方式与开胸手术基本一致。

（3）加入肺动脉干管回流。通过颈内静脉将特殊的上腔静脉导管置入肺动脉干内，辅助体外循环机引流。一般将其置入肺动脉干的肺动脉瓣与肺动脉分叉之间。

为保证血液回流，一般将静脉导管接入负压装置。尽管用到的静脉导管管径较细，但 -40 mmHg 的负压足够维持术中静脉回流与动脉供血之间的平衡。

体外循环的动脉导管是通过股动脉插入的，通常应用导丝或游离出股动脉后置入 18F

～24F 动脉导管。主动脉导管顶端到达腹主动脉或髂动脉远心端。应确认动脉导管进入胸主动脉而不是对侧髂动脉。

（七）心脏停搏

单纯三尖瓣关闭不全的患者可在升主动脉阻断后进行三尖瓣手术，也可在心脏搏动并行循环下手术。联合瓣膜病变可以在完成左心瓣膜手术后，在心脏阻断下手术；也可开放主动脉阻断钳，恢复冠状动脉供血，并进行复温，在心脏搏动下进行手术。前者优点为心脏静止，易于操作；后者优点为心肌有血液供应，心肌损伤小，可观察三尖瓣反流部位及程度，并根据情况进行成形。

机器人三尖瓣手术一般行顺行灌注。顺行灌注分为两种[15]。第一种是血管外阻断。将灌注管经胸壁插至升主动脉近端，这种方法与传统开胸手术基本一致。第二种是血管内阻断。将长 100 cm、管径 10.5F 带气囊的导管，通过股动脉导管进入主动脉根部，待气囊进入升主动脉后充气使其膨胀，阻断血流，起到血管内阻断的作用。管道的末端存在顺行灌注的通道，可以使心脏停搏液进入冠状动脉，防止其进入体循环。气囊的定位是非常重要的，如果气囊阻塞冠状动脉或者无名动脉，就会出现严重的并发症，如脑灌注不足等。因此，有必要通过 TEE 进行气囊的正确定位。一些主刀医生主张从双侧桡动脉置管以防止气囊阻塞无名动脉。这两种顺行灌注的方法都有一个必要的前提，那就是主动脉瓣结构及功能基本正常。轻度以上主动脉瓣反流被认为是达芬奇机器人手术顺行灌注的相对禁忌证。

（八）手术切口

机器人三尖瓣手术通常是在右侧胸壁第 4 肋间锁骨中线至腋前线做一 5～6 cm 切口，作为内镜孔及操作孔，CO_2 通过镜头臂套管充入胸腔内，第 2、第 6 肋间腋前线置入套管作为左、右手机械臂进入的通道，第 5 肋间胸骨旁置入套管作为拉钩器械进入的通道[14-15]。

（九）手术方式

经右心房切口显露三尖瓣，一般采用纵切口或斜切口，切口靠近三尖瓣瓣环，以利于显露。右心房巨大者，可部分切除心房壁。目前常用的手术方式有三尖瓣成形术和三尖瓣置换术，其中，三尖瓣成形术又包括三尖瓣交界切开术、三尖瓣瓣叶加宽成形术、Kay 二瓣化成形术、Minale 瓣环成形术、De Vega 成形术、Shatapathy 三尖瓣瓣环成形术、人工瓣环成形术等[1,18-22]。

1. 三尖瓣交界切开术　三尖瓣狭窄可行三尖瓣交界切开术。一般器质性三尖瓣狭窄者常合并三尖瓣关闭不全，闭式分离常加重三尖瓣关闭不全，因此机器人辅助下行交界分离更有优势。三尖瓣狭窄常发生在后隔交界处和前隔交界处，瓣叶常增厚，应用小圆刀片在融合的交界处切开，应距瓣环 1～2 mm，一般仅切开 1～2 个交界，以免出现三尖瓣关闭不全。同时，避免切开瓣环及瓣叶以免引起瓣叶脱垂，造成三尖瓣关闭不全。前后交界处不宜切开，切开会加重三尖瓣关闭不全。如果交界处的腱索融合，乳头肌缩短，也可同时用小圆刀切开融合的腱索和乳头肌，增加瓣膜的活动度，使其紧密闭合（图 16-4）。在三尖瓣成形术完成后，应采取注水试验观察三尖瓣关闭情况，如仍有反流，应采用局部褥式带垫片缝合，也可以加用人工瓣环来进行加固，这样有助于瓣叶的对合。术后行 TEE，如果仍有中到重度的三尖瓣关闭不全，应该改行三尖瓣置换术。

2. 三尖瓣瓣叶加宽成形术　风湿性三尖瓣病变常表现为瓣叶增厚、挛缩，瓣叶面积缩

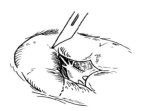

(a) 切开交界处融合的瓣叶1

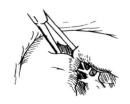

(b) 切开交界处融合的瓣叶2

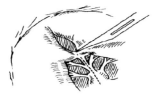

(c) 切开交界处融合的瓣叶3

(d) 切开融合的腱索和乳头肌

图 16-4　三尖瓣交界切开术

小,有时候需要通过加宽瓣叶来扩大瓣叶面积。从前隔交界到前后交界,平行于三尖瓣瓣环,距离瓣环 2 mm 弧形切开前叶。维持适当的瓣环形态,测量需要加宽部位的宽度(W)和长度(L)。取戊二醛处理过的自体心包片,裁剪成长($L+5$) mm、宽($W+5$) mm 的椭圆形,用 5-0 滑线连续缝合加宽瓣叶(图 16-5)。

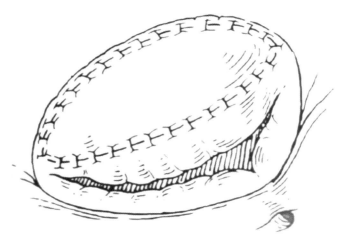

图 16-5　三尖瓣瓣叶加宽成形术

3. Kay 二瓣化成形术　三尖瓣关闭不全时瓣环扩张主要发生在后叶,常首先在后隔交界处出现反流。Kay 二瓣化成形术是将后叶折叠,缝合后叶瓣环,使三瓣叶二瓣化,轻度瓣环扩张者常采用该法。具体方法如下:取带垫片的 2-0 编织线双头针,第一针自后隔交界上方约 2 mm 处进针,从右心房室交界处出针,进针深度约 2 mm,再自前后交界的右心房室交界处进针,从前后交界上方约 2 mm 处出针;第二针距第一针 2~3 mm,以同样方法再缝合两针,针距 3 mm。打结,折叠后叶瓣环。用 4-0 滑线连续缝合加固折叠的后叶瓣环(图 16-6)。缝线要远离冠状静脉窦口,防止术后出现传导阻滞,同时要确保前叶与隔叶对合良好并且有足够大的瓣口。

4. Minale 瓣环成形术　将前叶、后叶及前后联合沿瓣环切开,把切开的瓣环分为三等

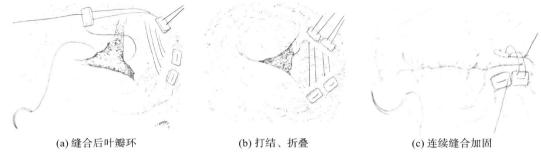

（a）缝合后叶瓣环　　　　　　（b）打结、折叠　　　　　　（c）连续缝合加固

图 16-6　Kay 二瓣化成形术

份，将其中 2/3 连续往返缝合，见三个瓣叶完全对合后，把切开的剩余 1/3 瓣环与瓣叶连续缝合（图 16-7）。这样的技术可用于关闭不全的三尖瓣的解剖与功能的重建。

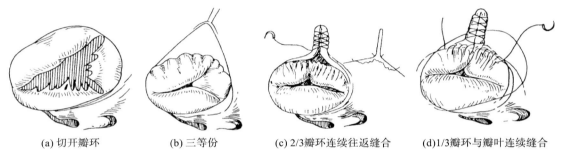

（a）切开瓣环　　　（b）三等份　　（c）2/3瓣环连续往返缝合　　（d）1/3瓣环与瓣叶连续缝合

图 16-7　Minale 瓣环成形术

5. De Vega 成形术　对轻到中度的三尖瓣关闭不全可以采用这种成形术。此手术方法简单，和左心瓣膜手术同期进行时，不会使手术时间延长太多。

De Vega 成形术：以 3-0 滑线自前隔交界起逆时针方向沿三尖瓣瓣环行水平褥式缝合，进针点距离右心房室交界上方 1～2 mm，进针深度 1～2 mm，每针宽度 5～6 mm，针距 5～6 mm，一直缝至后隔交界。以另一根 3-0 滑线以同样的方法水平褥式缝合，距离第一根缝线 2～3 mm，与第一根缝线进针点、出针点交错开，同样缝至后隔交界，注意勿伤及右冠状动脉。滑线起点和终点均穿垫片。根据体表面积，选择 25～29 mm 瓣叶测量器置入三尖瓣瓣口，收紧缝线后打结（图 16-8）。用注射器向右心室内注入生理盐水，使右心室充盈后，观察三尖瓣对合情况。术中通过 TEE 评价瓣膜功能，如仍有中到重度三尖瓣关闭不全，则应重新行三尖瓣成形术或改行三尖瓣置换术。

改良 De Vega 成形术：第一针与前述相同，第二针缝线从心房面斜行进针至三尖瓣瓣环，连续缝至后隔叶瓣环并加垫片结扎（图 16-9）。这样结扎后，不易松开。

节段性 De Vega 成形术：De Vega 成形术常可致前叶皱缩，瓣叶面积减小，故亦可仅在前隔叶侧和后隔叶侧将瓣环折叠，这样既可使瓣环缩小消除三尖瓣反流，也可尽可能地保留三尖瓣前叶的瓣叶面积（图 16-10）。

6. Shatapathy 三尖瓣瓣环成形术　三尖瓣前叶、隔叶无论有无器质性融合，都要切开交界至隔叶瓣环，必要时也可垂直切开前乳头肌。采用带小垫片的双头针 3-0 滑线，于前隔交界心室面进针，平行缝于隔叶基部，距前隔交界 6～8 mm 处出针，穿过另一小垫片结扎，以类似缝合方法，对距前隔交界 12～15 mm 的前叶瓣环进行环缩，缝线穿过另一小垫片并结

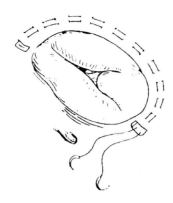

图 16-8　De Vega 成形术

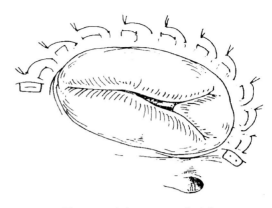

图 16-9　改良 De Vega 成形术

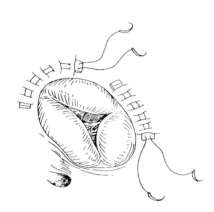

图 16-10　节段性 De Vega 成形术

扎。采用双头针 2-0 滑线分别穿过上述结扎的小垫片做非对称的 U 形缝合,分别由前隔交界瓣环处出针,穿过另一小垫片结扎,这样使贴近交界处的两块小垫片靠拢,并将前隔交界的前叶和隔叶部分压入右心室,加固前隔交界瓣叶的对合。在前叶中点至后隔交界采用带小垫片的双头针 3-0 滑线做半 De Vega 环缩缝合,从前叶瓣环 1 点钟位置开始,止于后隔交界的隔叶瓣环上,再穿过另一小垫片。瓣叶测量器置入三尖瓣瓣口,控制预计缩窄的瓣口面积,结扎后即可达到前内隔叶满意对合(图 16-11)。此方法增大了三尖瓣前叶与隔叶的对合面积,同时使其对合面向右心室方向推移,保证了三尖瓣关闭时更好地对合。

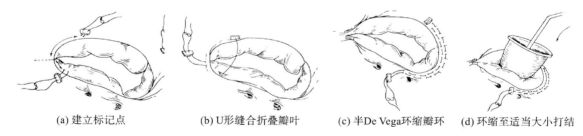

(a) 建立标记点　　　(b) U形缝合折叠瓣叶　　　(c) 半De Vega环缩瓣环　　(d) 环缩至适当大小打结

图 16-11　Shatapathy 三尖瓣瓣环成形术

　　7. 人工瓣环成形术　对于严重的三尖瓣关闭不全患者,目前主张置入 Carpentier 环。这种技术使张力分布于成形环,允许最大限度地纠正瓣环扩张。术中首先要测量隔叶的长度,以 2-0 编织线在后隔交界缝合 1 针,选择适当的瓣叶测量器,一个缺口对准前隔交界,另一个缺口对准缝线。其次要测量与前乳头肌相连的瓣叶组织面积,用神经钩牵拉所有附着于前乳头肌上的腱索,用选定的瓣叶测量器测量瓣叶组织面积,此时测量的瓣叶组织包括前叶和一小部分后叶。如果瓣叶组织面积小于瓣叶测量器的面积,则应选择小一号的瓣叶测量器再测,反之亦然。最终选定的人工瓣环尺寸是由瓣叶组织面积决定的。使用不带垫片的双头针 2-0 编织线间断褥式缝合,沿三尖瓣瓣环留置缝线,在隔叶和主动脉根部毗邻的前叶部分,进针点和出针点位于右心房室交界处;除此之外其余部分的进针点和出针点位于右心房室交界上方约 2 mm,每一针的进针点和出针点距离 8～10 mm 置入人工瓣环。应用瓣叶测量器测量的那部分瓣叶(前叶及一小部分后叶)的瓣环留置缝线间距应与人工瓣环留置缝线间距基本相等,打结时避免用力过度,轻度缩小此部分瓣环,以充分展开该部分瓣叶。后叶瓣环留置缝线间距为人工瓣环留置缝线间距的 2 倍左右,可缩小扩张的后叶瓣环。置入人工瓣环,收紧缝线,将缝线逐一打结,使三尖瓣瓣环均匀缩小至人工瓣环大小(图 16-12)。现在人工瓣环多采用不包括隔叶瓣环区域的瓣环结构,这样就避开了牵拉或压迫房室结区域,防止术后传导阻滞的出现。

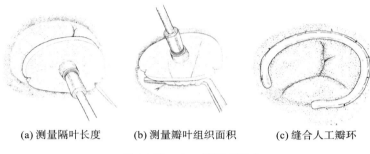

(a) 测量隔叶长度　　(b) 测量瓣叶组织面积　　(c) 缝合人工瓣环

图 16-12　人工瓣环成形术

8. 三尖瓣置换术　三尖瓣置换术常用于三尖瓣感染性心内膜炎、三尖瓣关闭不全修复失败、不可重建的风湿性三尖瓣病变及原先置入的人工瓣膜功能失常等情况。具体方法如下:沿前叶和后叶基底部切除瓣叶,保留 2～3 mm 的边缘,并切除腱索和部分乳头肌,保留隔叶及其附属结构。如果瓣环够大,也可保留前叶及后叶。以带垫片的双头针 2-0 缝线行间断褥式缝合。先从隔叶缝起,从心房面进针,紧靠隔叶根部浅缝,出针后再缝至隔叶游离缘,使隔叶折叠,垫片可加固缝线,防止缝线撕脱并避免损伤瓣环深部的传导束。依次对前叶及后叶区的纤维环做间断褥式缝合,将缝针的垫片置于心房侧。将缝线穿过人工瓣膜的缝合环,下瓣后打结(图 16-13)。使人工瓣膜相邻两个瓣脚之间的空间对准右心室流出道,避免瓣脚阻挡右心室流出道。缝合时组织环的每针缝合间距应稍大于人工瓣环的间距,这样可使三尖瓣瓣环环缩,且人工瓣膜固定可靠。

也可在缝合隔叶侧时绕冠状静脉窦开口上,直至前隔交界外,其余同上,此手术方法可避免传导束损伤。选择人工瓣膜时,不仅要考虑三尖瓣瓣环的大小,还应考虑右心室心腔的大小。一般在三尖瓣位置放置较大号的瓣膜,一般应采用 29～31 mm 的人工瓣膜。

三尖瓣置换时如需保留瓣叶及瓣下装置,可将前叶、后叶切下,贴于隔叶,这样可以避免右心室流出道血流受阻。如同期置换主动脉瓣且主动脉瓣瓣环较小,则会导致前隔交界及靠近的前叶瓣环变形,缝合瓣环时针距宜小,必要时可以用 2-0 编织线带部分右心房壁缝合,以减少瓣周漏的发生。

隔叶留置缝线有损伤房室结和希氏束的危

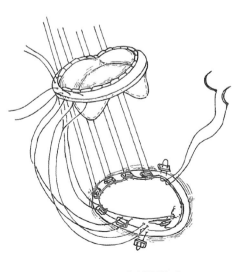

图 16-13　三尖瓣置换术

险,如术中出现三度房室传导阻滞,需拆除冠状静脉窦左侧隔叶处的留置缝线,将缝线重新留置于右心房室交界处,并安装心外膜起搏电极。

隔叶留置缝线时,如完全缝合于瓣叶上,打结后可能导致瓣叶撕裂,可拆除缝线,以5-0滑线修补瓣叶裂口,并将缝线重新固定于右心房室交界处,或用带垫片双头针由瓣叶心室面进针。

前隔交界及靠近的前叶瓣环与主动脉根部相邻,该部分留置缝线过深或距离瓣膜附着缘较远时可损伤主动脉瓣,TEE可见主动脉瓣偏心性反流,需拆除留置缝线,并经主动脉切口修补主动脉瓣。

(十)二尖瓣置换术后三尖瓣反流的外科治疗

二尖瓣置换术后远期可发生中至重度三尖瓣关闭不全,患者临床症状与体征主要是右心功能不全的表现,当左心功能还可代偿之前,其症状与体征并不明显,只有在左心功能与右心功能同时低下时,临床表现才会突出,常可出现气促、口唇发绀、颈静脉怒张、肝大、腹腔积液及下肢水肿等。三尖瓣听诊区可闻及收缩期杂音;心电图提示右心房、右心室增大;X线检查发现右心房、右心室增大;右心导管检查显示右心房、右心室压力增高及肺动脉压增高;超声检查显示右心房、右心室增大,三尖瓣瓣叶不能完全闭合,且有从右心室向右心房的反流频谱。

换瓣后的三尖瓣关闭不全,经积极的内科强心、利尿处理,临床症状可以暂时缓解,但可反复发作,因此,只要左心功能正常,三尖瓣有中至重度关闭不全,患者临床症状明显即可行三尖瓣成形术。如无法成形,可行三尖瓣置换术。

三、效果评价、并发症和术后管理特点

(一)效果评价

三尖瓣成形的效果如何,可用下述方法检验:有条件的医院应进行 TEE,术前和心脏复搏后做超声检查,了解手术前后反流情况,并对比;在右心室内注水观察反流;心脏搏动下,直视观察反流量;心脏复搏后,用手在心房外触摸震颤,但这种方法不可靠。如成形不满意,应重新成形或行三尖瓣置换术。

达芬奇机器人三尖瓣手术与常规开胸手术相比,存在升主动脉阻断时间和体外循环时间较长、适应证局限等不足,但胸腔闭式引流量明显减少,术后住院时间缩短,具有创伤小、恢复快的优点。

三尖瓣成形术简便且易于开展,已经被广泛应用于临床。然而术后容易残留三尖瓣关闭不全,三尖瓣关闭不全随时间不断加重仍是目前值得关注的问题。有研究表明,人工瓣环成形术在降低远期出现三尖瓣关闭不全的发病率方面优于缝线成形术。对二尖瓣置换术后孤立出现的三尖瓣关闭不全或复发三尖瓣关闭不全进行手术修复的风险较高,术后死亡率高。肺动脉高压、右心室功能不全及长期静脉淤血带来的并发症是影响术后近、远期效果的重要因素。

三尖瓣成形术无论是早期效果还是远期效果均优于三尖瓣置换术。因此,应尽可能避免行三尖瓣置换术。和二尖瓣相比,生物瓣在三尖瓣位置出现结构损坏或钙化的较少。三尖瓣置换术死亡率为 7%～40%,5年生存率为 55%～80%;10年、15年生存率分别为 36%～50% 和 31%～37%[23-24]。手术和晚期生存的主要影响因素是心肌损害的程度。NYHA Ⅳ

级患者手术死亡率为 NYHA Ⅲ级患者的 2 倍以上,而 5 年生存率前者为后者的一半。三尖瓣置换术的血栓栓塞率为 4%～30%,双叶瓣在机械瓣中的血栓栓塞率最低。

单纯的二尖瓣手术与二尖瓣和三尖瓣同时手术的危险性是不同的,后者手术风险比前者要高。三尖瓣无论是进行修补还是置换,手术危险均增加。但这个高危因素,不是源于附加手术,而是与后者心脏病变已属晚期有关。当右心室失代偿和扩张时,将产生严重的三尖瓣关闭不全。肺动脉高压、右心室心肌已有病理性改变以及慢性肺静脉高压,均可影响手术早期和晚期效果。

(二)并发症及防治

1.三度房室传导阻滞　术中损伤传导束或虽未损伤传导束但由于组织牵拉造成局部水肿所致。此并发症重点在于预防,缝合 Koch 三角时要浅缝或绕过 Koch 三角。一旦发生则应安置临时起搏器。如不能恢复窦性心律,则应安置永久起搏器。

2.低心排血量综合征　由患者术前心功能差(NYHA Ⅳ级)、术中心肌保护不好,或联合瓣膜病心肌缺血时间过长所致,主要表现为血压低、尿少、末梢凉。可用血管活性药如多巴胺、多巴酚丁胺、硝普钠等治疗,必要时可用主动脉内球囊反搏(IABP)。

3.血栓形成　由于三尖瓣处于低压腔,人工瓣膜血栓形成和人工瓣膜机械功能障碍的发生率远较二尖瓣置换术高。一般主张采用生物瓣,并注意维持适当抗凝水平和坚持使用抗血栓制剂,以便把这种并发症减少到最低水平。一旦发生,可先试行溶栓治疗,若出现人工瓣膜功能障碍,应紧急手术治疗。

4.感染性心内膜炎　三尖瓣置换后可发生人工瓣膜感染性心内膜炎,特别是静脉内滥用毒品者。对于这类患者,若人工瓣膜感染性心内膜炎严重而肺动脉压未升高,可以先进行三尖瓣切除术,待数月或数年毒品戒除后再行二期三尖瓣置换术。

(三)术后处理

三尖瓣置换术术后处理同一般瓣膜置换术。由于右心系统为低压区,三尖瓣置换术后易发生血栓栓塞,因此抗凝水平的 INR 值应维持在 2.5～3.5。三尖瓣病变的患者术前大多有右心功能受损、肝大、腹腔积液且黄疸指数高出正常水平,术后常有黄疸出现或加重。因此,加强肝功能保护十分重要,常需给予护肝、退黄的药物治疗。术后注意监测心律、心率变化,如出现房室传导阻滞或心率<60 次/分,应立即应用临时起搏器。

(四)展望

机器人手术因创伤小、精密操作等特点被越来越多的外科医生接受。机器人三尖瓣手术应用逐渐广泛,安全性不断提高,已成为现代微创心血管外科的代表术式。尽管机器人手术还存在升主动脉阻断时间和体外循环时间较长,适应证局限等不足,但与传统开胸心血管手术相比,胸腔闭式引流量明显减少、术后住院时间缩短,具有创伤小、恢复快的独特优越性,必将成为微创心血管外科未来的发展方向。

(杨苏民　王清江)

参 考 文 献

[1] RODÉS-CABAU J,TARAMASSO M,O'GARA P T. Diagnosis and treatment of tricuspid valve disease:current and future perspectives[J]. Lancet,2016,388(10058):

2431-2442.

[2]   XANTHOS T,DALIVIGKAS I,EKMEKTZOGLOU K A. Anatomic variations of the cardiac valves and papillary muscles of the right heart[J]. Ital J Anat Embryol, 2011,116(2):111-126.

[3]   TARAMASSO M,VANERMEN H,MAISANO F,et al. The growing clinical importance of secondary tricuspid regurgitation[J]. J Am Coll Cardiol,2012,59(8): 703-710.

[4]   DREYFUS G D,CORBI P J,CHAN K M J,et al. Secondary tricuspid regurgitation or dilatation:which should be the criteria for surgical repair? [J]. Ann Thorac Surg, 2005,79(1):127-132.

[5]   CHAN V,BURWASH I G,LAM B K,et al. Clinical and echocardiographic impact of functional tricuspid regurgitation repair at the time of mitral valve replacement[J]. Ann Thorac Surg,2009,88(4):1209-1215.

[6]   ZOGHBI W A,ENRIQUEZ-SARANO M,FOSTER E,et al. Recommendations for evaluation of the severity of native valvular regurgitation with two-dimensional and Doppler echocardiography[J]. J Am Soc Echocardiogr,2003,16(7):777-802.

[7]   NESSER H J,TKALEC W,PATEL A R,et al. Quantitation of right ventricular volumes and ejection fraction by three-dimensional echocardiography in patients: comparison with magnetic resonance imaging and radionuclide ventriculography[J]. Echocardiography,2010,23(8):666-680.

[8]   ANWAR A M,SOLIMAN O II,NEMES A,et al. Value of assessment of tricuspid annulus: real-time three-dimensional echocardiography and magnetic resonance imaging[J]. Int J Cardiovasc Imaging,2007,23(6):701-705.

[9]   CHAUHAN S,SUKESAN S. Anesthesia for robotic cardiac surgery:an amalgam of technology and skill[J]. Ann Card Anaesth,2010,13(2):169-175.

[10]   TEWARI P. Cardioversion during closed chest robotic surgery:relevance of pad position[J]. Anesth Analg,2007,105(2):542.

[11]   ROBICSEK F. Robotic cardiac surgery:time told! [J]. J Thorac Cardiovasc Surg, 2008,135(2):243-246.

[12]   COGAN J. Pain management after cardiac surgery[J]. Semin Cardiothorac Vasc Anesth,2010,14(3):201-204.

[13]   LYNCH J J,MAUERMANN W J,PULIDO J N,et al. Use of paravertebral blockade to facilitate early extubation after minimally invasive cardiac surgery[J]. Semin Cardiothorac Vasc Anesth,2010,14(1):47-48.

[14]   REICHENSPURNER H,DETTER C,DEUSE T,et al. Video and robotic-assisted minimally invasive mitral valve surgery: a comparison of the port-access and transthoracic clamp techniques[J]. Ann Thorac Surg,2005,79(2):485-490.

[15]   CHENG W,FONTANA G P,DE ROBERTIS M A,et al. Is robotic mitral valve repair a reproducible approach? [J]. J Thorac Cardiovasc Surg,2010,139(3):628-633.

[16]   LEVAN P,STEVENSON J,DEVELI N,et al. Cardiovascular collapse after femoral

venous cannula placement for robotic-assisted mitral valve repair and patent foramen ovale closure[J]. J Cardiothorac Vasc Anesth,2008,22(4):590-591.

[17] COLANGELO N,TORRACCA L,LAPENNA E,et al. Vacuum-assisted venous drainage in extrathoracic cardiopulmonary bypass management during minimally invasive cardiac surgery[J]. Perfusion,2006,21(6):361-365.

[18] SEEBURGER J,BORGER M A,PASSAGE J,et al. Minimally invasive isolated tricuspid valve surgery[J]. J Heart Valve Dis,2010,19(2):189-193.

[19] BEVAN P J W,HAYDOCK D A,KANG N. Long-term survival after isolated tricuspid valve replacement[J]. Heart Lung Circ,2014,23(8):697-702.

[20] URBANDT P,SANTANA O,MIHOS C G,et al. Minimally invasive approach for isolated tricuspid valve surgery[J]. J Heart Valve Dis,2014,23(6):783-787.

[21] RAJA S G,DREYFUS G D. Surgery for functional tricuspid regurgitation:current techniques,outcomes and emerging concepts[J]. Expert Rev Cardiovasc Ther,2009,7(1):73-84.

[22] ROGERS J H,BOLLING S F. The tricuspid valve:current perspective and evolving management of tricuspid regurgitation[J]. Circulation,2009,119(20):2718-2725.

[23] KIM Y J,KWON D A,KIM H K,et ál. Determinants of surgical outcome in patients with isolated tricuspid regurgitation[J]. Circulation,2009,120(17):1672-1678.

[24] TOPILSKY Y,KHANNA A D,OH J K,et al. Preoperative factors associated with adverse outcome after tricuspid valve replacement[J]. Circulation,2011,123(18):1929-1939.

手术视频:达芬奇机器人　手术视频:达芬奇机器人
Kay 二瓣化成形术　三尖瓣人工瓣环成形术

第十七章　机器人冠状动脉旁路移植术

一、概况

冠状动脉粥样硬化性心脏病简称冠心病,是一种常见的缺血性心脏病,是因冠状动脉(简称冠脉)发生粥样硬化引起管腔狭窄或闭塞,导致心肌缺血、缺氧或坏死而出现胸痛、胸闷等不适的疾病。冠心病多发生于 40 岁以上成人,男性发病早于女性,近年来呈年轻化趋势。目前冠心病已成为危害全球公共健康的首位病因,每年全球因冠心病死亡的患者占全部死亡患者的 16%[1]。与全球流行病趋势一致,中国居民冠心病死亡率亦呈持续上升趋势,统计数据显示中国城乡冠心病死亡率已达到(105～107)/10 万[2]。根据不同的发病特点和治疗原则,冠心病主要分为稳定型心绞痛、不稳定型心绞痛、非 ST 段抬高心肌梗死(non-ST segment elevation myocardial infarction,NSTEMI)和 ST 段抬高心肌梗死(ST segment elevation myocardial infarction,STEMI),后三者统称为急性冠脉综合征(acute coronary syndrome,ACS)。药物治疗、经皮冠状动脉介入治疗(percutaneous coronary intervention,PCI)和冠状动脉旁路移植术(coronary artery bypass grafting,CABG)是临床治疗冠心病的主要技术手段。现有的研究证据提示,对于冠状动脉解剖条件复杂的左主干和/或三支血管病变(SYNTAX 评分＞23 分)、合并糖尿病、合并左心功能不全的冠心病患者,CABG 是首选的治疗方式[3]。

自 1967 年首例 CABG 报道以来[4],CABG 经历了从正中开胸体外循环心脏停搏下的常规冠状动脉旁路移植术(习惯缩写为 CCAB),到正中开胸非体外循环心脏不停搏冠状动脉旁路移植术(习惯缩写为 OPCAB),再到微创直视下冠状动脉旁路移植术(习惯缩写为 MIDCAB)和机器人辅助小切口冠状动脉旁路移植术(习惯缩写为 RACAB),直至全机器人冠状动脉旁路移植术(习惯缩写为 TECAB)的发展历程,避免体外循环和胸骨劈开、通过胸壁孔洞完成手术成为微创 CABG 的终极目标。尽管近 20 年来腔镜技术在整个外科系统得到了长足的发展,甚至已经成为某些腹部外科手术的标准术式,但在心血管外科特别是需要精细操作的冠状动脉外科手术中,使用腔镜进行乳内动脉游离以及血管吻合的临床报道并不多见[5],未能成为有推广应用价值的外科技术。达芬奇机器人手术系统由于具备 10 倍放大的三维视野以及 Endowrist 系统的精准灵活操作功能,因此可完全重现人手的微小精细动作,突破了腔镜二维视野以及长柄手术器械操作不稳定的局限。1998 年,Loulmet 等[6]使用达芬奇机器人手术系统完成了世界首例 TECAB。2006 年,Argenziano 等[7]报道了多中心临床试验,美国 FDA 根据该项临床试验结果,批准了达芬奇机器人手术系统可用于 CABG。此后 Bonatti 等[8]以及 Srivastava 等[9]先后报道大样本非体外循环/体外循环 TECAB 多支搭桥,近中期结果满意。Balkhy 等[10]采用远端自动吻合装置实施非体外循环 TECAB 多支搭桥也取得了较好的临床结果。2007 年 1 月,中国人民解放军总医院高长青教授[11]带领团队在国内率先开展机器人心血管手术,在此后 14 年时间积累了国内最大样本的 RACAB 以及 TECAB 经验,并系统总结了学习曲线、双侧乳内动脉获取技术、机器人"杂交"技术治疗老年冠心病多支血管病变以及 RACAB/TECAB 的近中期结果[12-16],为国内推广普及该技术做出了积极的贡献。

下面结合笔者所在单位开展该技术的经验以及文献报道对机器人冠状动脉旁路移植术的相关内容进行总结。

二、适应证和禁忌证

(一)适应证

(1)18~85 岁临床诊断为稳定/不稳定型心绞痛的冠心病患者。

(2)指南推荐适合 CCAB/OPCAB 的单支或多支血管病变患者。

(3)冠状动脉造影显示靶血管条件良好,直径 1.5 mm 以上。

(4)心脏超声提示左心室舒张末内径(LVEDD)<55 mm,左室射血分数(LVEF)>40%。

(二)禁忌证

1. 绝对禁忌证

(1)严重左主干/三支血管病变,药物控制症状不满意者。

(2)冠状动脉造影提示无靶血管行血运重建。

(3)LVEDD>60 mm,LVEF<35%。

(4)严重胸廓畸形或有胸腔手术/纵隔手术/外伤史。

(5)术前 CTA 提示乳内动脉近心端左锁骨下动脉严重狭窄。

(6)前降支全程严重钙化或吻合部位存在位置深的冠状动脉心肌桥。

(7)合并二尖瓣关闭不全或解剖性室壁瘤等疾病需同期处理者。

(8)严重呼吸功能障碍无法耐受单肺通气者。

2. 相对禁忌证

(1)冠状动脉造影显示靶血管内径<1.25 mm。

(2)LVEDD 为 55~60 mm,LVEF 为 35%~40%。

(3)肥胖患者,体重指数(BMI)>35 kg/m²。

(4)存在明显脑梗死后遗症(如偏瘫)的患者,经主动训练咳嗽咳痰动作后仍无法自行排痰的患者。

三、术前准备

入院后进行常规体格检查,通过测量双上肢血压初步判断双侧锁骨下动脉通畅程度。常规进行抽血化验及血气分析,检查肺功能及胸部 X 线片,判断是否可行双腔支气管插管和是否耐受单肺通气。行无名动脉、左侧锁骨下动脉超声及双侧乳内动脉增强 CT 检查。行心脏超声检查排除心脏结构性疾病。需要特别注意的是,患者自入院起即开始行吹瓶训练及自主咳嗽训练,以提高患者术前肺功能及术后自主咳痰能力。常规给予药物治疗控制心绞痛发作及控制心率,阿司匹林单抗可持续使用至术前。术前一晚禁食禁水,导泻,手术当天晨起予以盐酸吗啡注射液皮下注射。术前留置导尿管。

四、手术器械及耗材的准备

(一)机器人手术器械及耗材

机器人手术器械及耗材见表 17-1。

表 17-1　机器人手术器械及耗材

器械编号	器械英文名称	器械中文名称
420001	Potts scissors	血管修理剪(Potts 剪)
420003	small clip applier	小型持夹器
420033	black diamond micro forceps	黑钻微型钳
420048	DeBakey forceps	DeBakey 镊
420049	Cardiere forceps	Cardiere 镊
420184	permanent cautery spatula	永久电铲
420015	instrument arm drape	机械臂罩
420273	camera head drape	镜头保护罩
420279	camera arm drape	镜头臂保护罩

(二)微创手术器械及耗材

准备牵开器悬吊系统,肋骨牵开器,Chitwood 阻断钳,主动脉腔内球囊阻断系统,切口保护等。

(三)常规手术器械及耗材

准备冠状动脉旁路移植术的手术器械,心表固定器,心尖吸引器,冠状动脉分流栓,橡皮阻断带等。

五、体位和麻醉

患者仰卧,行心电、无创血压监测,右侧桡动脉穿刺建立有创血压监测,左侧肩胛处及右侧胸壁贴体外除颤电极片,全身麻醉成功后插入双腔支气管导管并接麻醉机。放置漂浮导管,监测中心静脉压、肺动脉压和肺动脉楔压,留置导尿管。患者左侧抬高 30°,左上肢悬垂以充分暴露左侧胸壁。下肢垫高以暴露双侧腹股沟以及大隐静脉全程。常规消毒胸腹部及双下肢皮肤,铺无菌单(图 17-1)。

六、机器人定泊和套管定位

(一)机器人手术系统摆放

床旁机械臂系统位于患者右侧靠上方,与手术台纵轴垂直,成像系统位于患者足侧正下方,医生操控系统位于患者足侧左下方。

(二)胸壁定位打孔

多数患者选择在左侧腋前线第 3、第 5、第 7 肋间插入机械臂,其中在第 3、第 7 肋间分别置入左、右手机械臂,在第 5 肋间置入内镜。少数体形瘦高、肋间隙较宽的患者选择在第 2、第 4、第 6 肋间相应位置打孔。要确保三个孔之间距离大于 4 横指以防止机械臂碰撞。定位

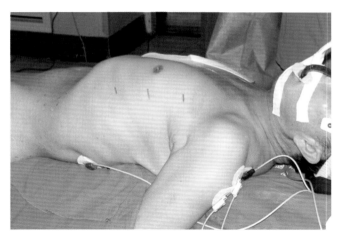

图 17-1　麻醉及体位摆放

完成后,行右侧单肺通气,使左肺塌陷。于第 4 或第 5 肋间切开 1.2 cm 皮肤切口,电刀切开皮下层,用内镜套管钝性分离肋间肌肉层并进入胸腔,注意放置过程中尽可能保持其尖端与侧胸壁平行,以免尖端与左心室前壁或心尖部碰撞引起损伤。拔除套管芯后调整 CO_2 压力至 3 mmHg,胸腔内逐渐给予正压,观察心率、血压变化。在循环稳定情况下,置入内镜观察胸腔内情况。左肺塌陷满意后在内镜引导下,分别于左、右手机械臂定位处打孔,直径约 8 mm,钝性置入套管。随后巡回护士推床旁机械臂车到达手术床旁,分别将机械臂、镜头臂与相应的套管相连固定,准备工作完成(图 17-2)。

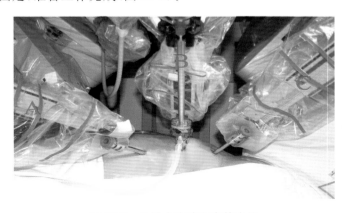

图 17-2　机器人定泊和套管定位

七、手术步骤及技术要点

(一)机器人左侧乳内动脉(left internal mammary artery,LIMA)获取

助手经第 5 肋间套管插入内镜,保持 30°斜面朝上。术者在医生操控系统通过成像系统观察胸腔内结构及 LIMA 走行。根据胸腔内空间大小及循环状态增加 CO_2 压力至 $5 \sim 10$ mmHg。由左、右手机械臂分别置入镊子和电刀,视觉引导下将器械放置到胸腔内。首先剔除心包外脂肪组织以增加机械臂操作空间,剔除过程中需注意妥善处理脂肪内血管以减少出血,同时避免电刀直接接触心包诱发室性心律失常甚至心室颤动。随后观察 LIMA 全程

走行,通常情况下 LIMA 近中段走行表浅,可观察到其搏动,第 4 肋以远被胸内筋膜及肌肉覆盖。首先从第 4 肋开始,于 LIMA 旁开 0.5 cm 以低功率(20 W)电凝切开胸内筋膜及肌肉,沿 LIMA 走行将筋膜与肌肉完整剥离直至第 6 肋间 LIMA 远端分叉处,随后向近中段去除 LIMA 表面及周围的脂肪组织,全程显露 LIMA 及伴行静脉。此时可采用骨骼化或半骨骼化方式游离,如选择骨骼化,则将电凝功率调整至 15 W,在 LIMA 及伴行静脉之间游离,肋间分支近端用持夹器夹闭,远端可直接电凝切断,如分支较大,也可以用持夹器夹闭。分离过程中注意尽量靠近静脉一侧,避免电凝灼伤 LIMA 主干。持夹器钳夹和释放时均要注意动作简洁准确,防止持夹器损伤血管导致 LIMA 夹层。如选择半骨骼化,则调整电凝功率至 20 W,距伴行静脉 2 mm 处切开脂肪组织并开始游离,肋间分支近端用持夹器夹闭,远端电凝切断。LIMA 主干近端游离至第 1 肋间动脉上方,远端游离至分叉处。游离完毕后给予全身肝素化(1 mg/kg),保持激活全血凝固时间(ACT)在 300 s 以上,分别以双持夹器夹闭 LIMA 分叉远端,Potts 剪锐性离断 LIMA,确定血流良好后以持夹器夹闭 LIMA 分叉近端。LIMA 游离完毕(图 17-3 至图 17-5)。

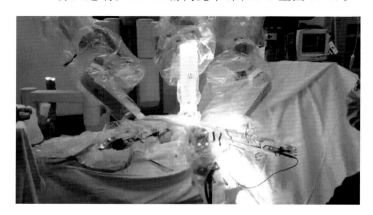

图 17-3 机器人机械臂运动

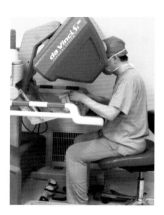

图 17-4 术者在医生操控台操作

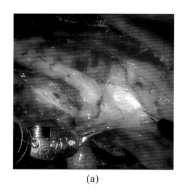

(a)

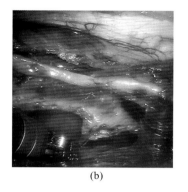

(b)

图 17-5 机器人 LIMA 获取完成

(二)机器人双侧乳内动脉(bilateral internal mammary artery,BIMA)获取

内镜及机械臂置入同 LIMA 获取,但镜头方向选择 0°。笔者此时更多使用 Cardiere 镊代替精细镊子处理心包外脂肪,同时大范围游离纵隔后脂肪和胸腺组织。充分游离后可解除心脏的悬吊状态,显著增加胸腔内操作空间,同时胸腺组织游离后可改善右侧乳内动脉

（right internal mammary artery，RIMA）近端的显露。注意在游离脂肪和胸腺组织过程中保持右侧胸膜完整，避免过早使患者处于双侧气胸状态而影响循环和氧合稳定。脂肪及胸腺组织游离完毕后，左手更换精细镊子，首先进行 LIMA 的游离，方法如前述，处理完 LIMA 分支血管后，保持 LIMA 悬吊于胸壁，防止游离 RIMA 时被机械臂损伤。在游离 RIMA 前，尽可能游离右侧胸膜显露 RIMA 并保持胸膜完整，减少双侧气胸对呼吸和循环的影响。观察 RIMA 走行，通常情况下 RIMA 较 LIMA 粗大，伴行静脉与 RIMA 距离更远，可以安全地采用骨骼化方式进行游离。调整电凝功率至 15 W，在伴行静脉与 RIMA 之间切开筋膜，围绕 RIMA 充分游离，方法同前述 LIMA 游离。游离至近端时可见伴行静脉汇入右侧锁骨下静脉，在此处离断伴行静脉，可清楚显露 RIMA 近端的第 1 肋分支并离断，远端至 RIMA 分叉。游离完毕后给予全身肝素化（1 mg/kg），保持 ACT 在 300 s 以上，分别以双持夹器夹闭 RIMA 分叉远端，Potts 剪锐性离断 RIMA，确定血流良好后用持夹器夹闭分叉近端，同法处理 LIMA。沿 BIMA 床仔细止血，尤其是电凝灼烧的伴行静脉，确保止血可靠。至此 BIMA 游离完毕。

（三）心包切开及探查

麻醉医生给予利多卡因（1 mg/kg）后，沿前降支走行方向切开心包，尽量避免机械臂直接刺激心脏诱发室性心律失常或导致心表损伤。头侧切开至主动脉与肺动脉根部并向左、右两侧扩大，向左侧切开时注意膈神经走行，避免损伤。足侧切开至心脏膈面并向下腔静脉处延伸，如行多支搭桥，可在此时充分切开下腔静脉处心包。心包切开后探查左前降支（习惯缩写为 LAD）走行及吻合部位血管质量。将 LIMA/BIMA 固定于心包适当位置，避免扭曲。

（四）机器人辅助小切口冠状动脉旁路移植术（RACAB）

前述步骤完成后如确定行 RACAB，则助手撤除左、右手机械臂，通过内镜观察左、右手机械臂套管处有无活动性出血，充分止血后在内镜引导下经左手机械臂套管置入胸腔引流管并固定于体表。撤出镜头臂，撤离床旁机械臂车。根据患者具体病情及术者习惯选择非体外循环/体外循环 RACAB。

1. LAD 单支血管病变非体外循环 RACAB　LAD 单支血管病变患者可以通过非体外循环 RACAB 完成治疗。延长内镜孔形成 4～6 cm 小切口，延长方向取决于心包切开后探查的 LAD 位置，通常经第 4 肋间进胸。依次切开皮下层及肋间肌肉，适当切开切口外侧肋间肌肉以增加胸壁撑开范围，减轻术后疼痛。用肋骨牵开器暴露左心室前壁及 LAD，将固定于心包上的 LIMA 牵拉出切口并修剪远端，修剪后再次确认 LIMA 血流正常，带线哈巴狗夹夹闭近端。将心表固定器固定在 LAD 拟吻合部位，LAD 近端留置阻断带并临时阻断血流，切开 LAD 后放置冠状动脉分流栓，松开阻断带，以 7-0/8-0 prolene 端-侧吻合 LIMA 与 LAD。笔者习惯从"脚跟"处开始吻合，在 LIMA 落位前先完成对侧吻合，LIMA 落位后进行另一侧吻合，吻合过程中始终保持冠状动脉分流栓在位，确保前向血流灌注。打结前取出冠状动脉分流栓，开放 LIMA。吻合口附近固定 LIMA 防止扭曲（骨骼化游离者无须固定），测定 LIMA 血流量满意后，彻底止血，用鱼精蛋白中和肝素，使用罗哌卡因封闭肋间神经来镇痛，逐层关胸并缝合右手机械臂胸壁小孔（图 17-6）。

2. LAD 多支血管病变非体外循环 RACAB　对于累及 LAD 的多支血管病变，切口通常扩大至 8～10 cm 并向左后外侧延长，切口大小以靶血管显露充分并能安置心表固定器为原

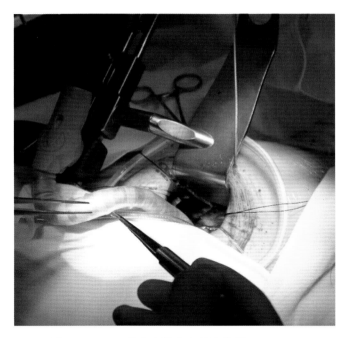

图 17-6　LAD 单支血管病变非体外循环 RACAB

则。多数情况下经第 5 肋间进胸,个别肋间隙较宽的患者经第 4 肋间进胸。充分切开后外侧肋间肌肉,切开过程中注意严密止血。手术床安置悬吊系统,切口用肋骨牵开器牵开后与悬吊系统相连,悬吊后可进一步显露切口。将固定于心包上的 BIMA 牵拉出切口并修剪远端,再次确认 BIMA 血流正常。此时根据患者冠状动脉病变情况确定旁路移植计划。如为左主干或左冠系统病变而右冠系统正常,可采用原位 RIMA 与前降支吻合同时原位 LIMA 与回旋支系统吻合的方法,也可采用 RIMA 与 LIMA 构建 Y 形复合桥,LIMA 与前降支吻合,RIMA 与回旋支系统吻合的方法。如为累及右冠系统的三支血管病变,因 BIMA 桥血管长度有限,此时通常需要构建 RIMA-大隐静脉(SVG)复合桥来吻合非前降支血管。为降低复合桥构建难度,笔者采用的方法是在右侧胸骨旁第 1 或第 2 肋间做 1.5 cm 左右横切口,经切口放置 2 cm 切口保护套后,将 RIMA 由切口内牵拉出胸腔外,在切口外完成 RIMA 与大隐静脉的端-侧吻合或端-端吻合,具体吻合方式根据 RIMA 与大隐静脉的尺寸匹配度决定。吻合完毕检查吻合口有无出血,由该切口将复合桥还纳入胸腔内,近端吻合完成。将心表固定器固定于 LAD 拟吻合部位,如前所述完成 LIMA 与 LAD 的吻合。血流测定结果满意后,嘱麻醉医生调整手术床至头低脚高位,于左上肺静脉旁、下腔静脉旁以及二者之间的心包上置三根牵引线,套胶皮管备用。确定 RIMA-SVG 复合桥方向无误,用心尖吸引器吸引心脏以暴露回旋支靶血管,心表固定器充分固定,切开靶血管置入冠状动脉分流栓,将大隐静脉与靶血管行序贯端-侧吻合。吻合完毕后测定复合桥血流量,血流量测定结果满意后同法显露后降支或左心室后支,完成其与大隐静脉复合桥的端-侧吻合(图 17-7 和图 17-8)。后续过程同 LAD 单支血管病变非体外循环 RACAB。

　　与左前外侧小切口直视下行 MIDCAB 相比,通过机器人手术系统获取 BIMA 行 RACAB 具有如下潜在优势:①BIMA 获取质量高,难度下降,对胸壁的牵拉时间短,术后疼痛减轻;②BIMA 的使用增加了桥血管与靶血管配置的灵活性,应用 Y 形或 I 形复合桥技术可以实

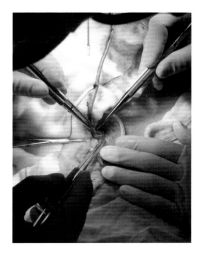

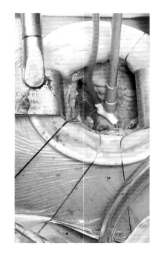

图 17-7　RIMA 与大隐静脉构建复合桥　　　　图 17-8　左前外侧小切口 SVG-PDA 吻合

现 LIMA、RIMA 对前降支及非前降支系统的灌注;③近端吻合口操作简化,避免了升主动脉操作,消除了引起卒中、致命性出血或主动脉夹层等严重并发症的风险,实现了真正的"无接触"。

(五)全机器人冠状动脉旁路移植术(TECAB)

1. 体外循环心脏停搏 TECAB(AH-TECAB)　迄今为止,国内尚无单位和个人开展 AH-TECAB 的临床工作。国外 Bonatti 等[17]完成了最大样本量的 AH-TECAB 研究并在文献中描述了其采用的方法。简言之,患者麻醉管理、体位摆放同 RACAB,区别之处在于会使用机器人第四机械臂,于左侧肋弓或剑突下打孔置入套管,通过该套管可以递送 S18Uclip 缝针等手术需要的物品,同时可利用第四机械臂置入心表固定器来固定心脏表面,有利于吻合侧壁和下壁血管时改善术野显露。全身肝素化(3 mg/kg)后,通过股动、静脉导管或者腋动脉-股静脉导管建立体外循环,同时通过股动脉插入主动脉腔内球囊阻断系统阻断升主动脉及灌注心脏停搏液。并行循环(患者心脏跳动的同时,体外循环机也在工作的那段时间)后切开心包暴露靶血管,随后用球囊阻断升主动脉并灌注心脏停搏液。心脏停搏后,如果患者为前降支单支血管病变,则利用提前游离的 LIMA 与之进行端-侧吻合。如果患者为多支血管病变,则利用 RIMA 与 LIMA 构建的复合桥或提前与腋动脉完成近端吻合的静脉桥,分别与后降支、钝缘支进行吻合,最后用 LIMA 与前降支进行端-侧吻合。吻合方法与开放手术条件下的端-侧吻合或侧-侧吻合"降落伞法"相同,特殊之处在于缺乏助手的协助,因此对静脉引流以及心肌保护要求很高,一定要确保术野无血、静止,使术者能够从容、耐心地完成吻合。另外由于是在放大 10 倍的术野下操作,因此吻合中要注意避免缝合组织不足引起切割出血。所有靶血管吻合完毕后开放升主动脉,心脏复搏后确认吻合口无出血,复合桥血流量测定结果满意后可停止体外循环,鱼精蛋白中和肝素后止血,撤出机械臂,经左手机械臂放置胸腔引流管,关闭各操作孔。

2. 非体外循环心脏不停搏 TECAB(BH-TECAB)　麻醉管理、体位摆放、机器人定泊以及套管置入与 AH-TECAB 相同,LAD 单支血管病变患者游离 LIMA,多支血管病变患者需要游离 BIMA。游离完毕后切开心包显露靶血管,经第四机械臂套管置入橡皮阻断带、S18Uclip 缝针、哈巴狗夹以及冠状动脉分流栓等物品。全身肝素化(1 mg/kg)保持 ACT 在 300 s 以上,LIMA 分叉处以持夹器夹闭远端,以 Potts 剪剪开 LIMA 以探查血流情况并以哈巴狗夹阻断血流,修剪 LIMA 远端吻合口至大小合适的斜面,过程中不完全离断 LIMA 以便于操作。在远离术者一侧从"脚跟"到"脚尖"预置5针 Uclip 缝线,随后经第四机械臂置入心表固定器至前降支靶血管处固定局部操作面。于靶血管近端及远端缝合橡皮阻断带,可临时阻断近端进行缺血预适应,同时观察心肌对缺血的耐受情况。将 LIMA 完全离断后临时固定于心包上,吻合口与 LAD 拟吻合处对应。阻断 LAD 近远端,切开血管并扩大至合适大小,床旁助手经心表固定器推注肝素生理盐水冲洗吻合口处以保持术野清晰。术者左手持精细镊子,右手使用持针器,从"脚跟"到"脚尖"依次将 LIMA 上预置的5针 Uclip 缝线缝合至 LAD 吻合口对应的血管壁上,随后将缝线拉紧使 LIMA 落位,最后完成靠近术者一侧的3针吻合。开放 LAD 近远端橡皮阻断带以及 LIMA 上的哈巴狗夹排气,拉紧最后3针缝线,吻合完成。确认吻合口无出血,测定血流量满意,鱼精蛋白中和肝素,后续过程同 AH-TECAB。对于多支病变患者,可采用 RIMA-LAD/LIMA-nonLAD 策略,或者离断 RIMA 与 LIMA 构建 Y 形复合桥,采用 LIMA-LAD/RIMA-nonLAD 的策略,吻合方法同前述。需要强调的是,由于现有条件尚无法显露下壁血管,因此 BH-TECAB 仅应用于累及左冠系统的多支血管病变患者。

Balkhy 等[10]报道了采用 C-Port 远端吻合装置进行 BH-TECAB 的系列研究结果,该装置避免了远端吻合口手工吻合的过程,应用范围从 LAD 单支血管病变拓展到了左冠系统的多支血管病变,近中期结果满意。但由于厂商停止了该装置的生产,目前该术式已无法开展。

八、术后处理

术后处理原则与正中开胸非体外循环 CABG 类似,患者清醒、肌力恢复满意、无外科出血情况时可尽早拔除气管导管并恢复床旁活动。情况允许时应尽量在6 h 内给予阿司匹林(100 mg/d)抗血小板治疗,随后根据引流情况加用硫酸氢氯吡格雷片(75 mg/d)或替格瑞洛片(90 mg,2 次/日),维持至术后1年,根据复查情况调整。其他二级预防用药(包括硝酸酯类、β 受体阻滞剂、他汀类)可在拔管后开始服用。出院前复查胸部 X 线、心电图及 TTE,术后6个月复查冠状动脉 CTA。需要特别注意的事项如下:①充分镇痛。使用机器人获取乳内动脉显著减少了对肋骨的牵拉时间,但由于后续的远端吻合操作仍需要牵拉肋骨,因此部分患者术后早期会出现明显的切口疼痛表现,甚至因此影响呼吸功能,导致延迟拔管或肺不张等各种呼吸系统并发症。因此不仅要重视术中封闭肋间神经等处理,术后也要充分利用各种手段缓解切口疼痛。②胸腔引流管的管理。术中胸腔引流管的放置和术后的管理对于 RACAB 和 TECAB 患者极为重要,直接关系到患者术后的恢复速度和对微创手术的评价。引流管摆放不当有可能导致胸腔引流量评估不准确,对出现的循环不稳定做出误判。也有可能因为引流管刺激带来的疼痛或不适影响患者呼吸,导致延迟拔管或肺不张。因此术后要结合床旁胸部 X 线、动脉血气、血细胞比容的动态变化,以及引流液的量、颜色和液面波动情况,综合判断胸腔引流情况和肺复张程度,在引流通畅的情况下连续6 h 胸腔引流量少于50 ml 时可以拔除引流管,减轻患者疼痛并促进其尽快下床活动。

九、并发症及其防治

(一)中转正中开胸

若术中因持续的心肌缺血、恶性心律失常、乳内动脉获取失败或其他原因导致 RACAB

或 TECAB 难以继续实施时,需要紧急中转正中开胸完成手术,以快速实现完全血运重建,确保患者生命安全为第一要务。因此在消毒铺单、物品准备以及体外循环备机等多个方面,都要考虑到紧急中转正中开胸时的要求。

(二)出血

术后出血导致循环不稳定甚至二次开胸止血是影响手术结果的重要原因。RACAB 和 TECAB 的出血部位除了乳内动脉分支和吻合口外,也有可能是乳内动脉床、胸腺组织、胸壁打孔位置、肋间切口及股动、静脉插管处,尤其是 AH-TECAB 因体外循环的影响,围手术期出血的风险也明显增加。因此在操作过程中应充分发挥机器人手术系统视野清晰、操作精细的优势,尽可能精准地进行组织分离,并在操作过程中及时止血,保证术野干净、清晰,降低后期出血的风险。需要注意的是,电凝处理的乳内动脉分支、胸壁打孔位置和肋间切口是较为多见的出血来源,因此在游离乳内动脉过程中对较大的分支要用持夹器夹闭,胸壁打孔时使用套管钝性分离,肋间切口进胸时注意沿肋骨上缘切开,避免损伤肋间动、静脉。

(三)恶性心律失常

操作过程中机械臂刺激心脏表面以及心肌缺血都有可能引发严重室性心律失常。因此消毒前必须在胸壁前后贴体外除颤电极片,术前、术中应监测患者血钾浓度,血钾浓度宜控制于 4.5 mmol/L 左右。在乳内动脉获取完毕准备切开心包时,麻醉医生可静脉滴注利多卡因以提高心脏对机械刺激的耐受性,预防心律失常的发生。切开心包过程中保持电凝低功率状态,尽可能将心包提起远离心外膜,防止电传导和机械臂触碰引起的刺激。如术中发生恶性心律失常,应迅速撤出机械臂并恢复双肺通气,随后实施体外电除颤(150~200 J),如 2~3 次不能转复,应尽快撤除床旁机械臂车并通过正中开胸建立体外循环,完成后续手术。

(四)围手术期心肌梗死

文献报道的资料显示,RACAB 和 TECAB 的围手术期心肌梗死发生率与常规正中开胸手术相比并无显著差异,但由于手术模式的转变,对于心肌保护的重视必须更为加强。单肺通气过程中要避免持续低氧,在 BH-RACAB 过程中要尽可能使用冠状动脉分流栓保证远端冠状动脉血流,在 AH-TECAB 过程中要注意球囊阻断充分、心脏停搏液灌注确切、心脏停搏满意。旁路移植完成后复合桥血流量测定极为重要,可以有效预防术后发生影响血流动力学稳定的围手术期心肌梗死。多数围手术期心肌梗死患者通过积极的药物支持治疗均可平稳度过术后早期,不影响康复出院。少数范围较大的围手术期心肌梗死有可能影响循环稳定,需要主动脉内球囊反搏(IABP)甚至体外膜肺氧合(ECMO)支持。

(五)肺不张

RACAB 和 TECAB 都需要较长时间的单肺通气,在此过程中发生的弥漫性小肺泡塌陷可引起通气血流比例失调,从而影响术后呼吸功能恢复。因此,除了要重视术前戒烟、呼吸功能评价和锻炼以外,术中也应尽可能缩短单肺通气时间、关胸时充分膨肺,术后早期给予适度的持续正压通气治疗,拔管后加强呼吸功能锻炼、积极进行拍背振肺治疗并鼓励患者主动咳嗽排痰,这些均对患者的快速康复至关重要。

(六)卒中

由于 RACAB 和 BH-TECAB 均为升主动脉"无接触"操作,因此围手术期发生卒中的风险很低,笔者所在单位完成的近 500 例手术中患者围手术期卒中发生率接近于零。而 AH-

TECAB 由于涉及体外循环股动脉逆行灌注以及升主动脉球囊阻断等操作，与 RACAB 和 BH-TECAB 相比，卒中风险增加，可以通过术前颈动脉超声、胸部 CT 等检查排除颈动脉狭窄和升主动脉钙化等情况，另外术中仔细操作尽可能缩短体外循环时间也可降低卒中风险。

十、技术现状及展望

回顾近二十年的发展历史，机器人手术系统在微创冠状动脉外科领域的应用和推广充满了艰辛和挑战。从开展单位、手术数量以及手术质量来看，美国胸外科医师协会(STS)数据库资料显示，2006 年和 2012 年分别有 148 家和 151 家医院开展 RACAB 和 TECAB，完成的手术数量分别占同期全美 CABG 数量的 0.59％和 0.97％，在死亡、二次开胸止血以及卒中等主要围手术期不良事件发生率方面，RACAB 和 TECAB 要显著低于常规正中开胸手术，住院时间也明显短于常规正中开胸手术[18]。中国缺乏公开发表的研究资料，据笔者所知，近十年能够坚持开展该技术的医疗机构不足 10 家，每年完成的手术数量为百余例，约占同期全国 CABG 数量的 0.2％。从技术迭代的角度看，达芬奇机器人 Xi 手术系统的推出对于推动 RACAB 和 TECAB 技术的普及并未发挥关键性作用。尽管其机械臂设计更为简洁小巧，但在克服胸廓骨性结构的限制、提升系统使用的灵巧性方面没有突破性进展。另外，由于总体开展率偏低，TECAB 所必需的部分耗材如 S18Uclip 缝针、C-Port 远端吻合装置等都已退出市场，这直接导致 TECAB 在全球陷于停滞状态，使得达芬奇机器人手术系统在微创冠状动脉外科领域更多地应用于乳内动脉获取。鉴于 BH-TECAB 代表了微创冠状动脉外科的最高水平并且在 21 世纪初即应用于临床，因此从技术发展的角度分析，RACAB 似乎呈现倒退的状态。

但是，如果放眼整个微创外科的发展历史，则会发现，其发展过程是一种波浪式起伏过程，并随着社会总体科技水平的提升而不断完善进步，甚至要经历一段时间的停滞或倒退。以非体外循环 CABG 的发展为例，从 20 世纪 60 年代最早开始应用，到后来由于体外循环心肌保护技术的成熟而被外科医生放弃，再到 20 世纪 90 年代末，随着新一代心表固定器和心尖吸引器的出现和完善，其又在心血管外科领域重新兴起，直到目前成为微创冠状动脉外科领域的标准化术式，充分证明了任何技术的发展都要经历发展—完善—再发展—再完善的反复淬炼，这也是该技术不断被临床和市场检验评价的过程，最终随着各方面条件的完善而推动技术走向成熟。

尽管受限于技术普及程度低、样本量少，微创冠状动脉外科领域目前缺乏高质量的临床研究数据，但从大多数单中心研究提供的数据来看，RACAB 和 TECAB 技术在治疗 LAD 单支血管病变或左主干三支血管病变方面，近远期结果都较为满意[19]。随着近十年手术器械的革新以及临床技术的发展，MIDCAB 开启了新的发展热潮，从单支血管病变到多支血管病变，从 LIMA 联合大隐静脉到 BIMA 联合桡动脉的全动脉化治疗，表现出旺盛的生命力和良好的发展前景[20-22]。在此背景下，机器人手术系统在获取乳内动脉尤其是 BIMA 方面的优势，将有力推动该技术在微创冠状动脉外科领域的推广应用，并在此基础上促进 TECAB 技术的回归和普及。

乳内动脉获取、升主动脉近端吻合以及远端靶血管吻合是当前微创冠状动脉外科 MIDCAB 治疗多支血管病变面临的主要挑战。机器人手术系统的使用可显著降低 BIMA 的获取难度，减少微创冠状动脉外科手术过程中对胸壁的过度牵拉，为微创冠状动脉外科提供了两条高质量的动脉桥血管材料，并能有效减轻术后疼痛。BIMA 的使用不仅增加了桥血管与靶血管配置的灵活性,还可应用大隐静脉、桡动脉等与乳内动脉构建 Y 形或 I 形复合桥,以实现 LIMA、RIMA 对前降支及非前降支系统的灌注,避免了升主动脉的操作,实现了真正的"无接触",规避了主动脉夹层和卒中等致命性并发症,提高了手术安全性。

尽管机器人手术系统在 BIMA 获取方面较正中开胸和小切口直视等入路手术具有显著的优势,但从实际操作的角度尤其是在国人冠心病患者中的应用来看,真正掌握该技术并能够熟练运用仍需要一定的学习曲线,在患者选择、乳内动脉评估、麻醉管理、机器人手术系统操作、手术医生与床旁助手配合等诸多方面都需要反复训练和探索,才能形成较为成熟稳定的技术路线和团队合作。与欧美患者相比,国人体形相对矮小、胸部空间有限,同时乳内动脉相对偏细、动静脉壁偏薄,以上解剖条件导致术中可能面临以下困难:①胸部范围窄,肩胛骨和髂前上棘易对更换及伸缩机械臂造成阻碍,影响器械操作,增加床旁助手操作难度,延长手术时间,同时机械臂之间的碰撞概率增加。②胸腔空间小,需要较大的 CO_2 压力来压迫心脏制造操作空间,过高的 CO_2 气压不仅影响血流动力学稳定,而且在更换器械时由于胸膜腔内压的突然变化而使心脏的位置发生改变,有可能导致进入胸腔的器械损伤心脏而产生严重后果。这一问题在获取 RIMA 时更为明显,由于要跨越纵隔进行操作,心脏搏动对机械臂的干扰会影响术野及操作的准确性,需要对术野更有效地扩大和对机械臂更精准地控制方能安全完成整个操作。③由于机器人手术系统缺乏力反馈机制,仅依靠视觉补偿有时无法达到精细操作的要求,在乳内动脉骨骼化游离过程中,除了持夹器夹闭和电凝止血外,缺乏有效控制出血的手段,因此在游离过程中无论是器械夹持引起的静脉出血还是损伤分支引起的动脉出血,均会沿乳内动脉床污染视野,影响后续操作,严重出血还有可能污染内镜,使后续操作更为困难。因此在操作过程中必须时刻防患于未然,充分暴露术野,确定机械臂到达理想位置再进行操作,避免各种误伤导致的出血发生。针对左侧入路获取 BIMA 技术操作的复杂性,日本学者近期提出了采用双侧入路分别获取 LIMA、RIMA 的策略[23],该方法的优势在于降低了对患者身高、体重方面的要求,不需要长时间的右侧单肺通气,不需要跨越纵隔进行操作,避免了获取 RIMA 过程中心脏搏动对机械臂的干扰;缺点是需要在右侧胸壁额外打孔,另外在一侧乳内动脉获取结束后需要更换床旁机械臂车的位置,增加了手术时间和机械臂污染的机会。由于病例数有限,其具体应用效果还需更多的实践进行验证。笔者所在单位总结 2018 年 4 月至 2021 年 12 月 102 例多支血管病变患者接受 RACAB 的临床资料,共 100 例患者成功通过达芬奇机器人手术系统获取乳内动脉,共获取 LIMA 100 支,RIMA 46 支,所有乳内动脉均成功获取,获取成功率达 100%。2 例患者分别因机械臂触碰心脏发生心室颤动和胸膜粘连而中转正中开胸手术,总体中转开胸率为 2.0%。所有前降支均实现乳内动脉搭桥,其中 90 例患者行 LIMA-前降支搭桥,10 例患者行 RIMA-前降支搭桥。术中出血量为(206.4±86.1)ml,术后 24 h 出血量为 355.0(205.0~557.5)ml。围手术期结局方面,主要不良事件发生率为 2.9%。1 例患者因心肌梗死导致低心排血量综合征、肺部感染和肾功能衰竭,先后经历主动脉内球囊反搏植入和床旁血液滤过治疗,最终因多脏器功能衰竭死亡,其余患者手术过程均顺利,痊愈出院。所有患者末次随访时间为 2022 年 6 月,平均随访时间 28.2 个月。随访期内 1 例患者失访,失访率为 1.0%。所有患者不良事件发生率为 7.0%,包括全因死亡 3 例(3.0%),其中 1 例为心源性死亡,另外 2 例患者的死因分别为消化系统肿瘤和精神疾病,卒中 2 例(2.0%),再次血运重建 3 例(3.0%),没有患者出现心肌梗死[14]。

以 RACAB 或 TECAB 结合经皮冠状动脉介入治疗(percutaneous coronary intervention,

PCI)技术的杂交手术也是当前冠心病多支血管病变微创治疗的研究热点和发展方向,其目标是以最小的创伤实现完全血运重建。杂交手术兴起于 20 世纪 90 年代,但是由于早期该手术是经左侧胸壁第 4 肋间切口直视下获取乳内动脉,缺乏相关的胸壁悬吊和撑开器械,故游离乳内动脉非常困难,因而该术式未能得到迅速普及和推广。随着 RACAB 和 TECAB 技术的出现,杂交手术的临床应用得到了进一步的推广,相关研究结果也不断出现[24-26]。按照操作的流程,杂交手术分为一站式杂交和分站式杂交,两种术式各有优缺点。一站式杂交在缩短住院时间、减少患者反复接受治疗干预次数、降低两次治疗期间的心肌缺血事件发生率以及节省医疗资源等方面优势明显,但开展该技术需要具备良好的心脏内外科团队以及杂交手术室,另外由于外科和内科治疗的抗凝要求和策略差异,有可能增加围手术期血栓和出血事件发生率。分站式杂交对手术室硬件条件以及内科和外科配合程度的要求相对较低,如采用先 RACAB/TECAB 后 PCI 的策略,前降支实现血运重建可提高后期 PCI 治疗的安全性,另外在外科手术后早期即可服用抗血小板药,为后期 PCI 治疗做准备;并且分站式杂交可在支架植入同期行乳内动脉造影以评估乳内动脉桥血管及吻合口通畅情况。从当前国内外发展情况来看,更多医疗机构更倾向于采用分站式杂交手术模式。

　　总之,RACAB 和 TECAB 技术作为微创冠状动脉外科领域的重要发展方向,临床治疗效果经历了近二十年的实践检验。现有的临床数据证明,其在不增加手术近期风险的基础上,可显著减轻术后疼痛、改善美容效果、降低手术创伤和切口愈合不良、减少输血需求、缩短住院和康复时间。尽管在系统完善、相关耗材的研发以及技术推广普及方面还面临相当多的挑战,但从顺应时代发展的趋势分析,机器人手术系统代表了科技发展的未来方向,必将随着科技进步和社会发展而不断更新,为不断满足广大冠心病患者对微创技术的要求发挥建设性作用。

(王　嵘　刘　冰)

参 考 文 献

[1] World Health Organization. World health statistics 2021:monitoring health for the SDGs,sustainable development goals[R]. Geneva:World Health Organization,2021.

[2] 国家心血管病中心. 中国心血管健康与疾病报告 2021[M]. 北京:科学出版社,2022.

[3] LAWTON J S,TAMIS-HOLLAND J E,BANGALORE S,et al. 2021 ACC/AHA/SCAI guideline for coronary artery revascularization:executive summary:a report of the American College of Cardiology/American Heart Association Joint Committee on clinical practice guidelines[J]. Circulation,2022,145(3):e4-e17.

[4] KONSTANTINOV I E. René Favaloro and the fatherhood of the coronary bypass operation:lest we forget[J]. J Thorac Cardiovasc Surg,2019,157(1):196-198.

[5] BONATTI J,WALLNER S,CRAILSHEIM I,et al. Minimally invasive and robotic coronary artery bypass grafting-a 25-year review[J]. J Thorac Dis,2021,13(3):1922-1944.

[6] LOULMET D,CARPENTIER A,D'ATTELLIS N,et al. Endoscopic coronary artery bypass grafting with the aid of robotic assisted instruments[J]. J Thorac Cardiovasc Surg,1999,118(1):4-10.

［7］ ARGENZIANO M，KATZ M，BONATTI J，et al. Results of the prospective multicenter trial of robotically assisted totally endoscopic coronary artery bypass grafting［J］. Ann Thorac Surg，2006，81（5）：1666-1674.

［8］ BONATTI J，SCHACHNER T，BONAROS N，et al. Robotically assisted totally endoscopic coronary bypass surgery［J］. Circulation，2011，124（2）：236-244.

［9］ SRIVASTAVA S，BARRERA R，QUISMUNDO S. One hundred sixty-four consecutive beating heart totally endoscopic coronary artery bypass cases without intraoperative conversion［J］. Ann Thorac Surg，2012，94（5）：1463-1468.

［10］ BALKHY H H，NISIVACO S，KITAHARA H，et al. Robotic multivessel endoscopic coronary bypass：impact of a beating-heart approach with connectors［J］. Ann Thorac Surg，2019，108（1）：67-73.

［11］ 高长青，杨明，王刚，等. 全机器人胸廓内动脉游离非体外循环冠状动脉旁路移植术［J］. 中华外科杂志，2007，45（20）：1414-1416.

［12］ GAO C Q，YANG M，WU Y，et al. Early and midterm results of totally endoscopic coronary artery bypass grafting on the beating heart［J］. J Thorac Cardiovasc Surg，2011，142（4）：843-849.

［13］ CHENG N，GAO C Q，YANG M，et al. Analysis of the learning curve for beating heart，totally endoscopic，coronary artery bypass grafting［J］. J Thorac Cardiovasc Surg，2014，148（5）：1832-1836.

［14］ 谢玉芊，张丽月，成楠，等. 机器人辅助微创冠状动脉血运重建治疗冠心病多支血管病变的单中心回顾性研究［J］. 中国胸心血管外科临床杂志，2023，30（5）：724-730.

［15］ 何潇一，张华军，成楠，等. 不同心肌血运重建方式治疗高龄冠心病三支病变患者的围术期结果［J］. 中国胸心血管外科临床杂志，2021，28（6）：627-632.

［16］ CHENG N，ZHANG H J，YANG M，et al. Eleven-year outcomes of U-clips in totally robotic coronary artery bypass grafting versus standard hand-sewn running suture in robotic-assisted coronary artery bypass grafting［J］. Interact Cardiovasc Thorac Surg，2021，33（1）：27-33.

［17］ BONATTI J，SCHACHNER T，BONAROS N，et al. Robotic totally endoscopic double-vessel bypass grafting：a further step toward closed-chest surgical treatment of multivessel coronary artery disease［J］. Heart Surg Forum，2007，10（3）：E239-E242.

［18］ WHELLAN D J，MCCAREY M M，TAYLOR B S，et al. Trends in robotic-assisted coronary artery bypass grafts：a study of The Society of Thoracic Surgeons Adult Cardiac Surgery Database，2006 to 2012［J］. Ann Thorac Surg，2016，102（1）：140-146.

［19］ RAVIKUMAR N，GEORGE V，SHIRKE M M，et al. Robotic coronary artery surgery：outcomes and pitfalls［J］. J Card Surg，2020，35（11）：3108-3115.

［20］ MCGINN J T，Jr，USMAN S，LAPIERRE H，et al. Minimally invasive coronary artery bypass grafting：dual-center experience in 450 consecutive patients［J］. Circulation，2009，120（11 Suppl）：S78-S84.

［21］ DAVIERWALA P M，VEREVKIN A，SGOUROPOULOU S，et al. Minimally invasive coronary bypass surgery with bilateral internal thoracic arteries:early outcomes and angiographic patency[J]. J Thorac Cardiovasc Surg,2021,162(4):1109-1119. e4.

[22] DAVIERWALA P M,VEREVKIN A,BERGIEN L,et al. Twenty-year outcomes of minimally invasive direct coronary artery bypass surgery:the Leipzig experience[J]. J Thorac Cardiovasc Surg,2023,165(1):115-127. e4.

[23] TARUI T,ISHIKAWA N,WATANABE G. A novel robotic bilateral internal mammary artery harvest using double docking technique for coronary artery bypass grafting [J]. Innovations (Phila),2017,12(1):74-76.

[24] LEE J D,VESELY M R,ZIMRIN D,et al. Advanced hybrid coronary revascularization with robotic totally endoscopic triple bypass surgery and left main percutaneous intervention[J]. J Thorac Cardiovasc Surg,2012,144(4):986-987.

[25] PANOULAS V F,COLOMBO A,MARGONATO A,et al. Hybrid coronary revascularization:promising,but yet to take off[J]. J Am Coll Cardiol,2015,65(1):85-97.

[26] KITAHARA H,HIRAI T,MCCROREY M,et al. Hybrid coronary revascularization:midterm outcomes of robotic multivessel bypass and percutaneous interventions[J]. J Thorac Cardiovasc Surg,2019,157(5):1829-1836. e1.

手术视频:游离 LIMA

手术视频:TECAB

手术视频:利用 BIMA
构建四支桥

第十八章　机器人心脏肿瘤手术

一、概况

原发性心脏肿瘤属少见肿瘤,尸检发生率为 $0.001\%\sim0.030\%$[1-2]。原发性心脏肿瘤中,良性肿瘤占 75%,恶性肿瘤占 25%[3]。心脏良性肿瘤包括心脏黏液瘤、横纹肌瘤、纤维瘤、血管瘤、畸胎瘤等,其中以黏液瘤最为多见,多发生于左心房;心脏恶性肿瘤包括各种肉瘤、淋巴瘤、间皮瘤等,多发生于右心系统。

心脏肿瘤的临床表现包括以下几个方面。①充血性心衰:瘤体堵塞心腔或心脏瓣膜口导致患者血流动力学障碍,引起心衰;肿瘤受血流冲击碎裂脱落导致患者出现栓塞症状,引起脑血管、肠系膜动脉、肢体动脉等栓塞,患者出现偏瘫、失语、昏迷、急性腹痛、肢体疼痛等症状,甚至引起猝死,若栓子进入肺循环,可引起肺动脉栓塞,患者出现呼吸困难、胸痛、晕厥、咯血、咳嗽、心悸等症状。②心律失常:肿瘤浸润致心肌细胞受损或累及心脏传导系统时,引起患者心律失常或心电图改变,如室上性或室性心动过速、室性期前收缩、房颤、不完全性右束支传导阻滞、心室高电压或肥厚等[4-6]。③当肿瘤出血、变性、坏死时,可引起全身免疫反应,患者常有发热、贫血、消瘦、食欲减退、关节痛、肌肉痛、乏力等症状。临床中原发性心脏肿瘤的影像学检查有 X 线检查、超声心动图、CT 及 MRI 等,以超声心动图、CT 及 MRI 为主要诊断手段,合理运用各种检查方法可有效地诊断原发性心脏肿瘤[7]。

原发性心脏良性肿瘤的治疗首选手术切除,治疗效果确切,远期效果良好。多数学者认为外科手术是原发性心脏恶性肿瘤的主要治疗方法。对于恶性肿瘤,切除肿瘤组织的同时可解除肿瘤所引起的临床症状,为进一步开展联合治疗提供机会。目前对心脏恶性肿瘤的治疗趋向于手术、放疗、化疗相结合的综合治疗[8]。

机器人心脏肿瘤切除术由于视野清晰、操作方便、灵活度高,得到越来越多的应用,尤其在传统手术困难的左心室肿瘤切除中有着较大优势。

二、适应证和禁忌证

(一)适应证

(1)心脏肿瘤一旦发现,应尽早手术。

(2)患者身高>130 cm,体重>30 kg。

(3)肺功能、气道大致正常,可行双腔支气管插管并耐受单肺通气。

(4)无双侧股动、静脉狭窄,畸形,钙化,无明显升主动脉钙化。

(5)无常规体外循环手术禁忌。

(二)禁忌证

(1)中至重度肺功能不全无法耐受长时间单肺通气。

(2)严重胸廓或脊柱畸形,影响双腔支气管插管或手术操作。

　　(3)重度患侧胸膜粘连,体外循环需阻断升主动脉时,严重的升主动脉粥样硬化、钙化。

　　(4)严重的双下肢动、静脉畸形或狭窄,不适合建立外周体外循环。

　　(5)肿瘤较大、浸润范围广,需行心房、心室壁切除重建的患者。

三、术前准备

　　除常规体外循环手术术前检查外,还需行下肢动、静脉超声评估血管质量,胸部 CT 评估有无升主动脉钙化。除心脏超声外,左心室、右心房、右心室肿瘤或怀疑恶性肿瘤者术前行 MRI 检查评估肿瘤基底部大小、浸润范围。

四、体位和麻醉

　　患者取平卧位,右胸垫高 15°,右上肢置于半垂固定体位。穿刺左侧桡动脉进行动脉血压监测,插入双腔支气管导管。穿刺右侧颈内静脉建立深静脉通道。检测右侧经皮血氧饱和度。常规留置测温导尿管。插入 TEE 探头,于右肩及心尖处贴好体外除颤电极片备用。

五、机器人定泊和套管定位

　　左肺单肺通气后于右侧胸壁打孔。沿右侧第 4 肋间腋前线做 5 cm 切口,放入 12 cm 切口保护套,作为内镜孔、辅助孔及阻断钳进入孔。注意避开乳腺组织。分别于右侧腋前线第2、第 6 肋间做 1 cm 小孔,作为左、右手机械臂孔。于右侧锁骨中线第 5 肋间做 1 cm 小孔作为第三机械臂进入孔。机器人手术系统的床旁机械臂车推至患者左侧适当位置,至中心柱与患者第 4 肋间对齐后定泊。机械臂与套管连接。

六、手术步骤

　　游离右侧股动、静脉备用,患者全身肝素化后,用 5-0 prolene 分别于股动、静脉缝制荷包,经股动、静脉导管建立体外循环。体外循环开始后,经第 4 肋间切口直视下切开心包并悬吊。直视下用 4-0 prolene 水平褥式缝合 1 针并插入心脏停搏液灌注针,灌注针固定于切口上端。直视下使用 Chitwood 阻断钳阻断升主动脉,灌注心脏停搏液。心脏完全停搏后,使用机器人器械继续以下操作。沿房间沟方向切开左心房,放入左心引流管及心房拉钩,显露左心房肿瘤。如为左心室肿瘤,可使用心房拉钩将二尖瓣前叶拉起,显露左心室肿瘤(图18-1)。探查肿瘤蒂部,彻底切除肿瘤蒂部。较大的左心房肿瘤的瘤体可与左心房壁粘连,予以钝性分离。切除后残面可用电剪电凝,生理盐水彻底冲洗心腔。两根 4-0 Gore-Tex 线缝合左心房切口,左心房排气后打结,麻醉医生膨肺,经心脏停搏液灌注针排出左心气体。开放 Chitwood 阻断钳,心脏复搏后可撤离机械臂,拔除心脏停搏液灌注针并打结。平稳后停止体外循环,TEE 复查手术效果。利用鱼精蛋白中和肝素,拔除股动、静脉导管,检查主动脉、左心房切口、胸壁各穿刺孔有无活动性出血,经第 6 肋间穿刺孔放置胸腔引流管后关胸。

七、术后处理

　　术后常规预防性使用抗生素 24～48 h。胸腔积液少于 100 ml/24 h 时可拔除胸腔引流管。为避免股动、静脉插管后血栓形成,如术后第 1 天胸腔积液不多,则使用低分子肝素抗凝,出院后改为口服替格瑞洛 1 个月。出院前复查心脏超声、胸部 CT。

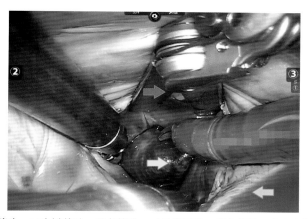

红色箭头：二尖瓣前叶；蓝色箭头：二尖瓣后叶；黄色箭头：左心室肿瘤。

图 18-1　经左心房-二尖瓣途径所见左心室肿瘤

八、并发症及防治

1. 术后活动性出血　术中仔细止血，反复检查关键部位如左心房切口等，如有可疑处，及时用 4-0 prolene 缝合止血。必要时可在并行循环下缝合。胸壁穿刺孔如有肋间动脉活动性出血，可在内镜直视下直接电凝止血。术中操作时注意避免损伤肋间动脉。

2. 股动、静脉血栓　股动、静脉荷包避免过大，以免打结后造成血管局部狭窄。术后尽早下床活动，避免长期卧床。如卧床时间超过 48 h，可行下肢加压促进血液回流。如术后第 1 天胸腔积液不多，则使用低分子肝素抗凝，出院后改为口服替格瑞洛 1 个月。

（杨苏民　王　伟　王清江）

参 考 文 献

[1] PARASKEVAIDIS I A, MICHALAKEAS C A, PAPADOPOULOS C H, et al. Cardiac tumors[J]. ISRN Oncol, 2011, 2011:208929.

[2] 胡盛寿,王小启,许建屏,等. 心脏肿瘤外科治疗经验总结[J]. 中华医学杂志,2006,86(11):766-770.

[3] 陈孝平,汪建平. 外科学[M]. 8 版:北京:人民卫生出版社,2013.

[4] 尤士杰,杨跃进,张奎俊,等. 以室性心动过速为首发临床表现的心脏肿瘤五例[J]. 中华心律失常学杂志,2000,4(4):266.

[5] 刘勇,朱水波,殷桂林,等. 原发性心脏肿瘤的诊断与外科治疗[J]. 肿瘤预防与治疗,2015(3):148-151.

[6] 郑颖,刘启明,周胜华. 186 例心脏肿瘤临床特征分析[J]. 中国循环杂志,2014,29(1):52-54.

[7] BRAGGION-SANTOS M F, KOENIGKAM-SANTOS M, TEIXEIRA S R, et al. Magnetic resonance imaging evaluation of cardiac masses[J]. Arq Bras Cardiol,2013,101(3):263-272.

[8] 张楠,郭楠,周继梧,等. 心脏肿瘤的外科治疗[J]. 河北医药,2011,33(4):548-549.

第十九章 机器人房颤手术

一、概况

心房颤动（atrial fibrillation，AF）简称房颤，是一种常见的心律失常，是指规则有序的心房电活动消失，代之以快速无序的颤动波，是一种严重的心房电活动紊乱。

房颤在一般人群中的患病率约为 1%，在 65 岁以上人群中为 6%，在 75 岁以上人群中为 10%，终身患病率为 10%～15%，而在二尖瓣疾病患者中占比高达 79%。其风险因子包括年龄、糖尿病、吸烟、高血压、阻塞性睡眠呼吸暂停、甲亢、酗酒、使用违禁药品和肥胖。房颤患者卒中的高危因素包括以前有栓塞病史、高血压、糖尿病、冠心病、心衰、左心房扩大等。

房颤的临床表现主要为心悸，患者感到心跳加快，伴有乏力或劳累感，头晕眼花甚至昏倒，胸部不适，心前区疼痛、压迫感或者不舒服，气短或在轻度体力活动或者休息时感觉呼吸困难，有些患者可能没有任何症状。根据房颤发作的频率和持续时间不同，其症状存在明显差异。

阵发性房颤在心率不快时，可以没有明显症状。当心率增快时，除上述典型症状外，体格检查可发现心律不齐，心音快慢、强弱不一，严重情况下可出现晕厥或者严重的低血压。

持续性房颤时由于心房长时间丧失收缩功能，血液容易在心房内淤滞而形成血栓，血栓脱落后可随着血液到达全身各处，导致脑栓塞（卒中）、肢体动脉栓塞等而产生相应伴随症状。例如脑栓塞可引起头痛、呕吐、意识障碍、肢体偏瘫、昏迷等，冠状动脉栓塞可导致心绞痛、心肌梗死等，肠系膜动脉栓塞可引起腹胀、腹痛、便血、肠麻痹及溃疡，肾动脉栓塞可导致血尿、尿痛、少尿或无尿、腰痛等，肺栓塞可导致面色苍白、气促、胸痛、咳嗽等，肢体动脉栓塞则引起相应动脉供血区的 5P 征［包括疼痛（pain）、苍白（pallor）、无脉（pulselessness）、感觉异常（paresthesia）、麻痹（paralysis）］。值得一提的是，在合并风湿性心脏病时，脑栓塞的发生率明显增加。

房颤没有统一的分类方法，按持续时间可以分为阵发性房颤、持续性房颤和永久性房颤。通常认为阵发性房颤能在 7 d 内自行转复为窦性心律，一般持续时间小于 48 h；持续性房颤持续 7 d 以上，需要药物或电击才能转复为窦性心律；永久性房颤不能转复为窦性心律或在转复后 24 h 内复发。

按有无基础心脏病，房颤分为病理性房颤和特发性房颤（临床检查无基础心脏病）。特发性房颤往往发生在年龄较轻者，多数小于 50 岁，特发性房颤有时也称孤立性房颤。临床上还有一些特殊的房颤分类方法：首诊房颤，首次就诊就发现的房颤；非瓣膜病房颤是指无风湿性二尖瓣狭窄，未行二尖瓣机械瓣/生物瓣置换、二尖瓣成形术而发生的房颤；沉默性房颤是指没有任何临床症状的房颤。

二、适应证和禁忌证

（一）房颤射频消融术的适应证

（1）症状明显的阵发性房颤，一类以上抗心律失常药物无效或者无法耐受症状。

（2）症状明显且无明显器质性心脏病的持续性房颤，心房直径小于 55 mm，一类以上抗心律失常药物无效。

（3）无症状性房颤，但考虑卒中与房颤有关。

（二）房颤射频消融术的禁忌证

（1）活动性炎症或感染：急性心肌炎、感染性心内膜炎等炎症活动期，由于射频消融术可能加重心脏的炎症反应，故在炎症控制稳定后再考虑手术治疗。

（2）严重心功能不全：心功能Ⅳ级的患者，手术风险过高，应优先考虑药物治疗和改善心功能，待心功能改善后再考虑手术治疗。

（3）严重出血或凝血功能障碍：血小板减少症、抗凝治疗无法停止出血的患者等，手术可能引发严重出血，应在出血风险控制后再考虑手术治疗。

三、术前准备

（1）房颤患者经心电图检查明确房颤以外的心律情况，经 24 h 动态心电图明确房颤以外是否有心率减慢或者其他心律失常。

（2）做心脏彩超检查，明确左心房结构和射血功能，对于估计房颤术后恢复情况或者能否行房颤射频消融术非常关键。

（3）其他检查包括血液系统检查，明确有无血小板减少或其他血液方面异常。

（4）TEE 明确左心房有无血栓，如果左心房已有血栓，药物抗凝，待血栓溶解后再施行手术。

（5）患者术前一晚禁食、导泻、导尿，术前留置导尿管。

四、体位和麻醉

目前国内应用机器人行单纯房颤射频消融术的报道不多，大多数病例合并风湿性二尖瓣狭窄、二尖瓣关闭不全等器质性心脏病。在这些病例中，外科医生通常是通过机器人操作孔置入长单极射频消融笔，再用机器人完成二尖瓣置换、二尖瓣成形等手术[1]，故术前准备须满足此类手术需要。

一般准备如下。患者入手术室后动静脉置管监测血压、建立静脉通道，留置导尿管，面罩诱导麻醉后插入双腔支气管导管（图 19-1），复合麻醉完成后，右胸抬高 30°～40°，右上肢外展至腋中线后侧并固定，放置体外除颤电极片。右颈内静脉置管（15F～19F 套管）（图 19-2），使用 1 mg/kg 肝素抗凝。

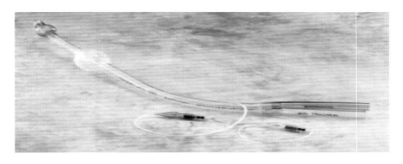

图 19-1 双腔支气管导管

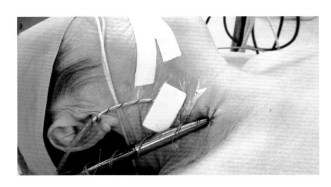

图 19-2　右颈内静脉置管

常规消毒后铺巾至右侧腋后线，左侧至左胸骨旁线外 2 cm，充分暴露右胸外壁及股动脉切口区。给予 3 mg/kg 全量肝素抗凝，在 TEE 引导下完成右侧股动、静脉插管。在一般情况下，利用股动、静脉插管建立体外循环（图 19-3）。插入 TEE 探头以评估股静脉导管的位置。

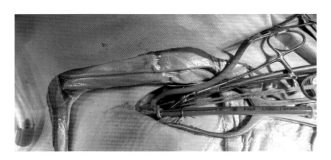

图 19-3　股动、静脉插管

五、机器人定泊和套管定位

沿右侧锁骨中线、第 4 肋间向外做 5 cm 左右切口，作为内镜孔及操作孔；分别于腋前线第 2、第 6 肋间打孔，作为机器人左、右手机械臂入口。

六、手术策略

2020 年 ESC[2] 对房颤射频消融术提出以下建议：当抗心律失常药物治疗失败或患者不能耐受后，建议对阵发性房颤（ⅠA）、持续性房颤［无房颤复发主要危险因素（ⅠA）或有房颤复发主要危险因素（ⅠB）］进行肺静脉隔离以控制心脏节律，改善房颤复发症状；术前应与患者充分讨论手术风险和房颤复发因素（ⅠB）；当房颤引起心动过速性心肌病时，射频消融术可作为一线疗法，建议房颤消融以逆转房颤患者的左心室功能障碍。其中房颤复发的危险因素包括：①年龄大于 65 岁；②有高血压、心功能不全等基础心血管疾病；③有其他疾病，如睡眠呼吸暂停综合征、肥胖、慢性肾病等；④房颤的病程久、左心房纤维化程度高；⑤房颤病灶分布广。

（一）消融路线的选择

房颤电生理发生机制尚不完全清楚，因而阵发性房颤与持续性或永久性房颤的消融路线是否相同目前尚无统一标准。Cox 等[3]通过大量动物及临床试验研究提出折返环学说，指出所有类型的房颤均涉及两个心房的折返波循环，并设计了 Maze 手术。主要手术步骤包括切除左、右心耳，沿肺静脉周围、右心房壁（从窦房结后外侧上腔静脉根部至房间沟）、房间隔（心房顶部至卵圆窝）及左、右心耳间的心房顶部（切口经上腔静脉根部前方及肺静脉周围）做 4 个切口，并切断界嵴等，完成这些切口后起源于窦房结的电冲动只能沿一个方向（后下）传导。然而，许多研究人员发现，有些房颤，尤其是阵发性房颤，可能由肺静脉的触发活动（或微折返）引起，事实上，对永久性房颤患者仅行肺静脉隔离术也有很多成功的例子，这对所有房颤患者均应行 Cox 等提出的 Maze 手术提出了质疑。Wolf 等[4]提出的房颤微创手术包括双侧肺静脉隔离、左心房线性消融、心外膜部分去神经化以及左心耳切除等关键步骤。对于是否所有患者均适用单纯肺静脉隔离术，阵发性房颤患者适用肺静脉隔离术而持续性或永久性房颤患者应接受双心房消融术，仍需进一步研究。目前普遍的观点是如果行双心房消融术的风险和难度不高，那么持续性或永久性房颤尤其是合并瓣膜病时应行双心房消融术，而阵发性房颤患者可以仅行肺静脉隔离术。

机器人技术的进步在很大程度上克服了胸腔镜的局限性。它提供的三维视野具有广泛清晰的优势，机械臂使操作更加灵活，并过滤了人手的生理性震颤。然而机器人不能提供触觉信息，此外设备昂贵，手术耗材成本也很高，术前需花费很多时间安置设备，手术时间长，因此，机器人技术在房颤微创外科领域的进一步发展仍待突破。

（二）国内外报道的方法

目前国内外报道的方法有如下几种：

（1）Loulmet 等[5]首次报道应用达芬奇机器人对一例 43 岁男性慢性房颤患者施行单纯射频消融术。在双腔支气管插管后进行左肺通气，患者体位为左侧卧位，体表贴除颤电极片，背部垫高 30°~40°，TEE 提示左心房内无血栓附着。机器人内镜被置于右侧腋中线第 4 肋间，机械臂分别置于腋前线第 3、第 5 肋间。沿右侧膈神经上方纵向切开心包，游离横窦及斜窦，经过右侧第 4 肋间内镜孔，在右肺动脉和左心房之间置入一种可弯折的消融电极 Flex10，小心地推送直到尖端从斜窦显露。这时暂时撤离机器人，行右肺通气，通过胸腔镜检查 Flex10 的位置，发现其位于左心耳和左心室之间，重新调整后使其位于左心耳和左上肺静脉之间，至此手术得以实施。由于技术限制，患者并未接受除此之外其他部位的消融，术后患者恢复窦性心律，随访至 8 个月时，24 h 动态心电图提示短阵心房扑动，在内科射频消融行三尖瓣峡部隔离后 1 年患者仍保持窦性心律，并未服用任何抗心律失常药物或抗凝药物。

（2）Reade 等[6]使用机器人为二尖瓣关闭不全合并房颤的患者进行瓣膜成形联合射频消融术。他们通过右侧胸部 4 cm 小切口，建立体外循环，在保证术野并降低出血风险的条件下，游离横窦和斜窦，放置并引导特殊的消融电极（Flex10）通过横窦并从斜窦取出，并确认消融电极通过路线中有无出血及心外膜血肿并发症，从而完成心外的左心房隔离消融。当心脏停搏后，借助机械臂完成左心耳的隔离和肺动脉连线到二尖瓣 P3 区的消融，此后完成机器人二尖瓣成形术。术后第 6 周及半年随访结果显示，分别有 80% 和 73% 的患者仍然保持窦性心律。

这种方法相比正中切口射频消融术更加耗时（心外膜消融增加了 19 min 体外循环时间，心内消融增加了 12 min 心肌阻断时间）。此研究中有 1 例患者发生了消融相关并发症，术后心电图显示冠状动脉回旋支供血区域导联出现 S-T 段压低，并且 CT 显示房室沟血肿，急行 PCI 后好转出院。

类似的方法也被 Smith 等[7]应用于动物实验中,值得一提的是,通过术后病理切片的分析,研究者得出了消融完全透壁与否与消融效果并无明显相关性的结论。

(3)Akpinar 等[8]在为风湿性二尖瓣狭窄或关闭不全的患者行二尖瓣置换术前,通过右侧第 4 肋间操作孔使用长单极射频消融笔进行左心房消融。在体外循环条件下,机器人因其良好的视野条件,被应用于心房切口定位、射频消融路线的引导以及检查有无出血并发症等方面。

七、术后处理

术后患者在 ICU 接受监测,在血流动力学和自主呼吸充分稳定后即可转至普通病房。当引流量低于 50 ml/12 h 时,可以拔除胸腔引流管。所有患者在出院前和术后 3 个月内均需接受 TTE、胸部 X 线检查和心电图检查。

八、效果评价

房颤外科消融成功率总体可达 80%~90%,复发率较低,中远期成功率可达 70%~80%。部分年龄偏大、心功能较差、左心房较大且合并其他病变(如甲状腺功能亢进、心肌肥厚等)的患者可能复发,复发后需及时再次进行消融治疗。

Jenkins 等[9]报道一组随机对照研究,结果显示使用机器人进行单纯的心外肺静脉隔离或心内外联合消融,可使患者在术后 6 个月时保持窦性心律,比全胸腔镜消融有优势。但由于此项手术在国内外开展尚少,效果评价仍有待于进一步研究及随访。

九、并发症

(1)出血,血肿形成。
(2)冠状动脉回旋支损伤。
(3)房室传导阻滞。
(4)瓣膜反流,肺静脉狭窄。
(5)冠心病、心衰等基础病加重。
(6)脑梗及脑出血。
(7)切口感染。
(8)血气胸,膈神经损伤。

(尤 斌 曲 政)

参 考 文 献

[1] 王欣,柳磊.心房颤动的微创外科治疗[J].中国心血管杂志,2009,14(1):17-18.

[2] ORAII A,BOZORGI A,TAJDINI M. Differences in the 2020 ESC versus 2019 ACC/AHA/HRS guidelines on atrial fibrillation[J]. Eur Heart J,2021,42(19):1820-1821.

[3] COX J L,SCHUESSLER R B,BOINEAU J P. The development of the Maze procedure for the treatment of atrial fibrillation[J]. Semin Thorac Cardiovasc Surg,2000,12(1):2-14.

［4］ WOLF R K,BURGESS S. Minimally invasive surgery for atrial fibrillation-Wolf Mini Maze procedure［J］. Ann Cardiothorac Surg,2014,3(1):122-123.

［5］ LOULMET D F,PATEL N C,PATEL N U,et al. First robotic endoscopic epicardial isolation of the pulmonary veins with microwave energy in a patient in chronic atrial fibrillation［J］. Ann Thorac Surg,2004,78(2):e24-e25.

［6］ READE C C,JOHNSON J O,BOLOTIN G,et al. Combining robotic mitral valve repair and microwave atrial fibrillation ablation:techniques and initial results［J］. Ann Thorac Surg,2005,79(2):480-484.

［7］ SMITH J M,HASSAN M,IGNACIO R. Robot-assisted isolation of the pulmonary veins with microwave energy［J］. J Card Surg,2006,21(1):83-88.

［8］ AKPINAR B,GUDEN M,SAGBAS E,et al. Robotic-enhanced totally endoscopic mitral valve repair and ablative therapy［J］. Ann Thorac Surg,2006,81(3):1095-1098.

［9］ JENKINS N L,MASROOR S,JOHNSON J,et al. Robotic and videoscopic surgical treatment for atrial fibrillation:six month follow-up in a series of 29 consecutive patients［J］. J Am Coll Surg,2004,199(3S):S26-S27.

第二十章 机器人肥厚型梗阻性心肌病手术

一、概况

肥厚型心肌病（hypertrophic cardiomyopathy，HCM）是一种基因突变导致的常染色体显性遗传性心肌疾病，其主要解剖特征为以室间隔肥厚为主的左心室心肌肥厚。因心室收缩时肥厚心肌通常会导致左心室流出道压力梯度过大，通常将收缩期左心室流出道峰值压差（静息或运动时）≥30 mmHg（1 mmHg≈0.133 kPa）者称为肥厚型梗阻性心肌病（hypertrophic obstructive cardiomyopathy，HOCM）。根据肥厚部位不同，HCM 可分为室间隔基底段（主动脉瓣下）肥厚、室间隔中段肥厚及心尖部肥厚（图 20-1）[1]。HOCM 导致左心室流出道在收缩期被增厚、膨胀的室间隔肌阻塞。此外，乳头肌附着异常及活动异常也可能阻止正常的瓣叶和腱索运动，加重收缩期梗阻。动态移动的二尖瓣前叶也会使 HOCM 变得复杂，在收缩期，由于文丘里效应，二尖瓣前叶与增厚的室间隔紧密贴合。左心室流出道阻塞加重，以及瓣叶接合不良，可导致明显的二尖瓣关闭不全。

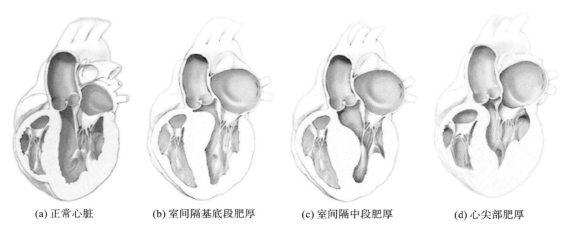

(a) 正常心脏　　　　(b) 室间隔基底段肥厚　　　　(c) 室间隔中段肥厚　　　　(d) 心尖部肥厚

图 20-1　肥厚型心肌病分类

运动、心室充盈不足和后负荷减少会加重室间隔梗阻。随着时间的推移，即使是轻微的运动也会诱发呼吸困难和心律失常，引发心源性猝死或进行性心衰。这种情况可以通过超声心动图或心脏导管压力测量来诊断。目前 HOCM 的治疗主要包括酒精消融、心脏再同步化治疗和肥厚室间隔切除。外科手术已经被证明有最好的持久效果，特别是对于压力梯度非常高的患者。

早在 1957 年，来自伦敦的病理学家 Donald Teare 和心血管外科医生 Brock 根据尸检和最初的导管技术几乎同时报道了 HCM。1958 年，外科医生 Cleland 首次尝试了经升主动脉切除部分肥厚室间隔,但切除范围很小。1960 年内科医生 Braunwald 描述了 HOCM 的血流动力学特征。随后 Morrow 开发了一种经主动脉入路来切除大部分肥厚室间隔的手术方式,扩大心室流出道,1975 年 Morrow 将经过手术治疗的 85 例患者的远期随访结果发表在 *Circulation* 杂志上,详细描述了心肌切除的步骤与方法,形成了自己的手术方式——Morrow 手术。此手术方式一直沿用至今,也成为目前治疗 HOCM 最常见的标准手术方式。

随着对 HOCM 解剖和病理生理理解的深入,外科医生也在不断改进和完善手术方式,目前切除肥厚室间隔的入路主要有 3 种,即经典的经主动脉切口入路、经左心房二尖瓣入路和经心尖入路。经典的经主动脉切口入路往往需要胸骨正中切口,对于主动脉瓣瓣环小、室间隔严重肥厚和二尖瓣前叶冗长的患者,经主动脉切口入路切除肥厚室间隔可能较为困难,可能会导致切除不充分或导致 SAM,有时也易损伤主动脉瓣。2002 年,Casselman 和 Vanermen[2] 通过腔镜下左心房途径为一例 53 岁女性 HOCM 患者进行了肥厚室间隔切除术,他们切开二尖瓣前叶基部(主动脉-二尖瓣幕),暴露并切除肥厚的室间隔。受其启发,2017 年 Chitwood 等[3] 应用机器人经左心房二尖瓣入路进行 HOCM 矫治手术。随后,2020 年克利夫兰医学中心[4] 介绍了机器人辅助下经左心房二尖瓣入路切除肥厚心肌并调整固定二尖瓣乳头肌的方法治疗 HOCM,其认为这种方法是安全有效并可推广的微创手术方式。

二、适应证和禁忌证

(一)适应证

有症状且室间隔基底段或中段严重肥厚,收缩期左心室流出道峰值压差(静息或运动时)≥50 mmHg 需要外科切除者。合并二尖瓣前叶冗长、瓣下异常活动的乳头肌或合并二尖瓣器质性病变需要行二尖瓣成形术或置换术者为机器人 HOCM 矫治手术的最佳适应证。

(二)禁忌证

(1)既往有胸腔手术史,可能存在胸腔心包粘连及局部解剖变异,严重的肺功能不全,为机器人 HOCM 矫治手术的相对禁忌证。

(2)有外周体外循环禁忌证的患者。

(3)心尖部严重梗阻的患者。

三、术前准备

除心脏体外循环手术前常规术前准备外,术前仔细地进行 TTE 和 TEE 是必要的,如果为隐匿性 HOCM,往往需要运动后再行超声检查。有条件的单位行心脏 MRI 和心脏超声评估手术计划内的心肌切除范围和二尖瓣手术方式。并在麻醉后进行 TEE,以评估机器人手术的安全性,对不同区域的室间隔厚度进行准确评估。术前三维打印心脏模型及模拟手术往往也能为此类手术提供更高的精准度[5]。同时所有患者术前都要进行主动脉 CTA,以排除主动脉粥样硬化,从而降低卒中风险。

四、体位和麻醉

体位与机器人二尖瓣手术一样。患者取平卧位,贴体外除颤电极片,患者右侧胸部抬高 30°,右臂半垂于侧面。常规置中心静脉导管,根据患者的体表面积需要,也为了术中充分引流,可增加一个额外的右颈内静脉导管,即半量肝素化行 14F 或 16F 颈静脉导管引流(超声引导下穿刺插管,可降低插管风险)。常规置 TEE 探头,便于及时评估导管位置及术后效果。采用气管内插管,全身复合麻醉。

五、机器人定泊和套管定位

与机器人二尖瓣手术一样,患者全身肝素化后,经股动、静脉导管建立外周体外循环。可左侧单肺通气,一般于右侧第 4 肋间、腋前线稍内侧做一切口作为内镜孔,将 12 mm 的机器人专用套管置入胸腔,向上 30°置入内镜,为避免空气栓塞,术后将压力为 6 mmHg 的 CO_2 气体持续充入胸腔进行空气置换;于右侧第 5 肋间、锁骨中线稍内侧处取一切口,置入 8 mm 机器人专用金属套管作为机械臂孔,用于置入左心房拉钩;于右侧第 3 肋间、腋前线稍内侧处取一切口,置入 8 mm 机器人专用金属套管作为机械臂孔,用于置入左手机械臂;于右侧第 6 肋间、腋中线取一切口,置入 8 mm 机器人专用金属套管作为机械臂孔,用于置入右手机械臂;于右侧第 4 肋间、腋中线内侧处取一切口(约 4 cm),置入套管作为辅助孔(图 20-2)。完成套管布局后,由护士将机器人医生操控系统自患者背侧推至手术床旁并定泊。

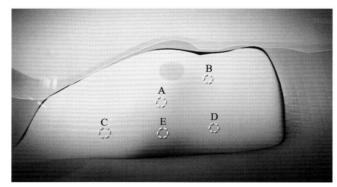

A.内头孔;B.左心房拉钩孔;C.左手机械臂孔;D.右手机械臂孔;E.辅助孔。

图 20-2　套管布局

六、手术步骤

1.切开心包阻断主动脉　一旦体外循环开始,两侧肺都要放气。在右膈神经前2～3 cm 处打开心包,在右侧心包上中下(即近上腔静脉处、齐右心房中点处和近下腔静脉处)各缝合 1 根牵引线,于腋中线、第 4 肋间穿刺牵出。插入并固定一个顺行心脏停搏液导管,然后在第 3 或第 4 肋间外侧通过单独切口插入主动脉阻断钳,并沿横窦小心放置。主动脉阻断钳应用后,由于手术时间相对较长,可以给予 Del Nido 混血灌注液或 HTK 晶体灌注液。镜头通常朝上 30°,这样可以更好地显示二尖瓣及主动脉瓣。

2.暴露探查二尖瓣　充分游离上、下腔静脉后缘,便于扩大切开以充分暴露手术区域。心脏停搏满意后,经房间沟切开左心房,利用左心房牵开器拉开房间隔,暴露二尖瓣,置入左心引流管引流左心回血。充分探查二尖瓣,评估前后瓣叶的长度、有无脱垂钙化等器质性病变。

3.经二尖瓣前叶切口切除肥厚室间隔　在二尖瓣前叶环状附着处上方切割几毫米,从连合处分离,右纤维三角留下一个 3 mm 的瓣叶边缘附着在环上。然后,将切口移向左纤维三角,注意不要损伤主动脉瓣瓣叶。二尖瓣前叶未完全脱离左纤维三角和连合处,使用动态机器人左心房牵引器显露,可见室间隔和主动脉瓣下表面(图 20-3)。如果暴露不充分,也可以将前叶从纤维三角和连合处释放,暴露手术区。术中有时会见到肥厚的室间隔被白色的纤维包围,一般是因为二尖瓣前叶背面长期在收缩期撞击室间隔,如果发现,一般切除白色的肥厚室间隔即可。

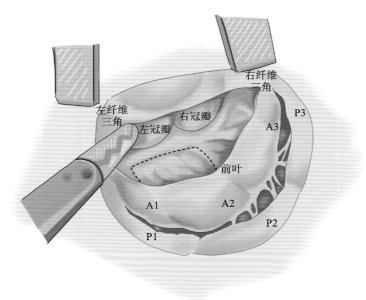

图 20-3　机器人左心房牵引器显露可见室间隔和主动脉瓣下表面

根据术前 MRI 和 TEE 影像规划切除的范围、深度及长宽更为准确。右冠瓣附着最低点是室间隔肌切除起始的标志。此时,给予顺行心脏停搏液可以帮助确定每个主动脉瓣瓣叶的最低点。根据 TEE 规划切除深度。矩形切除从右主动脉瓣尖的最低点开始,沿逆时针方向,朝向左纤维三角并远离无冠瓣下。从主动脉瓣尖底部一直切除到前乳头肌底部,尽可能保持切除肌肉的连续性,以在切除后形成平滑、均匀的室间隔(图 20-4)。切除足够的室间

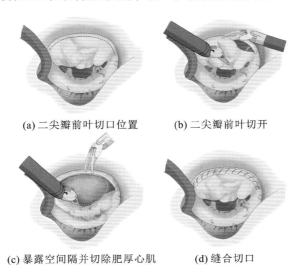

(a) 二尖瓣前叶切口位置　　　　(b) 二尖瓣前叶切开

(c) 暴露空间隔并切除肥厚心肌　　　(d) 缝合切口

图 20-4　机器人 HOCM 手术示意图

隔肌部至关重要，可以将机器人剪刀长度作为参考，也可以用软尺来确定切除的深度。使用机器人剪刀切除室间隔肌时，要非常小心，以免损伤传导束及主动脉瓣。

4.乳头肌的处理 必须切除到前乳头肌底部，并充分暴露。通常，病理变化与延伸到前乳头肌底部的室间隔肌有关，此处的室间隔肌可使前乳头肌位于流出道内或流出道附近，可能会产生更高的压力差，并有发展为术前 SAM 的趋势。允许前乳头肌向后移位，可在收缩期使相关的腱索和瓣叶远离室间隔。术中要对二尖瓣前、后乳头肌进行充分松解，偶尔有副乳头肌附着于前叶的后部区域，应连同其他异常腱索一起切除。同时，如果合并过度活动的前乳头肌，可以将前乳头肌进一步移动并缝合到后乳头肌上并进行重新定向，可能会有助于减少流出道梗阻，减少术后 SAM 的产生。

5.二尖瓣前叶再缝合和瓣环成形术 使用 4-0 或 5-0 聚四氟乙烯缝线重新缝合前叶切口，针距 2 mm 左右。一般建议双道缝合，因为二尖瓣在术后收缩期将承受较大的压力。首先在右纤维三角进行缝合，边缝合边观察并避免损伤主动脉瓣。也可以在每个三角放置一根缝线，这些缝线可以汇聚到前叶中部，在中间打结。由于室间隔接合处的反复创伤，前叶经常发生病理性改变。任何粘连前叶的纤维组织都应该去除，以提供更好的移动度。如果前叶由于内在的病理原因或者可能在再次悬吊过程中被缩短，心包补片应缝合到瓣环和切割的瓣叶边缘之间，使更多的瓣叶从室间隔中游离出来，降低残留 SAM 的风险。最后用 C 形软环完成瓣环成形，因为 C 形软环可以允许瓣叶充分接合和自由运动，而不会显著减小室间隔和外侧瓣环之间的距离，同时也有利于机器人的缝合。

6.缝合左心房切口停止体外循环 在排气后使用 Gore-Tex 线或 3-0 聚四氟乙烯缝线关闭左心房。在整个手术过程中常规使用 CO_2 来帮助排出心脏的空气。复搏前在右心室表面缝合起搏导线，并从左心房拉钩孔取出。排气后开放主动脉阻断钳。经 TEE 评估左心室流出道压力梯度，二尖瓣、主动脉瓣的形态、有无反流及狭窄，以及心室收缩力，一旦结果满意，停止体外循环，将机械臂断开，患者撤离体外循环。

七、术后处理

术后处理一般与机器人二尖瓣手术相同，需要注意的是术后应仔细评估容量状态，早期要保证有足够的前负荷，慎用正性肌力药和利尿药，根据情况镇静镇痛，避免交感兴奋性增加，同时控制心率，维持心率不超过 80 次/分，以预防残余的左心室流出道梗阻的发生与加重。术后出现低血压而原因难以判断时，尽早行超声心动图检查，不但可以判断低血压的原因，还可以及时发现手术并发症等。

八、并发症及其防治

1.残余的左心室流出道梗阻 往往由切除不充分引起，术后扩容及减慢心率后及时进行超声评估，如果左心室流出道峰值压差≥50 mmHg，应再次手术。

2.室间隔穿孔 如果术中切除过多室间隔，可能会引起术后室间隔穿孔，有时术后早期 TEE 结果是正常的，但术后血压升高后会发生迟发性室间隔穿孔，这是一种较为严重的术后并发症，患者急性心衰的症状往往非常严重，需要再次修补缺损，甚至为了缝合牢靠，需要先切除大部分室间隔再用补片重建室间隔。此种并发症发生后往往预后不良，重在预防。

3.二尖瓣关闭不全 与残余的左心室流出道梗阻一样，大多是由切除不充分引起；也有因前叶缝合后太短或二尖瓣本身有器质性病变引起，严重的二尖瓣关闭不全需要再次手术。

4.传导阻滞 常发生左束支传导阻滞，也有一定概率发生三度房室传导阻滞，主要由切除范围过大引起,术后水肿消失后如果房室传导阻滞仍比较严重,可置入永久性起搏器。

九、技术现状及展望

对于重度室间隔肥厚、二尖瓣前叶较长且已存在 SAM、主动脉或主动脉瓣瓣环较小的患者,机器人经二尖瓣入路 HOCM 矫治手术是一种较好的选择。机器人手术系统三维放大可视化功能与人体工程学相结合,使外科医生能够在瓣膜下有限空间进行手术,提供了比经主动脉切口入路更宽敞、更易操作的空间,有助于避免并发症如传导阻滞等的发生。通过 TEE 规划切除的深度并远离室间隔对侧膜部,可以避免室间隔缺损。此外,通过在右主动脉瓣的最低点开始切除并延伸至左纤维三角可将心脏传导阻滞的风险降到最低。肥大的前乳头肌可以导致流出道梗阻,附着于室间隔的肌肉必须分开。如果大量切除后出现残余的 SAM,可以用心包补片延长前叶,使流出道处于最佳血流动力学状态。可用 Alfieri 瓣叶缘对缘方法纠正残余 SAM。二尖瓣置换术是一种不太理想的纠正残余 SAM 的方法,应该尽可能避免应用。

目前机器人 HOCM 矫治手术报道的病例不多,国内外只有少数心脏中心常规开展。现有报道的随访结果与常规正中切口经主动脉切除室间隔相仿,当然还需要更多更长时间的临床病例队列研究来证明机器人手术的效果。从目前的临床结果来看,机器人 HOCM 矫治手术是一种安全、微创、可重复且有效的手术方法。

(张成鑫)

参 考 文 献

[1] KOTKAR K D,SAID S M,DEARANI J A,et al. Hypertrophic obstructive cardiomyopathy:the Mayo Clinic experience[J]. Ann Cardiothorac Surg,2017,6(4):329-336.

[2] CASSELMAN F,VANERMEN H. Idiopathic hypertrophic subaortic stenosis can be treated endoscopically[J]. J Thorac Cardiovasc Surg,2002,124(6):1248-1249.

[3] CHITWOOD W R,Jr. Robotic trans-atrial and trans-mitral ventricular septal resection[J]. Ann Cardiothorac Surg,2017,6(1):54-59.

[4] C J A K,MARC GILLINOV A,SMEDIRA N G,et al. Robotic trans-mitral septal myectomy and papillary muscle reorientation for HOCM combined with or without mitral valve repair:technical aspects-how we do it[J]. J Card Surg,2020,35(11):3120-3124.

[5] HERMSEN J L,BURKE T M,SESLAR S P,et al. Scan,plan,print,practice,perform:development and use of a patient-specific 3-dimensional printed model in adult cardiac surgery[J]. J Thorac Cardiovasc Surg,2017,153(1):132-140.

手术视频:机器人肥厚型
梗阻性心肌病手术

第二十一章　其他机器人心血管手术

第一节　机器人心包肿物切除术

一、概况

心包整体位于中纵隔,在两侧纵隔胸膜围成的心包区内,心包直接与胸骨体下半部和左侧第4~6肋软骨相邻[1]。在心包上端,前壁与胸腺紧邻。心包前壁通过两条胸骨心包韧带与胸骨相连,该韧带对心包起固定作用。上胸骨心包韧带起自胸骨体上端的后方,向后止于心包前壁。下胸骨心包韧带起自胸骨的剑胸结合处,斜向后上止于心包前壁。心包后方有食管、胸主动脉、主支气管、奇静脉、半奇静脉等,两侧为纵隔胸膜,膈神经和心包膈血管下行于心包与纵隔胸膜之间。上方有上腔静脉、升主动脉和肺动脉。心包下壁与膈中心腱及小部分肌部愈着,膈肌与腹部的肝和胃底相邻。心包膈韧带起自膈的胸肋部,止于心包前壁(图21-1)。

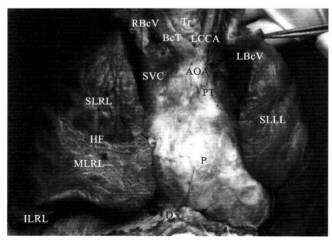

P. 心包;D. 膈;PT. 肺动脉干;AOA. 主动脉弓;LCCA. 左颈总动脉;BcT. 头臂干;LBcV. 左头臂静脉;RBcV. 右头臂静脉;Tr. 气管;SVC. 上腔静脉;SLLL. 左肺上叶;SLRL. 右肺上叶;HF. 水平裂;MLRL. 右肺中叶;ILRL. 右肺下叶。

图 21-1　心包位于中纵隔,左右两侧为纵隔胸膜(左头臂静脉已切断并翻向左侧)

心包为锥形纤维浆膜囊,包裹心脏和出入心脏的大血管起始部,每条血管可分为心包内、外两段。心包由两层紧密相连的锥形纤维性囊袋组成,内层为浆膜心包,外层为纤维心包[2]。浆膜心包由间皮和深面的薄层结缔组织构成。浆膜心包为密闭的浆膜囊,位于纤维心包内面,可分为脏、壁两层。脏层覆盖于心脏和大血管根部的表面,心表面的浆膜心包即为心外膜;壁层贴衬于纤维心包内面。肺静脉的心包内段长0.4~1.0 cm,故在心包腔内结扎较困难。肺动脉干和升主动脉共同被浆膜心包覆盖,移动性较大。手术分离肺动脉干和升主动脉时,须切开两者之间的浆膜心包。上、下腔静脉和左、右肺静脉均不同程度地被浆膜心包固定,故在心包腔内钳夹或结扎血管时应予以注意。

纤维心包略呈锥形,由致密结缔组织构成,上方与大血管的外膜相续,下方与膈肌连接,厚而坚韧,不易伸展。纤维心包由浅、中、深三层致密的胶原纤维和弹性纤维交织而成。人的纤维心包胶原纤维的形状随着年龄增长而变化,胎儿时胶原纤维较直,出生后呈波纹状,成年时弯曲度最大,老年时又变得较直。弹性纤维的多少也随着年龄增长而变化,胎儿时很少,新生儿至成年增多,老年时减少。因此,成人心包的弹性比较大。

由于纤维心包是由排列紧密的弹性蛋白纤维束构成,因此壁层心包顺应性很低。心包比心肌坚韧,所以它可以平衡两个心室的顺应性,最大限度地维持左、右心室舒张期的压力[2]。心包的这种作用,可以表现为吸气时体循环压力降低。随着呼吸变化,心包腔内的压力与胸膜腔内的压力接近。吸气时胸腔内负压增大,促进右心回心血量增加,室间隔向左移位以适应右心室容量的增加。由于心包的限制作用,左心室的充盈量不能随之相应增加,所以吸气时会引起 LVEF 轻度降低,进而引起体循环动脉压力的降低。当心包内压力增加(如急性心脏压塞或循环负荷过重)时,这种现象就会更加明显,导致奇脉的发生[2]。

正常的心包腔内可容纳 10~20 ml 的液体量。心包有两个主要功能,一是将心脏固定在纵隔内,防止心脏在胸腔内大范围移动,二是防止心脏突发容量负荷过重而引起心脏急速膨胀,进而引起心脏收缩、舒张功能的改变[2]。因为心包反折无名静脉下方的升主动脉和窦房结上方数厘米的上腔静脉,包裹着上、下肺静脉,并环绕着下腔静脉,所以外科医生在手术时可以在心包内阻断下腔静脉血流,以达到控制回心血量的目的。心包反折还位于房室沟下方,左心房肺静脉开口附近心包由与膈神经伴行的乳内动脉的分支和直接源于主动脉的滋养血管共同供血(图 21-2)。心包由发自食管丛的迷走神经和走行于其内两侧的膈神经支配。

二、心包疾病常见类型

心包疾病的种类有很多,包括先天性心包畸形、获得性心包畸形、心包囊肿、原发性或继发性心包肿瘤及各种类型的心包炎等。本节主要介绍与机器人辅助外科手术治疗相关的先天性心包畸形、心包囊肿及心包肿瘤相关内容。

(一)先天性心包畸形

大多数先天性心包畸形无明显症状,仅通过心脏相关手术或与心脏不相关的检查偶然发现[3-4]。先天性心包畸形发生率较低,约三分之一伴有心脏、骨骼、肺的发育异常。心包畸形中最常见的类型是心包部分缺损,其中约 70% 发生于左侧,单纯右侧心包缺损或心包全部缺损发生比例分别为 17% 和 13%[2]。右侧心包缺损虽然发生率较低,却是致命的,因为右侧的总主静脉参与形成上腔静脉,并参与右侧胸膜以及右侧心包的闭合,其缺损往往会对生命造成威胁。MRI、CT 和超声心动图在评价心包缺损畸形中发挥重要作用。MRI 能够很好地显示心包缺损情况,CT 和超声心动图可以很好地评估心包的厚度和缺损的部位及程度。虽然完全心包缺损的临床意义并不是很大,但一侧的缺损往往存在着诸多潜在的问题,它可以增大心脏的活动度,可使心脏移位,甚至移位至胸膜腔中,造成心脏部分甚至完全嵌顿,进而影响心脏功能。先天性心包畸形可以通过心包补片修补缺损或心包切除术解除畸形,上述两种术式治疗效果明显。

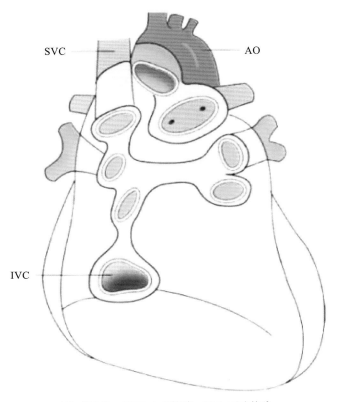

AO. 主动脉；SVC. 上腔静脉；IVC. 下腔静脉。

图 21-2 心包反折示意图

（二）心包囊肿

心包囊肿是一种常见的归属于中纵隔肿物的心包疾病[4]，发生率为十万分之一，仅次于淋巴瘤，胸部 X 线检查时可以被描述为憩室（占纵隔肿瘤的 6％）或囊性肿物（占纵隔囊肿的 33％）形成[5]。纵隔的其他囊肿包括支气管囊肿、肠囊肿、胸腺囊肿等。囊肿不与心包间隙相通，而憩室与之相通。它们可以发生于单一部位，也可以发生于多个部位。炎性囊肿包括由风湿病、细菌感染、创伤或心血管手术引起的假性囊肿以及心包积液。棘球蚴囊肿通常起源于肝和肺中破裂的包虫囊肿。鉴别诊断包括不明来源的定位性心包积液和恶性心包肿瘤。诊断检查包括超声心动图、CT 和 MRI，以确定囊肿大小、密度和邻近结构。心包囊肿患者大多是偶然发现的，大多无明显症状，也可表现为胸部不适、呼吸困难或心脏受压引起的心悸不适。有研究表明，约 75％的心包囊肿患者无明显临床症状。心包囊肿大多位于右肋膈角，小部分位于左肋膈角。囊肿多不与心包腔相通，典型的表现为单腔、光滑、直径小于 3 cm 的囊性肿块。症状多为压迫毗邻组织和炎症引起的胸痛、气短、咳嗽，以及心律不齐。心包囊肿亦可由继发感染导致。有症状的先天性囊肿和炎性囊肿的首选治疗是经皮穿刺，如果影像学检查不能完全诊断或引流后囊肿复发，可行手术治疗。对于棘球蚴囊肿，建议在阿苯达唑预处理（800 mg/d，连续 4 周）后经皮穿刺和注射乙醇或硝酸银。

（三）心包肿瘤

心包肿瘤发生率极低，发病率约为 0.14％[6]。国内外关于心包肿瘤的报道十分罕见。

原发性心包肿瘤总体分为良性和恶性两种类型。良性肿瘤的发病机制暂不明晰,可能是由胚胎残余发展而来,也可能是心肌生长入心包膜内形成,包括血管瘤、畸胎瘤、纤维瘤等。恶性肿瘤包括间皮瘤、肉瘤和腺癌,多发生于青壮年,分为局限型和弥漫型,后者约占 76%[7],恶性肿瘤往往呈浸润性发展,恶性程度很高,广泛侵犯心包脏层,肿瘤刺激引起毛细血管扩张、渗出或破溃出血,致心包腔大量积液。

脂肪瘤有完整包膜,由成熟的脂肪细胞构成,可以生长在心包、心内膜下、心外膜下和房间隔内。脂肪瘤可以发生在任何年龄,没有性别差异。脂肪瘤生长缓慢,在产生阻塞或心律失常的症状前可以长得相当大。许多人没有症状,偶尔在常规胸部 X 线检查、心脏超声、手术或尸检时发现。心外膜下及腔壁的脂肪瘤可以压迫心脏,并产生心包积液。大的、有严重症状的脂肪瘤应手术切除。小的、无症状的脂肪瘤若在心血管手术中被意外发现,如果切除不增加原手术的危险性,也应行手术切除。这种肿瘤一般不会复发。

心包肿瘤是心脏肿瘤的一部分。目前对心包肿瘤的鉴别诊断主要依靠病史和影像学检查。TTE 是首选检查手段,可以对肿瘤的大小、轮廓、位置和浸润性进行初步评估。MRI 是影像学检查的另一种方法,同样是无创的,除了能提供全心、肿瘤结构和组织特征以外,还可以通过特定增强模式观察心脏与肿瘤灌注的区别,对恶性肿瘤的诊断及鉴别诊断更具有帮助。在难以诊断或怀疑肿瘤转移时,可行 CT、PET 检查。尽管不同肿瘤的影像学表现有所差别,但影像学检查仍无法对肿瘤的性质做出准确判断,因此,病理检查是确诊肿瘤性质的金标准。

大约 10% 的转移性肿瘤最终可到达心脏或心包,而且已知的所有恶性肿瘤几乎都可以累及心包。多达 50% 的白血病患者发展到心脏受累。其他常累及心脏的癌症包括乳腺癌、肺癌、淋巴瘤、恶性黑色素瘤和各种肉瘤。转移瘤可以累及心包、心外膜、心肌和心内膜,并且累及的频率也按该顺序逐渐降低。恶性肿瘤最常见的播散方式是血行播散,尤其是恶性黑色素瘤、肉瘤和支气管肺癌,并最终通过冠状动脉血行播散至心脏,还可以通过淋巴管转移至心脏。心包受累最常见的是胸部肿瘤的直接浸润;心脏是血行播散和/或逆行性淋巴转移的靶器官。心脏转移极少是单发的,几乎都是多发的,显微镜下可见多发癌巢和散在的肿瘤细胞结节。心脏转移肿瘤仅有大约 10% 的患者出现较重的临床症状。

三、机器人心包肿物手术策略和技术要点

(一)病例选择

1. 手术适应证

(1)身高>135 cm,体重>30 kg。

(2)肺功能、血气分析、胸部影像学检查和气道检查正常,可行双腔支气管插管和耐受单肺通气;体外循环下机器人微创心血管手术对肺功能要求较低,第 1 秒用力呼气容积(FEV$_1$)>60%、血气分析正常的患者一般可耐受手术;轻中度脊柱畸形、轻度胸膜粘连不影响麻醉及手术实施。

(3)肝肾功能和凝血功能正常。

(4)无双下肢股动、静脉,右侧颈内静脉狭窄或畸形。单侧下肢股动、静脉病变影响体外循环建立时可选择对侧股动、静脉。体外循环下手术时,无严重的升主动脉粥样硬化、钙化。

(5)其他同常规开胸心血管手术适应证。

2. 相对禁忌证

(1)患有严重慢性阻塞性肺疾病,$FEV_1<60\%$、吸氧(氧流量 4 L/min)后动脉血气分析示氧分压(PO_2)<70 mmHg、二氧化碳分压(PCO_2)>50 mmHg,不能耐受单肺通气者。

(2)严重的胸廓或脊柱畸形影响双腔支气管插管或手术操作。

(3)重度患侧胸膜粘连。

(4)体外循环下手术时,严重的双下肢股动、静脉畸形或狭窄,严重的升主动脉粥样硬化、钙化,不适合建立外周体外循环。

(5)既往有心脏、胸部手术史。

(6)合并大血管疾病、主动脉瓣联合二尖瓣病变需同期处理、冠状动脉旁路移植时需同期处理室壁瘤、二尖瓣关闭不全或室间隔穿孔。

(7)$BMI>35$ kg/m^2 为相对禁忌证。

术前应对患者进行全身评估,所有患者的术前评估与常规开胸手术是相同的。一般的术前评估包括病史采集、体格检查、标准的血液检测(血常规、肝肾功能检查、凝血功能检查、血型检查和交叉配血试验)、颈动脉多普勒超声检查、踝臂指数(ABI)、肺功能检查、超声心动图检查。为了检查患者是否适合行机器人心包肿物切除术,应行胸部、腹部 CT 检查。外科医生及麻醉团队应对各项 CT 参数进行综合且全面的评估。

（二）手术操作

1. 麻醉方式　全身麻醉。具体见麻醉相应章节内容。

2. 手术入路　应根据肿物具体位置决定。手术医生应根据术前影像学检查结果,制订个体化手术入路,应以方便切除肿物且不损伤周围组织为目标。

3. 具体手术操作　手术时,患者取左侧卧位,右臂过头顶,全身麻醉,双腔支气管插管,单肺通气。行动脉和中心静脉监测。消毒,铺无菌单,将右侧第 4~10 肋间和右侧腋后线标记为解剖学参考。内镜孔标记在腋后线第 7 肋间。左手机械臂孔标记在第 6 肋间,右手机械臂孔标记在第 8 肋间、腋前线,形成三角形,两孔之间的距离约为 4 横指宽。在内镜孔放置 8 mm 套管,然后连接 CO_2 注入器;在 8 mmHg 的目标压力下注入 CO_2,插入 30°内镜,然后检查胸膜间隙,在直视下插入两个 8 mm 套管和机器人专用 Cardiere 镊(图 21-3)。探查心包肿物,用电刀分离肿物与心包的粘连,完整分离肿物包膜,通常心包囊肿以蒂与心包相连。当囊肿完全脱离心包表面后,在左手机械臂孔插入一个 10 mm 的标本袋,扩大切口以便从胸腔中取出完整的标本。检查胸腔,特别注意解剖区域和套管插入孔,放置止血纤维覆盖夹层区域,确保止血充分。将 24F Blake 引流管插入右手机械臂左端并定位于胸膜间隙。为达到术后有效的镇痛效果,可用地塞米松、罗哌卡因和可乐定的溶液浸润伤口部位和周围的肋间隙,以达到最佳的疼痛管理。纱布和缝线都准备好后,缝合伤口并包扎。

（三）手术注意事项

在暴露心包囊肿时,肺收缩后可显露出心包的右膈角和前表面的心包囊肿,以及一些心包前脂肪组织。观察囊肿与膈神经之间的距离。使用手术刀从靠近膈肌的囊肿边界开始剥离,以确保充分止血。在心包表面继续剥离时,要注意远离膈神经。重要的是要保持囊肿壁的完整性,以确保感染性或肿瘤性囊肿没有污染胸腔。

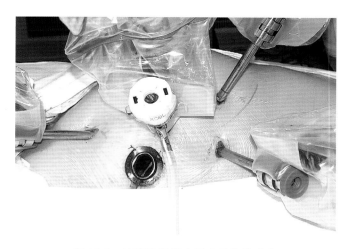

图 21-3 达芬奇机器人手术系统的建立

（四）应急措施

机器人心血管手术中出现以下情况时,应立即停止机器人心血管手术,采取应急措施:

（1）打孔过程中发现胸膜粘连,可适当延长内镜孔,以手指钝性分离并判断粘连程度。若无法得到满意的胸腔工作空间,应改为正中或侧开胸术式。

（2）术中出现意外损伤,难以控制的出血,腹腔脏器损伤,股动、静脉损伤,颈内静脉损伤等时,应立即停止机器人心血管手术,改为正中或侧开胸术式。

四、术后常见并发症、术后管理特点及效果评价

（一）术后常见并发症

1. 中转开胸 严格来说,机器人心血管手术中转开胸不属于并发症的范畴,而是手术方式的转变。在机器人心血管手术中出现了难以缝合的出血点,或术中发现与术前心脏彩超检查不相符的复杂畸形,估计机器人下难以继续完成整个手术时,可以终止机器人心血管手术,以保证手术顺利,保证患者的安全。

2. 出血、心包积液（或心脏压塞） 出血、心包积液（或心脏压塞）是机器人心血管手术后常见的并发症。

（1）出血:造成术后出血最常见的原因是关闭胸壁孔时缝合肋间肌肉。没有经验的医生往往认为胸壁孔要全层缝合,这是一个误区,因为肋间肌肉往往是缝合不到一起的,如果强行缝合,往往会发生肋间肌肉撕裂或肋间血管损伤而导致严重出血。

（2）心包积液（或心脏压塞）:心包积液（或心脏压塞）是心血管手术后较为常见的并发症,主要表现是心率增快、脉压减小、中心静脉压升高等。心脏切口处出血是导致心包积液（或心脏压塞）的常见原因,心包严密缝合是心包积液（或心脏压塞）的次要原因。心脏切口严密缝合是预防的主要方面,心包缝合不要过密是预防的次要方面。

3. 肺不张 肺不张也是机器人心血管手术常见的并发症。因为在整个手术过程中,右侧肺是不通气、塌陷的,如果手术时间超过 2 h,肺泡表面活性物质就会有不同程度的消耗,容易造成肺不张,特别是老年患者更易发生。

防治措施:体外循环停止后,嘱咐麻醉医生反复膨肺,术后回监护室也要注意膨肺,拔除

气管导管后鼓励患者咳嗽。

4. 高乳酸血症　机器人辅助心包肿物切除术的手术部位为中纵隔,若合并施行冠状动脉旁路移植术、瓣膜置换术等其他手术,则需建立体外循环。高乳酸血症是机器人心血管手术的常见并发症,它主要与体外循环灌注直接相关。外周体外循环的血液灌注再分配是造成高乳酸血症的主要原因。外周体外循环的血液灌注特点是下半身(特别是腹部脏器)过灌注和上半身(心、脑、肺)乏灌注,灌注师如果对此现象认识不够,很容易造成高乳酸血症。股动、静脉插管建立体外循环,插管侧的股动脉一般是阻断的,短时间内不会造成高乳酸血症,但目前有研究发现,外周体外循环时间一旦超过 3 h,股动脉恢复血流后会造成不同程度的高乳酸血症,并且随着转机时间的延长,血乳酸的检测值会逐渐升高。单纯心包肿物切除术一般不会发生上述并发症。

防治措施:①建立可靠的外周体外循环,保证足够的组织灌注;②尽量缩短体外循环时间,这就要求心血管外科医生进行正规的机器人心血管手术训练;③建立外周体外循环的股动脉可以阻断,股静脉不要阻断。

5. 外周体外循环并发症　外周体外循环的并发症也是机器人心脏外科手术的常见并发症,主要包括髂动脉破裂或腹主动脉破裂,进而造成腹主动脉甚至全程大动脉的逆行夹层剥离,这是外周体外循环最严重的并发症,会危及患者生命。一旦发现应立即终止手术,停止体外循环,拔除股动、静脉导管,中和肝素,或在杂交手术室行动脉造影,破口处放置覆膜支架封死破口。

股动、静脉插管的并发症包括动脉狭窄、静脉血栓、局部血肿、淋巴漏、伤口愈合不良或感染。股动脉狭窄多由荷包缝合穿刺插管造成,有学者采用股动脉前壁切开直视插管法,拔管后用 6-0 滑线缝合切口,未发生过此并发症。同样静脉血栓多数也是由荷包缝合穿刺插管造成,有学者同样采用直视插管法,可有效防止此并发症的发生。

局部血肿和淋巴漏多由小动脉和淋巴管损伤后没有结扎处理,或皮下组织缝合时对合不良造成,这种情况在术中稍加注意即可避免。

6. 脑并发症　脑并发症是机器人心血管手术的少见并发症。机器人心血管手术脑并发症与外周体外循环有直接关系,即与外周体外循环的灌注特点有关。外周体外循环转机时,大动脉内的血流为逆行血流,上半身特别是心、脑、肺循环为末梢循环或出现低灌注现象,特别是体外循环转机流量达不到足够数值时更容易出现脑部血流缓慢低灌注,脑组织缺血、缺氧,而出现头晕、恶心、谵妄等症状,特别是体外循环时间过长时更要引起重视。防治措施:建立可靠的外周体外循环,保持适当的高流量体外循环,以保证足够的脑组织灌注。

（二）术后管理要点

1. 围手术期处理　机器人心血管手术的围手术期处理与传统手术基本一致,需要特别注意的事项如下。

(1)患者术后更换为单腔支气管插管并反复膨肺使塌陷的肺叶复张后,连接便携式呼吸机,调整呼吸频率和潮气量等参数,转移至重症监护室。

(2)循环稳定的情况下将患者平稳转移至监护病床上,迅速进行心电监护、中心静脉压和脉搏血氧饱和度监测。引流瓶接负压吸引,尽早明确有无大出血。及时进行动脉血气检查,明确有无缺氧、二氧化碳潴留,测定血细胞比容。使用加温毯,促进复温,改善外周循环。

(3)调整前、后负荷和水、电解质平衡。控制血糖。调整心脏泵血功能,纠治可能发生的心律失常。

（4）患者清醒后常规镇痛。导尿管、大静脉置管、动脉测压管可早期拔除。术后早期可鼓励患者下床活动。

（5）术后第 1、3、5 天复查肝肾功能和血常规，必要时随时复查。术后第 1、3、5 天常规复查胸部 X 线，监测胸腔内有无气体、液体并及时处理。

（6）抗菌药物的使用按相关规定执行。

2. 术后常规

（1）监测心率、心律、心电图、脉搏血氧饱和度、呼吸频率，所有在 ICU 的患者均需 24 h 持续监测。可参照患者术前生命体征情况。

（2）有创动脉血压监测至术后 24 h，可根据患者病情延长监测时间。

（3）中心静脉压。所有在 ICU 的患者必须进行常规中心静脉压的实时监测，特别是住院时间长的个别患者，根据需要拔除中心静脉导管。

（4）监测肺动脉压、肺动脉楔压、持续心排血量（CCO）、混合静脉血氧饱和度（SvO_2），根据病情需要随时调整 S-G 导管。

（5）体温。

①中心温度：术后 24 h 常规监测；对于气管插管、留置 S-G 导管者，需要实时监测中心温度（S-G 导管中心血温、膀胱温度、肛温之一），一般情况下每 4 h 记录一次，当心排血量低、中心温度较高进行降温处理，病情波动较大、多脏器功能不全时，延长中心温度的实时监测时间，并增加记录次数。

②外周温度：术后 24 h 病情稳定后改为外周温度监测，每 4 h 记录一次。如遇心排血量低、中心温度较高需要降温时，根据病情需要随时增加检查次数。心排血量低时需要同时监测中心体温和外周体温，通过两者的温度差判定心功能状况。

（三）效果评价

机器人辅助心包肿物切除术的术后管理遵循标准的开胸手术术后管理原则。由于行单肺通气，患者可能出现肺不张，但可通过呼吸治疗得以恢复。针对需要插管的情况，应对插管的外周动脉和静脉进行评估。术后镇痛也是需要注意的内容，术后疼痛往往是很剧烈的，尤其是引流管放置区域，但一般在术后数天即可消除。微创手术后不需要对胸骨问题采取预防措施。

手术为症状性心包肿物提供了有效的治疗方式。完全内镜机器人辅助通路提供完整的心包暴露和最佳工作区域，无须操纵心脏、打开心包囊或扩大切口。CO_2 的充入和超声刀的使用有助于确保安全解剖，同时能保持囊肿的完整性并实现充分止血。这种手术方法安全性较高，切口较小，没有与开胸手术相关的肋骨骨折、胸骨裂开等并发症。患者住院时间短，术后限制少，恢复快。应将其视为心包肿物切除的优选手术方式。

（王　强　富　智）

第二节　机器人起搏电极置入术

一、概况

大约 30% 的心衰患者继发于心室传导改变，表现为 12 导联心电图 QRS 波群变宽[8]，其进一步影响了特发性和缺血性心肌病患者本已下降的心脏收缩力。同时,收缩模式的改变可能加重二尖瓣反流,并与死亡风险增加有关[9-11]。心脏再同步化治疗(cadiac resynchronization therapy,CRT),也称为双心室起搏,是在传统起搏基础上增加左心室起搏,通过双心室起搏的方式,治疗心室收缩不同步的心衰患者。左心室起搏电极经右心房的冠状静脉窦开口,进入冠状静脉左心室后支起搏左心室,通过左、右心室起搏电极恢复心室同步收缩,还可以减少二尖瓣反流。CRT 可以改善有症状的心衰、左心室收缩功能受损和宽QRS 波群患者的运动能力、生活质量、心脏结构,降低心衰患者住院率和死亡率。

CRT 是治疗心衰、束支传导阻滞及射血分数降低的重要方案,可改善充血性心衰和心室传导阻滞患者的心功能。此外,CRT 可显著提高严重心衰患者的运动耐量和生活质量。尽管国内外学者不断对 CRT 技术进行完善,但是由于个体冠状静脉窦(CS)和冠状静脉解剖结构的技术限制,左心室起搏电极置入和有效双心室起搏的失败率为 10%～15%[12-13]。其中因导线脱位导致的失败占 5%～10%[14]。Kronborg 等[15]研究了 179 例患者,经静脉入路行 CRT,在治疗后对这些患者进行随访,1 年死亡率为 15%,5 年死亡率为 53%。在外侧或后外侧静脉置入经静脉左心室起搏电极并不总是可行的。常见的失败原因包括静脉闭塞,不能在冠状静脉窦插管,不能通过静脉瓣膜,缺乏目标分支,膈神经刺激导致膈起搏,不可接受的起搏和/或导联阈值以及起搏电极不稳定[16]。这些原因迫使术者研究其他左心室心外膜起搏电极置入方法。CRT 治疗的成功很大程度依赖于正确的左心室起搏电极置入,既往的研究表明[17-18],左心室基底后壁起搏比侧位或前位起搏更能有效地增强血流动力学。经皮左心室置入起搏电极时,只有少部分患者的起搏电极可放置在左心室的后外侧垂直静脉中。需要术前及术中发现更有利的起搏电极置入位置,经后外侧开胸技术可以更容易在更外侧和前外侧的左心室区域定位。左心室基底后表面是左心室心肌表面裸露的区域,缺乏心外膜脂肪,因此具有良好的导联阈值。此外,后入路减少了再次手术可能遇到的心包粘连等问题,同时,后侧体位也有助于进一步改善充气效果。机器人左心室心外膜起搏电极置入是一种安全、可靠、快速、有效的 CRT 技术,其可确定最佳左心室心外膜起搏电极置入位置。机器人左心室起搏电极置入的长期临床反应率和左心室重构数据优于 CS 导联的CRT。在该手术中应用机器人技术可以获得心室表面的高分辨率三维视野。运动的精细缩放使得术者在这些手术中打开心包变得非常简单。机器人技术也大大提高了缝合和导线放置的准确性。尽管胸部有充气,但工作空间通常较小,机器人可通过后入路精确、可靠地进入胸部。尤其是在患者静脉通道不再可用(存在血栓形成或近期感染)或 CRT 的血管内导线输送不成功时,机器人左心室心外膜起搏电极置入成为可行的治疗方案。所以,我们认为机器人左心室心外膜起搏电极置入与其他心外膜起搏电极置入的手术方法相比,更加准确、快速和简便。

二、CRT 常规方法

CRT 常规方法如下。①冠状静脉窦插管:选择左锁骨下静脉穿刺或分离头静脉送入导引钢丝,然后将冠状静脉窦长鞘送入冠状静脉窦。②逆行冠状静脉窦造影:在置入冠状静脉窦电极导线前,首先应行逆行冠状静脉窦造影,了解冠状静脉窦及其分支血管的走行。③经冠状静脉窦置入左心室电极导线:逆行冠状静脉窦造影完毕后,撤除造影导管,再沿静脉鞘将电极导线送入心脏静脉分支。④起搏阈值测试:当经冠状静脉窦将左心室电极导线置入静脉分支后,进行左心室起搏阈值测试,并记录左心室心电图及体表心电图。此外,要进行高电压刺激,检测是否有膈神经刺激。最后置入右心房、右心室电极导线,分别测试右心房、右心室及双心室起搏阈值。测试满意后,将电极导线与脉冲发生器相连,然后将其埋置在患者左胸前皮下囊袋内。

CRT 常规方法的劣势及并发症如下。尽管已有几种不同的技术和大量专门设计的冠状静脉窦插管或导线输送工具,但仍有高达 10% 的失败率。即使克服了这些解剖学障碍,仍然存在次优起搏阈值、心肌瘢痕区域高度延迟限制有效 CRT 和膈神经刺激的问题。同时操作时间的延长伴随更大的辐射暴露,更大的碘暴露与潜在的肾毒性、更大的冠状静脉窦剥离或穿孔风险或相对较高的导线迁移或脱位率。然而,实现 CRT 最重要的技术因素是确定最佳起搏位置和将起搏电极精确地送到目标区域。这些解剖及技术因素带来的并发症包括:①冠状静脉窦夹层和穿孔:冠状静脉窦夹层可由过于暴力地推进指引导管或注射造影剂时,其头端按压在血管壁而引起。冠状静脉窦夹层的发生率为 2%~5%,冠状静脉窦穿孔很罕见但通常可以良好愈合。②左心室导线脱位:左心室导线的脱位率高于心房或右心室导线,脱位倾向于发生在置入后不久。③穿刺出血、神经损伤:经锁骨下静脉穿刺置入导线已广泛应用于临床,虽然相对安全而且简便,但仍需警惕。主要并发症包括误穿锁骨下动脉、血胸、气胸、血气胸、神经损伤等。④感染:首次置入的感染发生率为 0.5%~1%,但操作时间过长会增加感染风险。⑤膈神经刺激:膈神经刺激是一个常见问题,置入时在镇静和仰卧患者中不容易出现,当患者活动和改变体位时可能更容易出现膈神经刺激。

三、CRT 外科方法

当患者静脉通道不再可用(存在血栓形成或近期感染)或 CRT 的血管内导线输送不成功时,通常选择的治疗方案是手术治疗,手术包括胸骨正中切开术、微创开胸术和胸腔镜入路手术,有或无机器人辅助。这些手术方法可以直接进入左心室表面,选择最佳起搏位置和精确的起搏电极置入位置,而无须透视或对比。但考虑到与气管内插管、单肺通气、全身麻醉、开胸术相关的风险,以及伴有晚期心衰和其他合并症的衰弱患者恢复期更长,手术方法被视作实现 CRT 的最后手段。其中机器人手术被认为是手术方法中更为可靠的方法。机器人手术系统由医生操控系统、成像系统、床旁机械臂系统组成。其可以在医生操控系统远程控制末端执行器或微型机械。机器人 Si 手术系统使用最广泛,医生操控系统允许外科医生通过成像系统沉浸在手术中。手指和手腕的运动通过传感器进行记录,并转化为无震颤运动,避免了长轴内镜仪器常见的支点效应和仪器轴剪切力。微型器械末端的腕状关节有利于器械的旋转,提高了狭窄空间的灵活性,并允许进行更灵巧的缝合操作。机器人手术结合了开放手术和微创手术的优点,同时具备卓越的可视性、灵活性、精确性和最佳的人体工程学设计。目前,美国每年进行 1700 多例机器人心血管手术,每年增加约 400 例,或每年增长约 25%。机器人手术系统在心血管手术中常见的应用是二尖瓣修复术和内镜冠状动脉旁路移植术[19-20]。机器人左心室起搏电极置入也在逐步发展中。

(一)适应证

(1)缺血性或非缺血性心肌病。

(2)充分抗心衰药物治疗后,心功能分级仍为Ⅲ级或不必卧床的Ⅳ级。

(3)窦性心律。

(4)LVEF≤35%。

(5)QRS 波群时限≥120 ms。

（二）禁忌证

（1）严重心衰，不能躺下的患者。

（2）拒绝检查治疗的患者。

（3）有精神疾病，不能配合的患者。

（4）严重肝肾功能不全的患者。

（5）胸腔严重粘连的患者。

（三）术前准备

术前评估包括 12 导联心电图，以记录 QRS 波群。常规进行多巴酚丁胺负荷试验以及超声心动图检查，以评估心脏功能，同时运用超声确定左心室心外膜起搏电极可放置区域。

（四）体位和麻醉

将患者置于完全后外侧开胸位，全身麻醉和选择性右肺通气下进行手术。术中应用 TEE 评估心脏情况。

（五）手术步骤

（1）将患者置于完全后外侧开胸位，沿腋后线切开三个切口：10 mm 的内镜孔位于第 7 肋间，8 mm 的左手机械臂孔位于第 9 肋间，8 mm 的右手机械臂孔位于第 5 肋间，以便于接近左心室后外侧壁。左胸以 8～10 mmHg 的压力充气。置入内镜后，必要时引入导线和缝线。应根据胸壁几何形状和心脏解剖结构的差异单独调整工作孔位置。

（2）在膈神经后方打开心包，识别第一和第二钝缘支，左胸充入 CO_2，扩大心脏与胸壁之间的工作空间。将心包向后缩回，并将缝线从工作孔引出。

（3）通过工作孔将起搏导线引入胸部。通常最有利的插入位置是基部和尖端的中间，第一和第二钝缘支之间。机械臂可以通过螺钉固定或缝合技术将导线固定在左心室表面。为了使工作空间最大化，在导线置入和打结期间保持充气。这条导线被盖上并被送入胸腔。然后，第二根导线通过工作孔输送，并再次固定在靠近第二个钝角边缘。如果工作孔存在一个方便的角度，第二根导线也可以由外科医生放置。在所有病例中，将心包闭合在导线上，以帮助永久固定导线。

（4）通过右手机械臂孔从胸部取出第一根导线。然后将两根导线穿过隧道连接到腋窝的反向切口。通过左手机械臂孔排出胸管空气，并在离开手术室前取出。关闭切口，将患者重新置于仰卧位。两根低压导线被收回并重新测试阈值。取最佳阈值的低压导联作为起搏导联，与设备相连。第二根导线固定在筋膜上，并在囊袋中留帽，作为将来必要时使用的备用导线。在手术结束时，左侧胸膜间隙放置胸腔引流管。

四、术后处理

（一）术后药物治疗

心衰患者的一个主要发病机制是神经体液激素的过度激活，对患者进行相应拮抗治疗是处理心衰的基石。β 受体阻滞剂给 CRT 后患者的治疗带来了许多益处。Fung 等[21]的一项回顾性研究表明，在 CRT 后 3 个月，因各种原因未能接受 ACEI（或类似药物）和 β 受体阻滞剂的患者，其 EF、左心室重构逆转的程度均不及接受此类药物的患者。CRT 患者应该坚持使用 β 受体阻滞剂和 ACEI，这可以巩固 CRT 的效果。

（二）术后常规参数的随访

CRT 患者术后常规参数的随访与普通起搏电极置入患者类似，均需要了解起搏阈值、感知灵敏度、电极阻抗、电池寿命等。比较随访心电图与术中心电图及胸部正侧位 X 线片可判断有无电极导线脱位。所有患者每隔 3 个月和 6 个月对设备进行随访。在 3 个月和 6 个月时进行间隔期 TTE，并评估 EF 和心室容积。在随访中评估患者心衰症状有无改善。

五、并发症

CRT 术后并发症可能是由静脉通道操作过程中的皮肤穿刺、静脉和心导管的处理、传染性物质的污染、麻醉操作或其他不常发生的情况引起，包括导线移位、心脏压塞、血胸、气胸、心内膜炎、导线断裂、切开感染等。CRT 术后常见的早期并发症是感染和不能置入左心室起搏电极，常见的长期并发症是感染和 RA 或 RV 导线移位。在 Ahsan 等[22]的研究中，采用单变量 logistic 回归分析，调查与并发症相关的危险因素，其结果表明：性别、手术时间、设备类型（CRT-D 或 CRT-P）和透视剂量与并发症的发生率没有任何显著关联。然而，年龄和潜在的心衰病因是并发症预测因素，与缺血性心脏病（ischemic heart disease，IHD）患者相比，扩张型心肌病（dilated cardiomyopathy，DCM）患者出现并发症的风险明显更高。肥厚型心肌病、成人先天性心脏病、致心律失常的左心室发育不良患者并发症的发生风险与 IHD 患者无显著差异。尽管肥厚型心肌病和其他复杂心脏病患者都有并发症增加的趋势，但该研究结果显示其无统计学意义（$P < 0.05$）。然而，随着时间的推移，该组出现了更多的早期并发症事件。最后将所有危险因素纳入一个模型进行多变量分析，结果显示并发症与性别、年龄、置入器械类型、手术时间和透视剂量无关，DCM 患者的并发症仍明显多于 IHD 患者。根据研究分析，与 IHD 患者相比，DCM 患者发生并发症的风险随着时间的推移显著增加。

六、术后效果

Derose 等[23]的早期报道证明了机器人左心室起搏电极置入术的疗效。在他们的报道中，13 例患者（其中 6 例曾行冠状动脉旁路移植术）接受此治疗后，没有并发症或技术故障等情况出现。Navia 等[24]对 41 例患者进行了开胸或机器人左心室起搏电极置入术，术后无患者死亡，无术中并发症或置入失败。

Koos 等[25]回顾性比较了 25 例经左外侧开胸（LLT）入路（在经静脉导联商业化之前）置入左心室心外膜起搏电极与 56 例经冠状静脉（CV）入路置入左心室心外膜起搏电极的长期表现。CRT 后 1 年，两组左心室起搏电极表现相似。在一项类似的研究中，Mair 等[26]比较了 86 例经小切口开胸入路和经冠状静脉窦入路放置的左心室心外膜起搏电极（美敦力 4965/4968 起搏电极）患者的表现。平均随访 16 个月。经冠状静脉窦入路置入起搏电极导联阈值电压随时间明显升高；相比之下，经小切口开胸入路置入起搏电极没有显示导联阈值的增加。

Jansens 等[27]研究了 15 例接受机器人增强胸腔镜下左心室心外膜起搏电极置入术的患者。13 例患者手术成功，无围手术期并发症发生。但是，2 例患者需要中转开胸。患者平均随访 4 个月，在随访期间，起搏感知和起搏阈值保持稳定。

Mair 等[28]在 80 例患者中评估了左心室心外膜起搏电极置入术的三种方法：迷你开胸术、视频辅助胸腔镜手术和机器人增强远程操作系统手术。所有患者均完成了预期的左心室起搏电极置入。围手术期死亡1例,其余79例患者的急性和3个月左心室导联阈值保持稳定。没有发生任何与技术相关的严重不良事件,但是,机器人手术组中有5例患者需要中转开胸。

在Derose等[29]的研究中,42例患者行机器人左心室起搏电极置入术,采用间隔3个月的随访方法对患者进行器械检查。在6个月时,对患者行TTE评估EF和心室容积。随访期间,对患者心衰症状进行评估。只有1例患者在6个月时出现双左心室导联失效。该研究结果显示:此研究中所有患者起搏电极都到达了左心室起搏的理想位置,并且大多数患者获得了最优的CRT。

在Kamath的研究中[16],对78例行机器人左心室起搏电极置入的患者进行随访。在随访(44±21)个月期间,共有20例(26%)患者死亡。其中包括8例短期随访死亡和另外12例长期随访死亡。12个月时死亡率为11%,24个月时为18%,36个月时为22%。其研究结果表明,机器人左心室起搏电极置入用于CRT的短期和长期随访效果良好。但EF非常低的老年患者死亡风险较高,需慎重选择此治疗方式。

所有这些先前的研究都受到样本量小、随访时间短以及缺乏这些患者长期预后数据的限制。微创机器人左心室心外膜起搏电极置入术的急诊手术成功率为98%,且并发症发生率低。此外,这种方法仅需较少的辐射暴露,并且不需要放射性造影剂。但其高昂的费用影响了其广泛推广应用。接受这种治疗的患者通常是终末期心衰患者,且既往有心血管手术史。因此,这些患者经常出现心包粘连,此外,因心肌病而增大的心脏会限制胸腔内机器人手术器械的运动。

七、技术现状及展望

后外侧开胸技术使进入左心室最后方和基底部分成为可能,可远至左冠状动脉回旋支远端。同样,如果术前研究或术中定位提示更有利的起搏电极置入位置,更外侧和前外侧的左心室区域可以很容易地定位。左心室基底后表面也是左心室心肌表面裸露的区域,缺乏心外膜脂肪,因此具有良好的导联阈值。此外,我们认为后入路对于再手术至关重要,因为后入路切开心包通常是最不受粘连过程影响的。机器人手术中可以获得心室表面的高分辨率三维视野。运动的精细缩放使得在心脏中打开心包变得非常简单。机器人技术也大大提高了缝合和电极放置的准确性。尽管有充气,但工作空间仍然有限,后入路可确保可靠地进入胸部。因此小型机器人器械变得非常宝贵。类似的后入路可以在胸腔镜下设计,然而,镜头固定装置是至关重要的。尽管如此,我们相信与其他心外膜起搏电极置入的手术方法相比,机器人技术的应用会使这种手术更加准确、快速和简便。

与经皮入路相比,后外侧开胸技术可能存在潜在的优势,外科医生可以将左心室起搏电极放置在血流动力学和电生理学上最有利的位置。该技术的可重复性使其能够以非常迅速的方式以接近100%的即时成功率完成。

机器人左心室起搏电极置入有需要全身麻醉和选择性单肺通气的缺点。暂未发现单肺通气或胸腔充气对这些虚弱的严重心脏肥大患者的血流动力学有显著影响。这些严重肥大心脏的高心室内和心房内压力可能比可压缩性更强的心室更不容易受到腔外充气的影响,同时,后侧体位也有助于向右胸移位,进一步改善充气效果。一些国外学者也在研究如何减小胸腔充气和单肺通气对这类患者的影响。

尽管需要全身麻醉,但术中这些患者的血流动力学控制可以通过TEE和经验丰富的心脏麻醉医生的管理得到改善。

综上所述,机器人左心室心外膜起搏电极置入是一种安全、可靠、快速、有效的 CRT 技术。目前,在 CS 插管失败的情况下,微创抢救是一项重要的技术。鉴于 CRT 的成功,可以想象,机器人左心室心外膜起搏电极置入可以作为一种简单的、独立的技术存在,并增加心房导联。这将避免右心室起搏的潜在有害影响,同时保持左心室起搏的有益作用。同时为了评价机器人左心室心外膜起搏电极置入在 CRT 中的作用,前瞻性随机研究是必要的。

(王　强　王　巍)

参 考 文 献

[1] GLUER R,MURDOCH D,HAQQANI H M,et al. Pericardiocentesis-how to do it [J]. Heart Lung Circ,2015,24(6):621-625.

[2] COHN L H,ADAM D H. 成人心脏外科学[M]. 5 版. 郑哲,译. 北京:人民卫生出版社,2022.

[3] BARÇIN C,OLCAY A,KOCAOĞLU M,et al. Asymptomatic congenital pericardial defect:an aspect of diagnostic modalities and treatment[J]. Anadolu Kardiyol Derg,2006,6(4):387-389.

[4] SPODICK D H. Congenital abnormalities of the pericardium[M]//SPODICK D H. The pericardim:a comprehensive textbook. New York:Marcel Dekker,1997.

[5] KHAYATA M,ALKHARABSHEH S,SHAH N P,et al. Pericardial cysts:a contemporary comprehensive review[J]. Curr Cardiol Rep,2019,21(7):64.

[6] 宋一璇,胡瑞德,姚青松. 268 例心脏、心包肿瘤的病理分析[J]. 中山大学学报(医学科学版),2003,24(3):197-201.

[7] 王明岩,高长青,肖苍松,等. 原发性心包肿瘤的诊断与治疗[J]. 中国胸心血管外科临床杂志,2012,19(1):83-84.

[8] FARWELL D,PATEL N R,HALL A,et al. How many people with heart failure are appropriate for biventricular resynchronization? [J]. Eur Heart J,2000,21(15):1246-1250.

[9] LITTMANN L,SYMANSKI J D. Hemodynamic implications of left bundle branch block[J]. J Electrocardiol,2000,33 Suppl:115-121.

[10] XIAO H B,ROY C,FUJIMOTO S,et al. Natural history of abnormal conduction and its relation to prognosis in patients with dilated cardiomyopathy[J]. Int J Cardiol,1996,53(2):163-170.

[11] SHAMIM W,FRANCIS D P,YOUSUFUDDIN M,et al. Intraventricular conduction delay:a prognostic marker in chronic heart failure[J]. Int J Cardiol,1999,70(2):171-178.

[12] GRAS D,MABO P,TANG T,et al. Multisite pacing as a supplemental treatment of congestive heart failure:preliminary results of the Medtronic Inc. InSync study[J]. Pacing Clin Electrophysiol,1998,21(11 Pt 2):2249-2255.

[13] ABRAHAM W T,FISHER W G,SMITH A L,et al. Cardiac resynchronization in

chronic heart failure[J]. N Engl J Med,2002,346(24):1845-1853.

[14] ALONSO C,LECLERCQ C,D'ALLONNES F R,et al. Six year experience of transvenous left ventricular lead implantation for permanent biventricular pacing in patients with advanced heart failure:technical aspects[J]. Heart,2001,86(4):405-410.

[15] KRONBORG M B,MORTENSEN P T,KIRKFELDT R E,et al. Very long term follow-up of cardiac resynchronization therapy:clinical outcome and predictors of mortality[J]. Eur J Heart Fail,2008,10(8):796-801.

[16] KAMATH G S,BALARAM S,CHOI A,et al. Long-term outcome of leads and patients following robotic epicardial left ventricular lead placement for cardiac resynchronization therapy[J]. Pacing Clin Electrophysiol,2011,34(2):235-240.

[17] BUTTER C,AURICCHIO A,STELLBRINK C,et al. Effect of resynchronization therapy stimulation site on the systolic function of heart failure patients[J]. Circulation,2001,104(25):3026-3029.

[18] ANSALONE G,GIANNANTONI P,RICCI R,et al. Doppler myocardial imaging to evaluate the effectiveness of pacing sites in patients receiving biventricular pacing [J]. J Am Coll Cardiol,2002,39(3):489-499.

[19] ROBICSEK F. Robotic cardiac surgery:time told![J]. J Thorac Cardiovasc Surg,2008,135(2):243-246.

[20] DAMIANO R J,Jr. Robotics in cardiac surgery:the Emperor's new clothes[J]. J Thorac Cardiovasc Surg,2007,134(3):559-561.

[21] FUNG J W H,CHAN J Y S,KUM L C C,et al. Suboptimal medical therapy in patients with systolic heart failure is associated with less improvement by cardiac resynchronization therapy[J]. Int J Cardiol,2007,115(2):214-219.

[22] AHSAN S Y,SABERWAL B,LAMBIASE P D,et al. An 8-year single-centre experience of cardiac resynchronisation therapy:procedural success,early and late complications,and left ventricular lead performance[J]. Europace,2013,15(5):711-717.

[23] DEROSE J J,Jr,BELSLEY S,SWISTEL D G,et al. Robotically assisted left ventricular epicardial lead implantation for biventricular pacing:the posterior approach[J]. Ann Thorac Surg,2004,77(4):1472-1474.

[24] NAVIA J L,ATIK F A,GRIMM R A,et al. Minimally invasive left ventricular epicardial lead placement:surgical techniques for heart failure resynchronization therapy[J]. Ann Thorac Surg,2005,79(5):1536-1544.

[25] KOOS R,SINHA A M,MARKUS K,et al. Comparison of left ventricular lead placement via the coronary venous approach versus lateral thoracotomy in patients receiving cardiac resynchronization therapy[J]. Am J Cardiol,2004,94(1):59-63.

[26] MAIR H,JANSENS J L,LATTOUF O M,et al. Epicardial lead implantation techniques for biventricular pacing via left lateral mini-thoracotomy,video-assisted thoracoscopy,and robotic approach[J]. Heart Surg Forum,2003,6(5):412-417.

[27] JANSENS J L,JOTTRAND M,PREUMONT N,et al. Robotic-enhanced biventricular

resynchronization：an alternative to endovenous cardiac resynchronization therapy in chronic heart failure［J］. Ann Thorac Surg，2003，76（2）：413-417.

［28］ MAIR H，SACHWEH J，MEURIS B，et al. Surgical epicardial left ventricular lead versus coronary sinus lead placement in biventricular pacing［J］. Eur J Cardiothorac Surg，2005，27（2）：235-242.

［29］ DEROSE J J，Jr，BALARAM S，RO C，et al. Midterm follow-up of robotic biventricular pacing demonstrates excellent lead stability and improved response rates［J］. Innovations （Phila），2006，1（3）：105-110.

第二十二章　机器人心血管手术的挑战和展望

一、前言

21世纪是微创外科的时代,微创心血管外科作为心脏大血管外科学的重要分支,同样面临微创时代的发展机遇和技术推广过程中出现的各种挑战。与各类小切口手术和胸腔镜手术相比,机器人手术系统实现了科技发展最新成果和心血管外科技术进步的有机结合,已被成功应用于冠心病、心脏瓣膜病、心脏肿瘤以及先天性心脏病等多个病种的微创治疗[1-4]。已有研究表明,针对符合适应证的患者,机器人辅助下的微创心血管手术在安全性及有效性方面均已达到常规正中开胸手术的水平[5-6],代表了微创心血管外科重要的发展方向。

二、达芬奇机器人手术系统的技术优势及应用现状

与传统的腔镜手术系统相比,以达芬奇机器人手术系统为代表的通用型主从复合式手术机器人主要在以下几个方面取得了突破性的技术创新,并促进了该技术在多个外科领域的快速普及应用。第一,成像系统实现了革命性的飞跃。其镜头不仅能够实现10倍放大和三维立体成像,呈现"所见即所得"的手术环境,而且术者可完全操控镜头的移动,使手术操作更加紧凑连贯,因此机器人手术在成像效果和使用效率方面均具备显著的优势。第二,具有7个自由度的Endowrist操作手臂可以实现人手都无法完成的技术动作,在深部狭窄空间的精准操作方面为外科医生提供了极大的助力。第三,远离手术台坐姿操作使得外科医生的主观感觉更为舒适,无论是耗时较长的大手术还是连续多台中等手术,都可以显著缓解外科医生的疲劳。从1999年进入市场以来,达芬奇机器人手术系统的应用范围涵盖了泌尿外科、妇产科、普外科、心血管外科、胸外科等多个学科,有操作资质的外科医生实现了井喷式增长,无论在医院、医生还是患者层面均得到了广泛的认可,成功实现了对腔镜技术的迭代和全面超越。

三、达芬奇机器人手术系统在心血管外科应用存在的问题

然而,对心血管外科医生而言,一个相对尴尬的现实是,机器人手术系统研发的初衷是针对心血管外科等高难度外科手术,但是在推广应用过程中心血管外科成为普及度最低、最具争议的外科领域。截至目前,机器人手术在与胸腔镜手术乃至小切口微创心血管手术的竞争中并未表现出显著的优势。全球年手术量长期保持在4000~5000例,直至近三年才逐步增长,达到6000余例,与心脏移植的手术数量基本持平[1,7]。这一现状与心血管疾病在全球的发病率以及心血管手术的总体数量无法匹配,提示我们必须深入剖析通用型主从复合式手术机器人在心血管外科应用受阻所存在的深层次问题。

笔者所在单位从2007年1月在国内率先使用达芬奇机器人手术系统开展机器人心血

管手术,历经10余年发展和1000余例各类心血管手术的积累,对通用型主从复合式手术机器人在心血管外科应用的局限性有了深刻的认识,概括来说,主要包括以下五个方面。第一,在技术操作层面,尽管深部狭窄区域操作是机器人手术系统的优势,但与腹部和胸部手术相比,心血管手术的操作空间更小,视野和操作受影响程度显著增高。非体外循环冠状动脉旁路移植术不仅受到胸腔空间小和心脏搏动的影响,而且血管吻合精细程度高,技术难度大。二尖瓣成形术等体外循环心内直视手术涉及较多的缝合打结操作,而自动打结以及切口闭合等辅助器材少,此外心内直视手术对时间要求高,心脏不能耐受长时间停搏缺血。第二,在工程层面,现有的手术系统较为笨重,占用空间大,准备及移动费时费力,机械臂缺乏力反馈,影响心脏大血管操作的安全性,人机互动及远程操控仍不够完善,机械臂的功能整合不足,频繁更换器械影响手术的连贯性和时效性。以上因素使得本就复杂的心血管手术变得更为复杂。第三,在费用层面,设备及相关耗材价格昂贵,设备损耗维护以及人员培训等持续投入的费用较高,手术时间长增加了整体费用,而全球多数国家未将其纳入医保报销,明显增加了患者的医疗负担。第四,在研究层面,受限于技术普及程度以及手术数量,目前的研究仅停留在单中心观察性研究层面,缺乏高质量的多中心大样本研究,因此对手术结果尚缺乏科学严谨的研究证据。第五,在技术更新迭代方面,由于在相当长的时间内通用型主从复合式手术机器人均被达芬奇公司独家垄断,技术壁垒和投资效益导致其在心血管外科领域的技术革新和进步极为缓慢,这进一步阻碍了该技术在心血管外科的应用和发展。基于此,坚持微创技术的发展必须与科技进步保持一致这一根本方向,充分吸收达芬奇机器人手术系统在关键技术方面的优势,同时针对其在心血管外科领域应用表现出的主要问题进行技术革新,从中国国情出发,实现心血管外科机器人手术系统的国产化研发,成为当前迫在眉睫需要集中力量进行技术攻关的重要课题。

四、国产化心血管外科机器人手术系统研发的方向

冠心病和二尖瓣疾病是国人罹患的主要心血管疾病,机器人乳内动脉获取以及全机器人二尖瓣成形术或置换术是当前以及未来相当长一段时间内心血管外科主要的机器人微创手术方式。因此,国产化心血管外科机器人手术系统的研发应该紧密围绕以上两种手术方式,在机器人手术系统的总体设计、机械臂研制、新型能量器械的开发以及国人胸部解剖特点的分析等方面开展充分的研究,形成适合国人心血管手术使用的专科化机器人手术系统。具体来说,在系统设计方面,可充分利用手术台上方空间进行操作系统及机械臂的设计整合,实现悬挂式系统设计,使得手术台周边环境更为简洁,人员站位更为方便,机械臂的插入及撤出更为便捷,以利于突发情况出现时能够迅速中转为常规开胸手术;在机械臂的研制方面,根据国人胸部解剖特点和机器人心血管手术操作方式,分析并模拟机械臂的入路以及运动轨迹,设计研制符合心血管外科手术条件的机械臂,根据其自由度布局、外观结构特征分布以及本体操作时的稳定性要求,在保留多自由度操作功能特性的条件下,降低术中碰撞概率,提高手术操作的安全性和效率;在心血管外科专用手术器械开发方面,以临床较为常用的机器人乳内动脉获取以及二尖瓣成形术或置换术为主要应用场景,研发适合以上术式的心血管外科专用能量器械以及多功能手术器械,提高手术效率和流畅性。

五、结语

尽管以达芬奇机器人手术系统为代表的通用型主从复合式手术机器人在心血管外科的

推广应用还存在各种问题，但并不能因此而否定以人工智能为核心的机器人技术引领微创心血管外科发展的方向。从心血管外科流行病学角度出发，充分借鉴达芬奇机器人手术系统的技术优势，围绕主要的机器人微创心脏术式开发系统优化、结构简洁、方便实用、成本低廉的国产化心血管外科机器人手术系统，对于推动高端装备制造的国产化落地并造福广大心脏病患者，具有极为重要的科技价值和现实意义。

（王　嵘）

参 考 文 献

［1］　HEMLI J M，PATEL N C. Robotic cardiac surgery［J］. Surg Clin North Am，2020，100（2）：219-236.

［2］　DOULAMIS I P，SPARTALIS E，MACHAIRAS N，et al. The role of robotics in cardiac surgery：a systematic review［J］. J Robot Surg，2019，13（1）：41-52.

［3］　HAWKINS R B，MEHAFFEY J H，MULLEN M G，et al. A propensity matched analysis of robotic，minimally invasive，and conventional mitral valve surgery［J］. Heart，2018，104（23）：1970-1975.

［4］　GAUDINO M，BAKAEEN F，DAVIERWALA P，et al. New strategies for surgical myocardial revascularization［J］. Circulation，2018，138（19）：2160-2168.

［5］　杨昌，穆祉锟，胡义杰. 机器人心脏手术进展和未来趋势［J］. 中国胸心血管外科临床杂志，2019，26（10）：1014-1020.

［6］　GIAMBRUNO V，CHU M W，FOX S，et al. Robotic-assisted coronary artery bypass surgery：an 18-year single-centre experience［J］. Int J Med Robot，2018，14（3）：e1891.

［7］　JACOBS J P，PRUITT E Y，BADHWAR V. Robotic surgery for pediatric and congenital cardiac disease［J］. Ann Thorac Surg，2021，112（6）：2028.